Alfredo José Altamirano Enciso

Leishmaniasis y la destrucción de la estructura osteo-facial

Alfredo José Altamirano Enciso

Leishmaniasis y la destrucción de la estructura osteo-facial

en Perú

Editorial Académica Española

Imprint
Any brand names and product names mentioned in this book are subject to trademark, brand or patent protection and are trademarks or registered trademarks of their respective holders. The use of brand names, product names, common names, trade names, product descriptions etc. even without a particular marking in this work is in no way to be construed to mean that such names may be regarded as unrestricted in respect of trademark and brand protection legislation and could thus be used by anyone.

Cover image: www.ingimage.com

Publisher:
Editorial Académica Española
is a trademark of
International Book Market Service Ltd., member of OmniScriptum Publishing Group
17 Meldrum Street, Beau Bassin 71504, Mauritius
Printed at: see last page
ISBN: 978-620-2-25509-7

Zugl. / Aprobado por: Rio de Janeiro Fiocruz tesis doctoral 2000

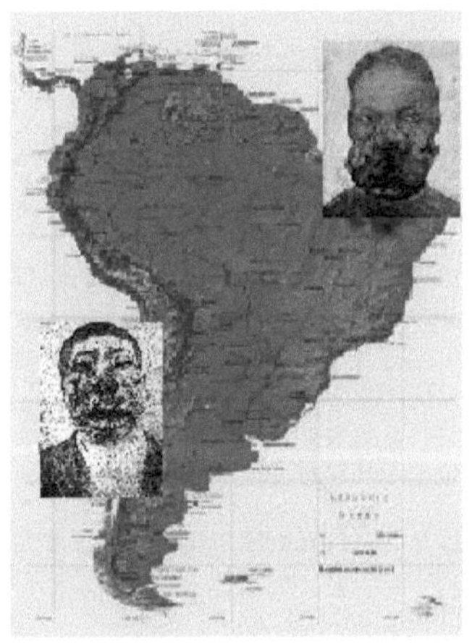

"Comprometiendo la estructura osteo-facial de las poblaciones humanas del Antiguo Perú por la Leishmaniasis Tegumentaria de forma mucosa"

Alfredo José Altamirano Enciso

INDICE

Resumo

De 1900 a 1995, quatro foram as razões que justificavam a defesa da Antigüidade da Leishmaniose Tegumentar Americana (LTA) no Peru: 1) a existência de certas peças de cerâmica antropomórfica Mochica, ou *huacos*, com mutilações principalmente dos lábios superiores e do nariz; 2) as breves referências proporcionadas por alguns cronistas da Conquista e do primeiro período da Colônia; 3) a existência de determinados termos quíchuas, que indicariam idéias assimiláveis ao da uta; e 4) a área de distribuição epidemiológica atual bem definida e fixa através do tempo. No entanto, todas eram evidências fracas e indiretas, e sem contexto arqueológico. Assim, o presente estudo objetiva a procura de material humano paleopatológico, que ao mesmo tempo constitua evidência direta que possa contribuir para a solução definitiva dessa questão que já dura aproximadamente um século. A evidência paleopatólogica de acometimento mucoso deformante em populações humanas do antigo Peru sugere a presença do LTA em uma possível população agrícola que viveu próxima de área atualmente endêmica de leishmaniose, entre os séculos XIV-XVI. As populações oriundas do Peru que habitam determinadas regiões endêmicas "aparentemente" não são afetadas por esta patologia, provavelmente pela antiguidade da mesma nessa região. A metodologia é concernente a da anatomia patológica, passando por duas etapas: Primeiro foi definir o padrão patológico de LTA da forma mucosa no crânio humano, selecionando pacientes em tratamento no Centro de Pesquisa Hospital Evandro Chagas (FIOCRUZ), Rio de Janeiro, com história clínica e destruição do maciço facial, principalmente da cavidade oro-nasal. Detectamos sete casos ocasionados por *Leishmania (V.) braziliensis*: 6 homens e 1 mulher, todos maiores de 35 anos de idade. Tomaram-se chapas radiográficas e tomografia axial do crânio. Isto serviu para definir o padrão patológico ósseo. Segundo, a procura de um material arqueológico que se prestasse a esta comparação. Assim, revisamos 241 crânios procedente do cemitério Inca de Makat-tampu, vale de Rímac, Lima, Peru. Felizmente a conservação do material ósseo era ótima; e assim, selecionamos 5 casos (4 homens e 1 mulher) adultos maiores de 35 anos de idade com destruição naso-palatino que se enquadram aos critérios estabelecidos na casuísta 1. Também, outras coleções cranianas de Ancón, Chilca, Huarochiri e Zapán, localizados em Lima, foram comparadas mais não tem contexto arqueológico. Estes sítios encontram-se próximos à área atualmente endêmica de LTA e somente Huarochiri está dentro desta. A taxa de 2,07% de lesões mucosas compatíveis com LTA pode sugerir que a prevalência era alta em tempos pré-colombianos confirmando a hipótese e os antecedentes indiretos. Este estudo paleopatológico tem por base o enfoque bio-cultural, procurando aproximar a reconstrução histórica da vida cotidiana dos homens agrícolas do vale de Rímac, durante a ocupação Incaica, entre os séculos XIV e XVI depois de Cristo.

1- INTRODUCCION

La Salud Pública, a través de la paleopatología, cumple un importante rol en el esfuerzo por conocer el pasado de la humanidad más allá de su propio campo. P. WEISS (1981: 194) indicaba: *"los médicos guardamos y estudiamos como testimonios exclusivos de la historia de la Medicina y la Patología, documentos arqueológicos, que en realidad tienen un interés más amplio..."*. Mediante el estudio de los restos antropológicos y la aplicación de diferentes técnicas, el paleopatólogo, puede llegar a contribuir en el estudio de la historia natural de los procesos morbosos e inferir aspectos culturales de las civilizaciones del pasado (WEISS, 1970; LOMBARDI, 1992).

El descubrimiento de las lesiones, deformaciones y fracturas óseas de humanos y animales prehistóricos permitió -por primera vez en el siglo XVIII el interés de E.J.E. ESPER y, luego en 1872, de Rudolph VIRCHOW- el surgimiento de una nueva ciencia, la paleopatología, definiéndose como:

> *"El examen de la historia de la enfermedad y de sus manifestaciones mórbidas en los tiempos prehistóricos"* (RUFFER, 1913; CASTIGLIONI, 1947; LASTRES, 1951).

A partir de la década de los 80s comenzó el trabajo interdisciplinario entre la nueva arqueología y la paleopatología moderna, permitiendo resolver cuestiones sobre la historia de la salud colectiva asociado al desarrollo de las grandes civilizaciones del mundo y de los pueblos periféricos. A pesar de este notable avance todavía existen problemas en la metodología y la teoría paleopatológica. Por este motivo, la presente tesis pretende desarrollar la paleopatología de la Leishmaniasis Tegumentaria Americana (LTA) en una pequeña población humana que vivió en la costa central peruana durante el dominio del imperio de los Incas o Tawantinsuyo[1] entre los siglos XV-XVI.

Esta civilización andina tuvo una magnífica organización socio-política centralizada en el Cusco y alcanzó un elevado conocimiento tecnológico basado en la

---

[1] Este término proviene del quechua cuzqueño, idioma oficial de los Incas, que significa el país o territorio de los cuatro suyos o regiones políticas. Estas grandes provincias estaban correlacionados a los puntos cardinales. Conformado por Antisuyo, al este; Contisuyo, al oeste; Chinchaysuyo, al norte; y Collasuyo, al sur. El término Inca significa el título más elevado de la nobleza del Tawantisuyo y erróneamente ha sido generalizado a todo el antiguo pueblo andino como Incas.

agricultura que condujo al incremento demográfico y la construcción de ciudades, caminos, puentes, templos, terrazas de cultivo, cerámica y tejidos decorados. Una de estas manifestaciones culturales es la impresionante y bella cuidad de Machu-Picchu (*Vide* Fig. 1). Gracias a la investigación interdisciplinaria andina, hoy tenemos abundante información sobre la vida cotidiana incaica, tanto la organización social y económica como la ideología religiosa y política. Sin embargo, sobre sus enfermedades y estreses estamos empezando a rescatar su complejidad.

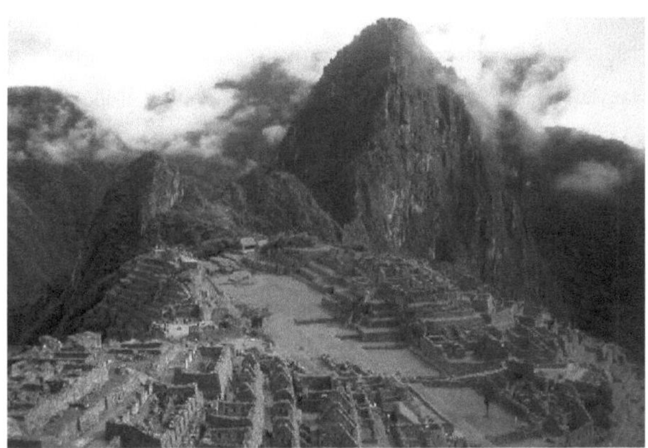

Fig. 1.- Machu-Picchu, sitio arqueológico excepcional del imperio de los Incas. Este sitio se encuentra en el Departamento del Cuzco, vertiente de la ceja de selva, a 2,645 m.s.n.m. y localizado en área endémica de leishmaniasis andina.

Esta complejidad aborda el problema de la violencia, las enfermedades infecciosas, congénitas, crónicas, degenerativas, neoplásicas, artropatías, enfermedades de los maxilares y dientes, deformaciones de la columna, trastornos endocrinos, efectos de la dieta en el tejido óseo, trastornos hemáticos, osteoporosis, sinostosis de origen incierto, las trepanaciones, las modelaciones cefálicas, etc. (BROTWHELL, 1980; ALLISON, 1984). Asimismo, las enfermedades infecciosas han sido consideradas como la mayor amenaza de la humanidad. Sabemos que estos males han causado una elevada mortalidad estimada en más de la mitad de la población humana de la antigüedad y afectando principalmente a los neonatos, infantes y ancianos (ORTNER & PUTSCHAR, 1985; MERBS, 1992).

En Sudamérica andina, estas plagas o "pestes", según COHEN & ARMELAGOS (1984), se inician desde los orígenes de la agricultura, la sedentarización y el incremento demográfico, hace 3,000 años antes de Cristo (A.C.) aproximadamente.

Asimismo, la interfase entre la arqueología, historia y paleopatología demuestra que tanto la salud como la tecnología evolucionaron divergentemente hasta fines del siglo XIX. Los datos paleopatológicos contribuyen significativamente a señalar dos controversias en la antropología de la salud. La primera, relativa al proceso salud/enfermedad entre los cazadores-recolectores y los agricultores. Y la segunda, concierne al rol de este proceso durante el período Formativo cuando ocurrió el crecimiento poblacional y económico de las grandes civilizaciones del orbe (COHEN, 1989).

Una de las grandes endemias mundiales que ofrecen serios problemas en la salud humana son las leishmaniases. Estas conforman un amplio grupo de enfermedades parasitárias o Metaxénicas que todavía no han sido resueltos a inicios del siglo XXI. Existen dos grandes grupos de esta enfermedad: la leishmaniasis tegumentaria o dermotrópica (L.T.) y la leishmaniasis visceral o viscerotrópica (L.V.). El parásito *Leishmania* es responsable por un amplio espectro de morbilidad, afectando a 88 países del orbe con una tasa de incidencia de 400,000 nuevos casos anuales y una prevalencia mundial mayor de 12 millones de personas (OPAS, 1994; FRANCO, 1997). Se ha estimado que 350 millones de personas del orbe están en riesgo de adquirir la enfermedad (ASHFORD *et al.* 1992; *Vide* Fig. 2).

La LTA afecta a los países de América Latina, causando principalmente cicatrices, deformaciones y mutilaciones del tegumento cutáneo y cutáneo-mucoso (PESSÔA & BARRETTO, 1948; WALTON *et al.* 1973; PESSÔA & VIANNA, 1978; MARSDEN, 1986; MARZOCHI *et al.* 1999; y otros). Por ende, en el Perú, es una gran endemia que afecta a las poblaciones humanas de la yunga costeña, sierra interandina y selva amazónica, influenciando en sus procesos socio-económicos y culturales. Siendo la *espundia* y la *uta* sus formas autóctonas (WEISS, 1943; LUMBRERAS & GUERRA, 1985; LLANOS-CUENTAS & DAVIES, 1992; DAVIES *et al.* 1995).

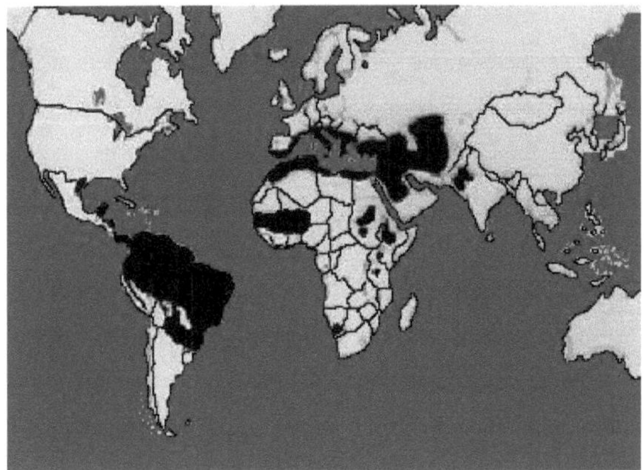

2a)- Leishmaniases dermotrópicas.

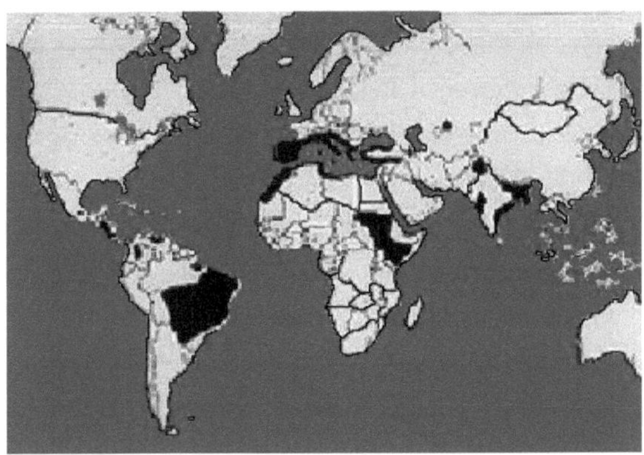

2b)- Leishmaniases viscerotrópicas.

Fig. 2- Distribución de las leishmaniases en el Mundo.

Desde 1895, VIRCHOW (1895a, 1895b), inició el estudio de la historia precolombina de la LTA en el Perú, tomando base principalmente de la cerámica Moche o Mochica con representaciones antropomorfas que exhiben mutilaciones naso-labiales e interpretándose generalmente como leishmaniasis andina o *uta*. Incluso, también han sido observados en las cerámicas ecuatoriana por ALA-VEDRA (1952) y colombiana por WERNER & BARRETO (1981).

Por este motivo se ha planteado que su ocurrencia fue altamente significativa en el período prehispánico y tuvo una amplia distribución en la región central y septentrional de Sudamérica (LASTRES, 1951; WEISS, 1984). Este estudio se justifica por la inexistencia de un trabajo específico sobre la patología ósea y paleopatología craneal en el antiguo Perú. Asimismo, existen apenas algunos artículos que no llegar a agotar ni explicar la totalidad del tema y menos de la LTA. Por tanto, el presente estudio pretende concentrarse en la paleopatología cefálica de esta enfermedad infecciosa ocurrida en los Andes Centrales.

Nuestra hipótesis de trabajo plantea que un segmento poblacional del antiguo Perú que vivió en la región costeña durante el imperio de los Incas (siglos XV-XVI) y dedicado eminentemente a actividades agrícolas próximo al área de transmisión de LTA desarrolló el patrón epidemiológico rural, siendo su prevalencia alta debido al enorme dinamismo del campesino hacia la floresta y los Andes. El presente estudio permite reforzar el campo de la paleoepidemiología[2]. Este modelo surge de la reflexión de 3 tipos de problemas encontrados a partir de la revisión de literatura, siendo estas:

1)- Las evidencias paleopatológicas de LTA, como datos empíricos directos, registrados fundamentalmente en el esqueleto del macizo facial en el antiguo Perú no habían recibido la debida atención por la carencia de bases metodológicas consistentes (MOODIE, 1923, 1927; PESSÔA & VIANNA, 1946 [1978]; REY, 1973; UBELAKER, 1982; MERBS, 1992; ORTNER, 1992; MOREIRA, 1994; ALTAMIRANO *et al.* 1999). Esto indució abordar un tratamiento metodológico más fino y construir la definición del patrón patológico analítico y su diagnóstico diferencial.

2)- Las interpretaciones anátomo-patológicas de LTA de los *huacos*[3] mochicas con deformaciones nasal y labio superior incluyeron subjetivamente a las representaciones de mutilaciones y otras interpretaciones patológicas. Entre 1895 e inicios del XX, estas interpretaciones eran de sífilis, lupus eritematoso y se extendió hasta lepra. Mas, en 1908 surgen los trabajos de PALMA Jr. sobre la LTA en el Perú y

---

[2] La paleoepidemiología es una ciencia bio-médica que se inserta entre los campos de la arqueología, paleopatología y paleodemografía. Se sustenta en el estudio descriptivo de la paleopatología ósea y/o dentaria, y la paleoparasitología (através del análisis microscópico de coprolitos, sedimentos intestinales de momias y áreas de descartes higiénicos), impulsando conocimientos capaces de explicar la historia y la evolución de enfermedades dentro de un contexto social. Esto permite relacionar estress, morbilidad y mortalidad a los estilos de vida, comprendiendo la enfermedad no como un ente biológico aislado sino de sistemas patocenóticos e indisoluble de los procesos socio-culturales, de las influencias del medio ambiente y del percurso histórico de cada grupo humano del pasado (A. MENDONÇA DE SOUZA, 1997).

[3] Es la cerámica ofrenda de las culturas arqueológicas del Perú hallados en las cámaras funerarias, al lado de los cadáveres. Denomínase asi a la vasija globular con ornamentación pictórica o escultórica; cántaro de unos 25-30 cm de altura; botella con gollete tubular recto y asa; puede tener o no soporte basal; proviene del término quechua huaccay o wakay que significa sagrado, acto de llorar y rezar (TELLO, 1938: X-XI).

el de TELLO (1908) sobre la antigüedad de la sífilis, discutiendo polemicamente en los primeros congresos de salud pública de Lima (VIRCHOW, 1895a, 1895b; ASHMEAD, 1900; PALMA, 1908; WEISS & ROJAS, 1961; WEISS, 1984; CORDY-COLLINS, 1991; URTEAGA-BALLON, 1991; ARSENAULT, 1992/93; QUILTER, 1997; y otros). Es decir, no había un análisis iconográfico detallado, constituyendo erroneamente un consenso en las ciencias bio-médicas. Asimismo, aquellos estudios normativos o tradicionales no se preocuparon del contexto arqueológico de los datos empíricos ni las correlaciones cronológicas y estilísticas del sistema Larco.[4]

3)- Los primeros cronistas españoles vieron en funcionamiento algunas instituciones de la estructura social del Tawantisuyo (1470-1532 D.C.). Ellos se internaron en los valles cálidos de la yunga occidental andina y en el territorio amazónico, describiendo que los indios conocían vulgarmente a esta enfermedad como *uta* y los españoles como *"cáncer de los Andes"* (PIZARRO, 1571; SANTILLAN, 1572; LOAYZA, 1586; PESCE, 1951; LASTRES & CABIESES, 1959). Sin embargo, sus descripciones anátomo-patológicas son vagas por no haber sido médicos. WEISS (1984), yuxtaponiendo esta información con la cerámica mochica, sugiere como hipótesis la posibilidad que tanto indios como europeos sufrieran de sus dramáticos síntomas y para controlar el mal practicaban una "terapia" de intervención severa, mutilando el área afectado y empleaban una farmacopea herbaria andina. No obstante, esta aseveración se basa en las descripciones de Francisco de AVILA (1598) sobre Huarochiri a fines del siglo XVI (*Vide* Anexo 3).

Nuestra pesquisa paleopatológica atravezó por 2 etapas. Primero fue definir el modelo patológico de LTA de forma mucosa en el cráneo humano, seleccionando pacientes en tratamiento del Centro de Pesquisa Hospital Evandro Chagas (CPq/HEC) de la FIOCRUZ, RJ, con historia clínica y presenten destrucción del macizo facial. En la segunda etapa, revisamos el material paleopatológico del cementerio Inca de Makattampu, valle de Rímac. Este material se encuentra en el Departamento de Antropología Física del Museo Nacional de Antropología, Arqueología e Historia (MNAAH), Lima.

Una limitación de este material es la procedencia contextual. Porque tanto las colecciones osteológicas de M.A. MUÑIZ como la de J.C. TELLO, efectuados entre 1890 y 1950, respectivamente, de diversos cementerios prehispánicos carecen de fichas

---

[4] En 1948, LARCO HOYLE propuso 5 fases culturales para la sociedad Moche. Este sistema se basó en el estudio morfológico de las botellas asa-estribo procedente del cementerio Barbacoa en el valle de Moche.

de campo. Afortunadamente pudimos recuperar alguna información de Makat-tampu en el departamento de Registro y Catalogación del MNAAH. Así, se inicia el presente estudio sistemático de la leishmaniasis mucosa comprometiendo la estructura osteo-facial en poblaciones prehistóricas. Esta pesquisa se inserta dentro del enfoque biocultural y trata de aproximarnos a la reconstrucción histórica de la vida de los hombres agrícolas del valle de Rímac entre los siglos XIV y XVI D.C. Además, permite reforzar el campo de la paleoepidemiología[5] referente a la ocupación Incaica.

Tanto las evidencias osteo-patológicas como la cerámica con representaciones de enfermedades constituyen, bajo contexto arqueológico, únicos documentos de carácter autóctono y *sui generis* para estudiar la presencia de focos endémicos de enfermedades, permitiendo su reconstrucción paleoepidemiológica en este segmento del proceso histórico y regional andino. En este derrotero, la reconstrucción de LTA ha sido compleja. Queremos dejar claro que la cerámica Mochica, elaborada casi 1,000 años antes del desarrollo de los Incas, sirvió de complemento al presente estudio paleopatológico concerniente a la antigüedad de LTA en el Perú precolombino. Esta enorme diferencia cronológica refuerza su presencia epidemiológica basicamente entre agricultores y sirvió para construir la hipótesis.

Desde 1992, empezamos a recuperar información sobre esta enfermedad, tanto de la paleopatología ósea y de representación de enfermedades o mutilaciones en la cerámica, como de la etnohistoria y etnografia.[6] Finalmente esperamos que este trabajo pueda contribuir a futuros estudios de paleopatología y paleoepidemiología en base al análisis de material óseo.

---

[5] Esta disciplina, iniciado por HOOTON en 1930 con material óseo de los indios Pueblo de EE.UU., estudia tanto a la evidencia directa através de la paleopatología analítica y paleoparasitología, como la evidencia indirecta através de pinturas, cerámica y documentos históricos. A partir de la década de los 80s surge la Nueva Paleoepidemiología que se sustenta de 3 pilares: el contexto arqueológico o biocultural, la incorporación de técnicas biomédicas modernas y el contraste analítico del diagnóstico diferencial (BUIKSTRA & COOK, 1980, 1992; ZIMMERMAN & KELLEY, 1982; WEISS, 1984; JARCHO, 1990; ORTNER, 1992; MENDONÇA DE SOUZA, 1995; y otros).

[6] El proyecto "Estudio de Leishmaniasis en Poblaciones Humanas del Antiguo Perú y su Influencia en el Proceso Cultural Andino" (SG-p91.134), dirigido por el autor de esta tesis, se inició en 1992. Tuvo apoyo financiero del Programa Especial de Investigaciones y Entrenamiento en Enfermedades Tropicales UNPD/Banco Mundial/OMS, CONCYTEC, CNPq, Lima y Rio de Janeiro, respectivamente.

2- LA PREHISTORIA ANDINA

El geosistema andino está localizado en la porción occidental y central de Sudamérica que abarcó el imperio de los Incas durante el período de máxima expansión en el siglo XVI (*Vide* Fig. 3). Este territorio comprende los países de Bolivia, Colombia, Chile, Ecuador, Perú y Venezuela. Debido a esta gran extensión, el área ha sido dividido en Andes septentrional, central y meridional. El clima está fuertemente influenciado por la altitud y latitud debido a 3 factores básicos: la cadena orogénica de la cordillera de los Andes, la corriente marina fría de Humboldt y la floresta amazónica.

En los Andes centrales que circunscribe al Perú, la división del espacio andino puede ser dividida en: costa y sierra; pero también es cuádruple: norte, centro, sur y altiplano (RAVINES, 1982). Sin embargo, este territorio ha sido dividido clásicamente en la costa, sierra y selva por la presencia de la cordillera andina. Esta, a la vez, se subdivide en 8 regiones geográficas, 48 unidades zoogeográficas y formando casi 200 pisos ecológicos diferentes (PULGAR VIDAL, 1948; TOSI, 1960; LAMAS, 1982). Para una mejor comprensión del espacio andino, complementamos con la periodificación relativa de la prehistoria peruana, la cual ha sido dividida en horizontes y períodos (*Vide* Tabla 1). El primer período es llamado Precerámico (12000-6000 A.C.), sigue el período Arcaico (6000-3000 A.C.), Formativo (3000-1500 A.C.), Horizonte Temprano (1500-200 A.C.), Período Intermedio Temprano (200 A.C.-700 D.C.), Horizonte Medio (700-1200), Período Intermedio Tardío (1200-1460) y Horizonte Tardío (1460-1532) (ROWE, 1962).

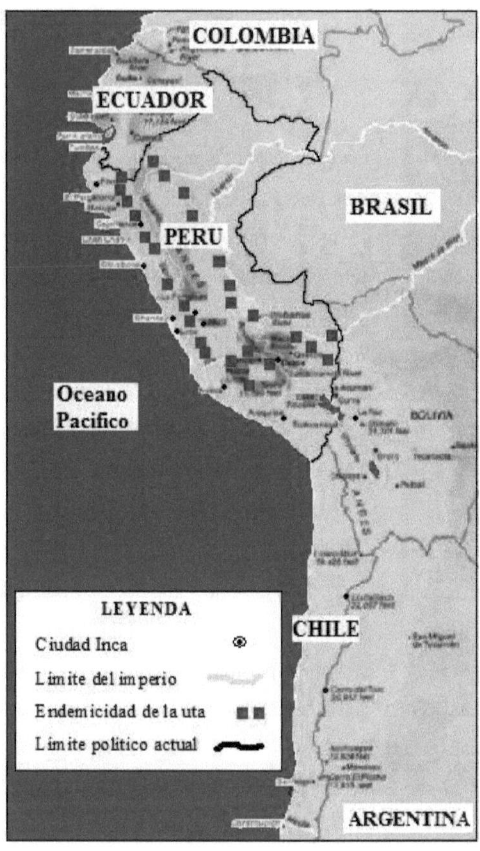

Fig. 3.- Mapa del Antiguo Perú durante el imperio de los Incas, entre 1500 y 1532, y la endemicidad actual de la uta.

Tabla 1- Cronología y secuencia cultural de la arqueología peruana.

CRONOLOGIA ABSOLUTA	CRONOLOGIA RELATIVA	CULTURAS	PRINCIPALES SITIOS
1,532-1,572	COLONIAL TEMPRANO	Imperio Español	Lima, Piura, Cuzco, Trujillo, Jauja, Cajamarca.
1,460-1,532	HORIZONTE TARDIO	Imperio Inca o Tawantinsuyu	Cusco, Machu-Picchu, Pumpu, Pachacamac, Xauxa, Caxamarca, Makat-tampu.
1,200-1,460	INTERMEDIO TARDIO	Chimú, Chincha, Ichimay, Canta, Chanka, Chinchaycocha, Cajamarca, Wanka, Killke, Tarama, etc.	Chan-Chán, Manchán, Cusco, Pachacamac, Pacatnamú.
700-1,200	HORIZONTE MEDIO	Wari, Pachacamac, Lambayeque, Nieveria, Cajamarquilla, Sicán, Tiwanaku.	Batán Grande, Túcume, Apurléc, Chotuna, Wari, Chornancap.
100-700 D.C.	INTERMEDIO TEMPRANO	Lima, Maranga, Moche, Recuay, Jauja, Nasca, Cajamarca II, Warpa, Xauxa, etc.	Huacas del Sol e Luna, Mocollope, Huaca Cao Viejo, Pacatnamú I, Kahuachi, Maranga, Pañamarca, San Juan.
200 A.C.-100 D.C.	FORMATIVO TARDIO	Virú, Salinar, Baños de Boza, Vicus.	Gallinazo, Salinar, Puerto Moorin
1,500-200 A.C.	HORIZONTE TEMPRANO (Formativo Medio)	Cupisnique, Chavin, Viscachani, Kuntur Wasi, Templos en U.	Chavín de Huantar, Caballo Muerto, Garagay, Mina Perdida, Ancón.
3,000-1,500 A.C.	FORMATIVO (Cerámica Inicial)	Templos, plataformas y pozos monumentales, Huaricoto-Kotosh, Aldas-Sechín.	Caral, Huaca de Los Reyes, Queneto, Garagay, La Florida, Guañape, Pacaray, etc.
6,000-3,000 A.C.	ARCAICO	Horticultores, aldeas, domesticación e inicios de arquitectura.	Acha, Chilca, Paloma, Galgada, Ondores, San Nicolás, Disco Verde.
12,000-6,000 A.C.	LITICO (Precerámico)	Paiján, Cuevas de Lauricocha, Junín, Siches-Amotape, Toquepala y Arequipa.	San Pedro, Ancón, Chivateros, Junín, Panaulauca, Pasco, Pachamachay, etc.

Fuentes: ROWE (1962); CARDICH (1997); y otros.

Así, la evolución social andina atravesó por diversos cambios bio-culturales de adaptación al medio producto de la acción misma del hombre desde las bandas, tribus y jefaturas, hasta los estados teocráticos complejos. Las investigaciones arqueológicas realizadas en el Perú a partir de 1960 han demostrado que el hombre andino se asentó en esta región, tanto en el altiplano como en el litoral marino, desde 12,000 años A.C. (BONAVIA, 1992). Las evidencias culturales del extenso período Precerámico o Lítico han sido registradas en los abrigos rocosos, cuevas y campamentos de Acomachay, Ancón, Colquijirka, Curimachay, Huayllay, Lauricocha, Paiján, Panaulauca, Pachamachay, Piedras Gordas, Pikimachay, Ranracancha, Sacrafamilia, Telarmachay, Toquepala, Ushkumachay y otros (MATOS & RICK, 1980; CARDICH, 1997). Por otro lado, la falta de asociación entre la fauna pleistocénica e industria lítica nos hace considerar que la extinción de caballos, gliptodontes, mastodontes, megaterios, milodontes, paleolamas, paleovenados, grandes roedores y diversos animales menores ya había ocurrido antes de la llegada del hombre a la puna (KAULICKE, 1979; ALTAMIRANO, 1995a).

Tales grupos humanos formaban familias de macro-bandas de cazadores y recolectores. Este patrón cultural perduró hasta la formación de las tribus andinas, hace unos 4,000 A.C., cuando se produjo la domesticación de la alpaca, llama y cuy, y la domesticación de diversas plantas, surgiendo los orígenes de la civilización andina. La sierra nor-central parece haber sido el escenario donde comenzó la agricultura. Luego, pastores de las alturas colonizaron la costa. Mas tarde, sitios como Chilca y Paloma evolucionaron hacia la emergencia de sociedades complejas entre 2,500 y 1,500 A.C. construyendo templos majestuosos de planta en "U" (BENFER, 1984; QUILTER, 1989; BUENO, 1997). Esta arquitectura ceremonial perduró más de 2 milenios de años. Aquellos sitios están caracterizados por monumentos de gran escala y un grado de planificación que sugiere un control centralizado basado en la teocracia que administró la organización laboral y las actividades de subsistencia (DONNAN, 1985; FUNG, 1988).

La ausencia de cerámica no fue un obstáculo en el descubrimiento de nuevas tecnologías agrarias y la crianza de camélidos. La aparición de la cerámica en el Perú ocurrió entre 1,800 y 1,500 A.C. en Kotosh Wairajirka, valle de Higueras, Huánuco, procedente del área amazónico através de una red fluvial de intercambio económicoritual. Este contacto andino-amazónico continuó latente hasta los períodos tardíos. El hecho que la agricultura se organizase en la sierra nor-central no implica que la uta haya comenzado en la costa, más bien parece ser de origen selvático e introducido por los pueblos del ande.

Durante el Horizonte Temprano ocurrió el fenómeno socio-religioso Chavín como la primera emergencia de civilización[7] de los Andes Centrales (BURGER, 1993). Surge en la sierra de Ancash, entre los ríos Mosna y Wacheqsa, como producto de diversas interacciones culturales entre la costa, sierra y selva que devienen desde el segundo milenio A.C. Para entender la adaptación exitosa del hombre andino en un territorio accidentado, con agricultura de irrigación, epidemias cíclicas, guerras por el control de la tierra y el agua, la búsqueda de una "nueva" religión, unificación de la lengua y comercio interregional basado en el control de camélidos se reflejó en la representación de una divinidad trina, robusta, feroz y antropozoomorfa basado en el felino-ave-serpiente que simbolizan la tierra, aire y agua, respectivamente. Elementos importantes en la vida cotidiana del hombre andino.

El período Intermedio Temprano, también llamado "los maestros artesanos", está caracterizado por la primera diversificación regional de sociedades autónomas, tales como Moche, Recuay, Lima, Nasca, Cajamarca, Jauja, Warpa, Waru, Vicús y Virú, entre otros. Algunos habían alcanzado el nivel de estado incipiente y otros continuaban como jefaturas que integraban diversas comunidades, *ayllus* o tribus consanguíneas, que vivían de la agricultura, artesanía, comercio, pesca y guerras. Sus religiones todavía mantenían unas, la "vieja" estructura ideológica Chavín basado en el culto al felino, y otras con representaciones antropomorfas del sol y la luna y su repercusión en la agricultura. Debido al incremento demográfico y a cambios climáticos se produjo la intensificación de las guerras que condujo al fin de este período. Fue una época clásica del arte andino.

El Horizonte Medio fue un claro dominio territorial de las sociedades Wari (en Ayacucho y la costa centro-sur), Sicán (en Lambayeque y la costa nor-central), Pachacamac (en Lima y la costa central) y Tiwanaku (Bolivia, sur peruano y norte

---

[7] La palabra civilización está relacionado al avanzado conocimiento tecnológico alcanzado en el antiguo Perú a partir de la sociedad Chavin. Esta cultura se manifestó en los aspectos: económico (agricultura, ganaderia, comercio), organización social (clases jerarquizadas), ideología (lengua, religión compleja, rituales, patrón de enterramiento diverso), tecnología (arquitectura monumental, canales de irrigación, orfebreria, cerámica, tejidos, control del tiempo, pesas, etc.), arte (pintura, escultura y música), y medicina (trepanación del cráneo, mutilaciones, farmacopea herbaria, herramientas finas, etc.), entre otros.

chileno). Los estados teocrático-militares basado en clases sociales rígidas, construyeron caminos y ciudades fortificadas, armas desarrolladas y rituales ligados al calendario agrario que dinamizaron la vida social. El constante crecimiento demográfico y la concentración de elite en ciudades del Horizonte Medio permitió el brote de enfermedades infecciosas como la tuberculosis (TBC), neumonía y la tensión social ocasionando una elevada mortandad poblacional principalmente entre las clases populares (ALLISON, 1984). Una característica de este período fueron las migraciones altoandinas, los *kayawayas*[8] y el uso de plantas medicinales. Las lenguas predominantes eran el quechua y el aymara.

El período Intermedio Tardío marcó el máximo crecimiento demográfico de las diversas naciones autónomas de los Andes Centrales. Florecieron los estados Atavillos, Cajamarca IV, Campa, Canta, Catacaos, Colla, Chancay, Chanka, Chimú, Chincha, Chinchaycocha, Churajón, Killke, Kuelap, Ichimay, Narigualá, Wanka, Yauyo, Yaro y otros, que eran basicamente sociedades agrarias con una elevada especialización laboral y artesanal. Las poblaciones indígenas se distinguían entre sí por el tocado, la vestimenta, la lengua y las pinturas faciales. El camélido fue un elemento importante para el intercambio económico entre estos pueblos, realizando viajes interregionales como animales de carga, fuente de proteína y la fibra para tejidos finos, asi como para ofrendas simbólicas relacionados a diversos ritos que permitían la cohesión social (ALTAMIRANO, 1995a).

Los Ichimay era una compleja sociedad que dominó la costa central del Perú entre los siglos XI-XIV D.C. Ellos se extendieron entre los valles de Mala, Lurín y Rímac. Vivían de la agricultura, pesca y comercio. Tenían un complejo sistema de canales de irrigación, llamados *acequias*. Adoraban principalmente al dios Pachacamac que estaba representado en forma humana, bifronte, nariz aguileña, ojos de venado y cubierto de pintura roja. Este dios, localizado en el valle de Lurín, tenía la función de oráculo y simbolizaba los fenómenos telúricos. Significaba, según la concepción indígena, el que otorga movimiento al mundo. Estas poblaciones se deformaban el cráneo del tipo fronto-occipital o tabular erecto y hablaban la lengua quechua costeño. Su capital era el sitio arqueológico de Pachacamac ubicado en la desembocadura del río Lurín. Tenían

---

[8] Tambien llamados de Hampicamayoc, eran hombres dedicados a la práctica de medicina andina que recorrían distancias enormes principalmente desde el altiplano boliviano hasta la costa central del Perú en busca de plantas medicinales, entre la zona de chaupiyunga y las alturas. Existe la hipótesis que ellos realizaban las trepanaciones cefálicas. Se concentraron en la sierra de Lima, próximo al nevado de Pariacaca, Huarochiri.

una cerámica oxidante con engobe rojo indio y pintura blanco y negro, siendo el motivo central el dios bifronte Pachacamac y ornamentado en altorrelieve de una serpiente roja con manchas blancas.

Durante el Horizonte Tardío surge el imperio Inca que abarcó casi 5,000 km de norte a sur, desde el río Pasto en Colombia hasta el río Maule en Chile Central y entre 600 a 300 km de este a oeste, desde el Océano Pacífico hasta la floresta amazónica. La expansión del imperio fue rápido producto de un modo de producción comunal-tributario, construyendo casi 50 ciudades o *llactas*, siendo el Cuzco la capital. Las ciudades eran fundadas, trazadas y construídas con muchas prevenciones rituales y ceremoniales (ESPINOZA 1997). Este territorio estaba conectado por una red vial de casi 15,000 km de caminos, realizando una comunicación rápida y sostenida, a pesar del terreno áspero y montañoso.

Los incas conquistaron al estado Ichimay hacia 1470 aproximadamente, incorporando al dios Pachacamac en el panteón Tawantinsuyo. Para el control de los valles del Rímac, Chillón y Lurín, instalaron 4 *tambos*[9]. Estos fueron Armatambo, Limatambo, Makat-tampu e Ichmatampu (en Pachacamac). El dominio inca en esta región fue dura y esclavista, implicando tensión social; simultáneamente miles de hombres y sus familias fueron transladados al valle de Lima y convertidos en *mitmaq*[10] para la ejecución de labores agrícolas. Según la cerámica decorada y la antropología física, la mayoría de ellos procedían de la sierra de Lima, denominado los Huancho, del valle del Chillón (Macas) y del valle de Chancay (ERICKSEN, 1951; BUENO, 1992).

Estos tambos servían para el control administrativo de los Armatambo, Carabayllo, Chucuito, Herbay, Huancho, Limatambo, Lati, Vitarte, Maranga, Ñaña y Puruchuco, que anteriormente estaban organizados en comunidades o *marcas*. Los Huancho eran *mitmaccuna* procedente de Huarochiri (San Mateo de Huanchor), dedicados a tareas agrícolas y se distribuyeron desde Ancón, Lurigancho, Ate, Vitarte y Huachipa, entre los valles de Chillón y Rímac (IRIARTE, 1960). Nuestro estudio se insertó en el Horizonte Tardío del valle del Rímac.

---

[9] Era el centro administrativo regional ubicado en el camino inca y tenía centros de almacenaje o colcas. Estaba gobernado por un tutricut u orejón cusqueño, o un yanacón yanayaco. Tenía la función de hospedaje y pernoctorio para los viajantes. Habían 3 tipos de tambos: Tambo real, tambo común y tambillo.

[10] El sistema mitmaq era una de las bases de la política económica inca y consistía en el control de poblaciones conquistadas y transportadas a gran distancia, tanto horizontales como verticales. Eran pueblos migrantes que servían principalmente para trabajos forzados como la minería y la agricultura.

3- ESTADO ACTUAL DEL CONOCIMIENTO DE LAS LEISHMANIASES

Se conoce por Leishmaniases a un conjunto de enfermedades metaxénicas causadas por varias especies de protozoarios digenéticos del Orden Kinetoplastida, Familia Trypanosomatidae, del género *Leishmania*, que afectan la piel y las mucosas (especies dermotrópicas) y las vísceras del hombre (especies viscerotrópicas). Viven en zoonosis entre diferentes especies de animales silvestres y domésticos de las regiones cálidas y menos desarrolladas del Viejo y del Nuevo Mundo (MARZOCHI, 1992). En América Latina, tanto LTA como LV son transmitidas entre los animales y el hombre por la picadura de diversas especies de flebotómos (Díptera, Psychodidae, Phlebotominae) hembras de los géneros *Lutzomyia* y *Psychodopygus*. Las infecciones se caracterizan por el parasitismo de las células del sistema fagocitario mononuclear (SFM) de la dermis, mucosas y vísceras del hospedero vertebrado. En las Américas, sólo las especies de leishmania dermotrópicas son consideradas autóctonas (MARZOCHI *et al.* 1999).

3.1- HIPOTESIS SOBRE EL ORIGEN

Hasta el presente todavía no está claro respecto al origen de las leishmaniases tegumentarias en el orbe. Sin embargo, existe consenso que LTA es oriunda de la región neotropical y se han propuesto dos grupos de hipótesis, las cuales son antagónicas. Una, las tradicionales o inmigracionistas al geosistema amazónico, y otra, las modernas o migracionistas del área amazónica (*Vide* Fig. 4). Siendo estas últimas la mejor aceptada en la actualidad. Estas hipótesis se tejen en función a los humanos porque la LTA además de transmitirse básicamente por zoonosis (enfoque biológico), también ocurre en forma de antroponosis (enfoque biocultural) como reservorios infectados. El cual ha sido poco pesquisado. El primer grupo de hipótesis datan de las 3 primeras décadas del siglo XX, siendo estas:

1).- MOREIRA (1906) y PUPO (1926) sostienen que la LTA se originó en los países temperados del Mar Mediterráneo, luego fue introducida por los Sirios que habrían llegado al "Nuevo Mundo" principalmente a las costas de Recife y Salvador en el litoral Atlántico y posteriormente se diseminó a todo el Brasil y los países vecinos.

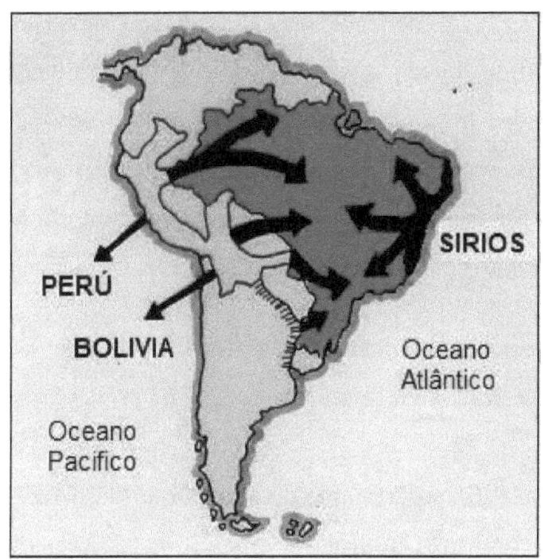

4a)- Hipótesis inmigracionistas de LTA: Los Sirios introdujeron esta enfermedad a la amazonía (MOREIRA, 1906; PUPO, 1926) y la hipótesis andina procedente de Perú y Bolivia propuesta por RABELLO (1925).

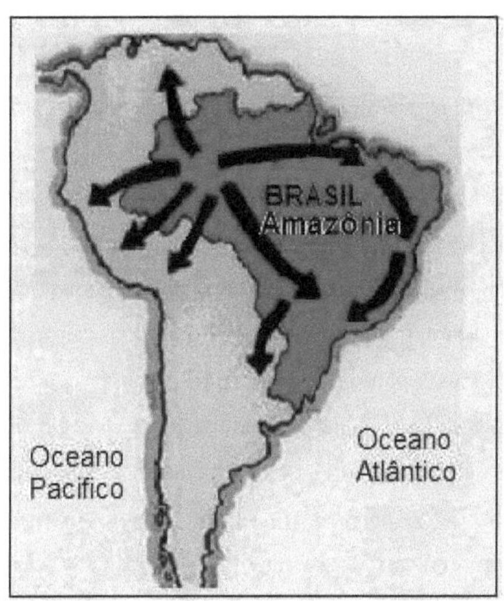

4b)- Hipótesis migracionista del área amazónico, principalmente la dispersión de *L.* (V.) *braziliensis* propuesta por MARZOCHI & MARZOCHI (1994).

Fig. 4- Hipótesis sobre el origen de LTA y su dispersión en América del Sur.

2).- RABELLO (1925) defiende que la LTA se originó en los países "fríos" andinos del Perú y Bolivia. Luego, a partir del siglo XVIII se difundió a la amazonía del Brasil.[11] Por otro lado, la corriente difusionista ha influenciado el campo de la antropología médica respecto a la diseminación de las enfermedades en el orbe entre fines del siglo XIX hasta mediados del XX. Sin embargo, todavía no se han encontrado evidencias paleopatológicas para defender estas hipótesis tradicionales.

Las hipótesis recientes o migracionistas de la amazonía se desprenden de los enfoques que parten de la biología y la antropología. El primer grupo reúne 3 hipótesis. Estas son:

1).- BUSVINE (1980), sostiene que durante la era Mesozoica, hace 200 millones de años, en el megacontinente tropical de *Gondwana*, aparecieron diversos insectos hematófagos, entre mosquitos y dípteros que vivían en zoonosis y endemismo con los grandes reptiles extintos (dinosaurios), aves y mamíferos placentarios, principalmente durante los períodos Triásico y Jurásico. A pesar de haberse encontrado insectos fosilizados en Canadá, América Central y en el mar Báltico, hasta la fecha no se han hallado evidencias paleontológicas de *Leishmania* relacionados a estos períodos geológicos.

2).- HASHIGUSHI & GOMEZ (1995), proponen que el parásito hemoflagelado primigenio ha evolucionado divergentemente tanto en el Viejo como en el Nuevo Mundo, adaptándose a vectores de muchas especies de flebótomos y actuando en huéspedes reservorios de más 100 especies de animales en cada continente. Mas, este modelo de transmisión silvestre no explica el lugar de origen ni como se difundió el más mutilante agente etiológico. Si por un lado, varias especies de leishmanias dermotrópicas poseen ciclos naturales silvestres y áreas geográficas bien establecidos como las leishmaniases del sub-género Leishmania: *L. amazonensis, L. mexicana, L. pifanoi* y *L. venezuelensis,* y del sub-género Viannia: *L. guyanensis, L. lainsoni, L. naiffi, L. panamensis, L. peruviana* y *L. shawi.* Y por otro, la especie de *L.* (V.) *braziliensis*, la que presenta mayor distribución geográfica y adaptabilidad, envuelve diversos ecosistemas y poblaciones humanas y animales domésticos, no presenta un patrón epidemiológico único y definido (MARZOCHI *et al.* 1999).

---

[11] Asimismo, este autor planteó que el origen y la historia de LTA en el Brasil atravesó por 3 períodos: Los orígenes imprecisos (siglos XIV-XVIII), Pre-microbiológico (1895-1909) y Microbiológico (a partir de 1910). Respecto al primer período considera que los documentos arqueológicos no demuestran la existencia de LTA en el Brasil, sino en el Perú (COSTA, 1992).

3).- MARZOCHI & MARZOCHI (1994), plantean que el lugar de la aparición del complejo *L.* (V.) *braziliensis* ocurrió entre los tributarios de la margen derecha del río Amazonas (Solimões), en el sur de dicha cuenca, asociado a la heterogeneidad genética del parásito que probablemente vive en zoonosis natural, envolviendo vectores y reservorios silvestres, y desde allí migró por vías de adaptaciones antropozoonóticas a otras áreas tropicales vecinas fuera del núcleo amazónico donde se evidencia una mayor homogeneidad genética intrarregional. Esta hipótesis se refuerza por la enorme cantidad y densidad de especies de flebotomíneos en la amazonía, cientos de reservorios naturales y la presencia de otras 18 especies de leishmanias silvestres (LOPES *et al.* 1983; LAINSON & SHAW, 1987, 1998). De los cuales 8 todavía no se han encontrado en casos humanos (*Vide* Tabla 2). La expansión de la *L. braziliensis* se evidenció en diversos períodos y asociados a ciclos económicos de la historia brasileña, como: el caucho, café, oro, haciendas, carreteras y ciudades a partir de fines del siglo XIX (MARZOCHI & MARZOCHI, 1995). Este fenómeno reciente es denominado por macro-expansiones de LTA por su rapidez y alto costo social. Esta antroponosis permitió, conjuntamente con la zoonosis, la dispersión de LTA. Al derrumbar matorrales y bosques para la horticultura amazónica se produce el rápido incremento de vectores y determinando factores de riesgo relativo.

Concerniente al grupo antropológico o micro-expansiones antiguas y lentas colectamos otras 3 hipótesis. La primera sostiene que el desarrollo de las altas civilizaciones andina y mesoamericana tuvo un origen común: el geosistema amazónico. Allí, la horticultura de raíces en el bosque tropical comenzó hace unos 7,000 y 8,000 años A.C. con la invención de la técnica agrícola denominada *coivara*[12] y luego se difundió en diversas y lentas oleadas como impulsos cardíacos, hacia los Andes y Mesoamérica durante el período Formativo, entre 4,000 A.C.-1 D.C., conjuntamente con el tronco lingüístico Arawak y la cerámica inciso y modelada de la tradición Barrancoide (LATHRAP, 1970, 1977, 1985). Empero, la tesis de Lathrap que concierne a la difusión de tradiciones ceramistas podría implicar a su vez diversos movimientos humanos que expandirían la LTA a territorios vecinos de la amazonía y tal vez, a la región del alto amazonas.

---

[12] Coivara o "slash-burn", es una técnica agrícola milenaria de roza y quema del bosque tropical para la siembra de plantas tuberosas. Es un desmatamiento que ocurre principalmente en suelos vírgenes, produciendo muchas picaduras de mosquitos y flebótomos. Cultivaban principalmente aipim (*Manihot* sp.), mandioca (*Manihot esculenta*), yuca (*Manihot utilissima*) y lagenarias o mate (*Lagenaria siceraria*). Según LATHRAP (1970), esta última planta fue introducida de África a la Amazonía entre 14,000 y 8,000 años A.C. y de allí se diseminó a las Américas. Sin embargo, no presenta datos paleobotánicos.

Tabla 2- Distribución de los parásitos de LTA en los países amazónicos.

Parásitos	Bolivia	Brasil	Colombia	Ecuador	Guyana Francesa	Panamá	Perú	Venezuela
L. amazonensis	X	X	X	X	X	X	X?	X
L. aristidesi		*						
L. deanei		*						
L. enrietti		*						
L. forattinii		*						
L. garnhami								X*
L. hertigi						X*		
L. mexicana			X	X		X		
L. pifanoi								X
L. venezuelensis								X
L. braziliensis			X	X	X?	X	X	X
L. lainsoni								
L. naiffi								
L. shawi								

L. **guyanensis**			X	X	X			
L. **peruviana**							X	
L. **panamensis**			X	X		X		X
L. **Colombiensis**			X*			X*		
L. **Equatoriensis**				X*				
L. **pifanoi**								X

Fuentes: OMS (1990, 97); LAINSON & SHAW (1998); MARZOCHI *et al.* (1999).

X* : Todavía no se han encontrado en casos humanos actuales.

La hipótesis defendida por MIGLIAZZA (1982) revela que el tronco lingüístico Tupi se difundió desde el sur de la cuenca amazónica hacia la región meridional y oriental del Brasil, Ecuador, Paraguay, Perú y Norte de Argentina, tomando base del modelo de fragmentación y refugio de la amazonía. Una de sus 7 ramas migró a la actual región de Minas Gerais para desarrollar el cultivo de algodón, maíz y mandioca, y otra se fusionó con los Guaraní, formando los Tupi-Guaraní o tupinambá que luego ocuparon el litoral brasileño. Esta lenta dispersión tropical habría ocurrido entre 3,000 A.C. y 1,000 D.C., a través de la compleja red fluvial y los caminos forestales llamados *peabiru*[13]. Aunque este modelo nada refiere sobre la dispersión de enfermedades, podría presuponer que los grupos nativos a través de esas rutas empiezan una lenta diseminación de LTA hacia las áreas vecinas, tanto a la región andina como la periferia amazónica, incluyendo el litoral Atlántico.

Por otro lado, BROCHADO (1989), discípulo de Lathrap, defendía que la expansión de los Tupi está en relación a la cerámica de la tradición policroma

---

[13] Es un termino portugués del siglo XVI que significa *pe*= pie o camino, *viru* o *biru*= Perú, tierra de abundancia de oro y plata. Es decir, la ruta peatonal y arriera hacia el Perú, considerado en ese período como la tierra de las grandes riquezas de oro y plata.

amazónica, conocida como sub-andina, por lo menos desde 1,500 años A.C. y mantenían contacto con la región andina desde el período Formativo hasta el Horizonte Tardío. Sin embargo, nada refiere sobre la difusión de enfermedades. Por otro lado, reiterando que la LTA es una enfermedad básicamente de comportamiento zoonótico, no descartamos que el hombre y el perro también permitieran esta dispersión.

En síntesis, sobre las hipótesis antropológicas se desprende que lentas migraciones de tribus Arawak, Gê, Karib y Tupi, partieron desde el centro-sur de la cuenca del río Amazonas hacia los Andes en el período Formativo (entre 3,000 y 1,000 A.C.), asociado a la diseminación de la cerámica incisa, plantas tropicales (coca, mate, yuca, ayahuasca, etc.), y la posible antropozoonosis de LTA[14]. Asimismo, el constante dislocamiento social de micro-regiones fue producto de las guerras intertribales, masacres, inundaciones, ideologías, intercambio y epidemias. Al alcanzar el límite alto amazónico, una variedad del complejo *L. (V.) braziliensis* dio origen al parásito *L. (V.) peruviana*, adaptándose a un clima cálido y lluvioso arriba de los 1,000 metros sobre el nivel del mar y atravesó la cordillera occidental del Pacífico. En los andes orientales de Huanuco se encuentran híbridos del parásito *L. braziliensis/L. peruviana* (DUJARDIN *et al.* 1995a) que permiten reforzar esta filogenia. Además, solamente una glico-proteína diferencia a ambos parásitos, indicando su estrecha distancia genética. Asimismo, en esta vertiente se adaptó a nuevos vectores y reservorios interandinos tales como roedores y perros. En base a las evidencias culturales encontrados en sitios arqueológicos de la selva baja y selva alta, podemos sugerir 3 rutas que permitieron la dispersión de este parásito y su adaptación a los Andes peruanos. Veamos tales rutas:

1)- La ruta norteña habría ocurrido por las actuales regiones de Amazonas, San Martín, Cajamarca y Ancash, a través de los ríos Chinchipe y Marañón, cruzando por Huayurco hacia el abra de Porculla y desde Chavín, Callejón de Huaylas al valle de Casma, alcanzando la sierra occidental de La Libertad y Ancash, desde allí se difundió hacia Lambayeque, Piura y Tumbes. La *uta* norteña podría ser la más antigua de los Andes.

2)- La ruta central parte de los sitios Kotosh Wayrajirca y Tutishcainyo, ríos Alto Huallaga e Higueras, entre Huanuco, Junín y Loreto central desde allí subió a los Andes

---

[14] Esta idea se sostiene de 3 fundamentos: 1)- la cerámica más antigua del Perú fue encontrado en el templo de Kotosh Wayrajirca, ceja de selva amazónica por Lathrap y tiene la antigüedad de 1,810 a.C. (LATHRAP, 1970); 2)- las diversas poblaciones andinas de origen serrano tuvieron influencias del área amazónico (TELLO, 1921); y 3)- la emergencia de la civilización andina por el fenómeno social y religioso Chavin produjo diversos movimientos sociales que repercutió a las poblaciones amazónicas (BURGER, 1993).

a través de migraciones antropozoonóticas y se estableció en Canta, Huarochiri y Yauyos, sierra de Lima. Las relaciones económicas entre San Blas y Kotosh, y más tarde entre Campas y Chinchaycochas (Yaros), se inició desde hace 3,000 años A.C. a través del intercambio de sal, fibra de alpaca, obsidiana y luego bajaron a la costa occidental.

3)- La ruta sureña de LTA ingresó por Cuzco, Madre de Dios y/o Puno, durante el desarrollo de las culturas Chanapata, Qaluyu y Tiwanaku, y desde allí se difundió a Apurímac, Ayacucho y Huancavelica, donde la uta sigue endémica hasta la actualidad en los valles cálidos interandinos, a través de los ríos Apurímac y Mantaro, y atacando principalmente el rostro.

El modelo de evolución y adaptación del polimorfismo genético del parásito *L. peruviana* originario del tronco *L. braziliensis* lato sensu está en proceso de construcción y solamente la posición del gen Gp63 diferencia a estos parásitos (DUJARDIN *et al.* 1995a, 1995b; ESPINOZA *et al.* 1995). Además, la heterogeneidad genética de *L. braziliensis* en el ecosistema amazónico puede reforzar este origen e incluso, la leishmania/virus puede haber contribuido a esta modificación genética (SAIZ *et al.* 1998). Este interesante problema merece una pesquisa interdisciplinaria hacia la búsqueda del DNA molecular en momias peruanas.

3.2- HISTORIA DE LTA

El interés de esta revisión es tener información generalizada y secuencial acerca de la historia biológica y sistemática de LTA y su distribución geográfica. Veamos esta historia:

Los destacados parasitólogos brasileños, S. PESSÔA y A. VIANNA (1946, 1974, 1978), según la fotografía publicada por Eduardo RABELLO en 1917, sostienen que la LTA está evidenciada en la alfarería arqueológica peruana, demostrando su presencia en los Andes centrales desde tiempos prehispánicos. Sin embargo, muchas de aquellas interpretaciones a priori son casos de mutilaciones faciales. Ellos al observar la imagen transcribieron:

"... parece não haver dúvida a respeito da existência da leishmaniose tegumentar entre os habitantes da América pré-colombiana" (PESSÔA & VIANNA, [1946] 1974: 84).

Asimismo, P. WEISS planteó que:

"la LTA es autóctona del continente americano tal como demuestran las representaciones de esta enfermedad en la cerámica mochica o huacos peruanos" (WEISS, 1984: 48).

C. BUENO (1764) relata detalladamente la "primera" epidemia de LTA en la provincia de Canta, sierra de Lima, que afectó a los agricultores y niños de aquella región interandina. Hasta hoy esta patogenia sigue latente en dicha provincia y no sale de sus límites biogeográficos. Sin embargo, los enfermos viajan a los centros urbanos para su curación expandiendo la infección a otras regiones de características climáticas semejantes.

Entre 1782 y 1788, el clérigo español MARTINEZ DE COMPAGNON visitó varias aldeas endémicas de LTA en las estribaciones orientales del norte peruano e ilustra por primera vez en la acuarela 198 un "mestizo picado por uta" (PEREZ & LAMAS, 1988). En dicha lámina se observa claramente la destrucción total de la nariz.

En 1786, ALCEDO registra la palabra *uta*[15] en la lengua kauki o jakaru procedente de la provincia de Huarochiri, sierra de Lima. Esta crónica refiere que los indios conocían a un pequeño insecto que toma este nombre y es semejante a una:

"...Mariposa de la provincia de Araguay [margen izquierda del río Chillón, próximo a Culluguay] *que pica como los mosquitos y deja una especie de goma que corroe dicha parte y cría en ella un gusanito que aunque se extraiga va aumentando cada día y necesita una larga y prolija curación"* (ALCEDO, 1786).

Durante la colonia, siglos XVII-XVIII, el estudio de la etnomedicina peruana registró diversos nombres de este complejo ente nosológico como *caracha, espundia, jacuya, jucúa, jucuya, kamaru, kjapa, llaga, quecpo, sarna, tiacc-araña, tokoche, uta,* etc. (ESCOMEL, 1911; ARCE 1916; VALDIZAN & MALDONADO, 1922; CAMINO, 1992a, 1992b). Sin embargo, este saber popular era genérico a las enfermedades de piel.

En 1855, CERQUEIRA (*Apud* PESSÔA & VIANNA-MARTINS, 1978), identificó clínicamente y por primera vez en el Brasil, la leishmaniasis cutánea denominándola como "Botón de Biskra".

En 1908, hubo gran endemia en Bauru, São Paulo, que CARINI & PARANHOS (1909) y LINDEMBERG (1909) observaron la semejanza entre la "úlcera de Bauru" y

---

[15] Uta también se encuentra en el léxico quechua como "ut" que significa roer, rasgar y mutilar (PALMA 1908; TEJADA 1973). En la provincia de Huarochiri, Lima, existe el pueblo de Otao localizado a 2,320 m.s.n.m., donde se registra una alta prevalencia de LTA, tanto en infantes como en adultos.

el "Botón de Biskra" e indicaron a la *Leishmania tropica* como su agente causal. El nombre *Leishmania*, agente de la leishmaniasis o leishmaniosis, fue dado en honor a su descubridor inglés William LEISHMAN y Charles DONOVAN en 1903.[16]

Simultáneamente en el Perú, en 1908 R. de PALMA, hijo del famoso escritor de las "Tradiciones Peruanas", defendía su tesis doctoral sobre la "Uta en el Perú" en la Facultad de Medicina Humana de la UNMSM, Lima. Sus estudios efectuados entre Huarochiri y Yauyos, sierra de Lima, revela la alta prevalencia de esta enfermedad entre los campesinos y ataca principalmente a niños. Sin embargo, este investigador no encontró casos paleopatológicos de LTA en cráneos antiguos.

G. VIANNA (1911), consideró que había diferencias morfológicas entre la *L. tropica* y el agente etiológico de la leishmaniasis cutánea-mucosa denominándole *L. braziliensis* encontrados en casos de Minas Gerais, São Paulo, Rio de Janeiro y diversas partes del litoral Atlántico. Según MARZOCHI & MARZOCHI (1995) la LTA empezó a expandirse desde la amazonía brasileña entre las 3 primeras décadas del siglo XX. Sin embargo, también es posible admitir que la enfermedad ya existiera allí desde tiempos arqueológicos.

E. ESCOMEL (1911), escribió un artículo acerca de la espundia, denominación dada al comportamiento destructivo de las mucosas, que dominaba ampliamente la amazonía peruana y los parásitos eran idénticos a los que G. VIANNA había observado en el Brasil, caracterizándolo como *Leishmania braziliensis* tanto para la uta como la espundia.

VELEZ LOPEZ (1913a), distinguió a la *L. peruviana* de la *L. tropica* y la ubicó dentro de la categoría de *L. braziliensis*. Sin embargo, los parasitólogos de aquella época eran reacios al avance de las investigaciones y mantenían al agente genérico y tradicional de la *L. tropica*. Esta concepción perduró hasta la década de los 50s.

SERGENT *et al.* (1921), consiguieron reproducir experimentalmente el "Botón de Oriente" inoculando triturados de *Phlebotomus papatasii* en hamsters, extraídos de soldados que realizaban trochas el área y comprobaron que la *L. tropica* era transmitida por flebótomos, denominándoles de "Botón de Biskra".

---

[16] Tanto LEISHMAN como DONOVAN descubrieron al parásito independientemente en la India que mataba a soldados ingleses causando infecciones viscerales. Por tanto, denominaron *Leishmania donovani* al agente causal de LV en honor a estos investigadores. La guerra entre Inglaterra y la India causó luchas internas y alta mortandad en la población hindú hasta su independencia en 1947 por Gandhi. Hoy se extiende rápidamente en el Brasil y en el Perú todavía no se han encontrado casos de esta enfermedad.

Entre 1920 y 1922, N.B. ARAGÃO (1922), estudiando un brote ocurrido en el barrio de Laranjeiras, Rio de Janeiro, asoció la presencia de casos de LTA a la elevada cantidad de flebotomíneos y demostró el papel del *Phlebotomus intermedius* en la transmisión de la *L. braziliensis*, a través de la inoculación de triturados de estos flebotomíneos, naturalmente infectados, en el hocico de perros, que resultó en ulceración por contenido de amastigotes.

RABELLO (1923a, 1923b), fue quien propuso por primera vez el nombre de Leishmaniasis Tegumentaria Americana (LTA) a la Sociedad Francesa de Dermatología y a la Academia de Dermatología Brasilera, denominación que se extiende tanto a la forma cutánea como a las formas mucosa y difusa de esta enfermedad en el Nuevo Mundo.

PESSÔA & BARRETTO (1948), quienes escribieron uno de los mejores tratados de LTA, sostienen que las leishmaniases ya eran conocidas desde antes del siglo XX como un grupo de enfermedades dermatológicas muy semejantes entre si y con un diagnóstico clínico asociado a lesiones cutáneas, generalmente ulcerosas y a veces comprometiendo también la mucosa oro-nasal.

En el Perú, entre los años de 1920 y 1950, los trabajos de BATISTINI, BURSTEIN, ESCOMEL, MONGE, PALMA, REBAGLIATTI, WEISS y otros, siguieron la línea de la distribución geográfica y demográfica de LTA, construyendo su base epidemiológica en este país. Luego esta contribución sería asimilada por HERRER y PESCE entre los 60-80.

BIAGI (1953), distinguió cuatro variedades de LTA considerando proceder del tronco *L. tropica* como la única especie de parásito que causa todas las leishmaniasis tegumentarias. Siendo estas: *L. tropica braziliensis*, *L. tropica guyanensis*, *L. tropica peruviana* y *L. tropica mexicana*.

A partir de la década del 70, LAINSON & SHAW (1972, 1973, 1978), destacados pesquisadores, con base a criterios clínicos, epidemiológicos y biológicos, propusieron una clasificación de las leishmanias en las Américas, dividiéndolas en dos grandes "complejos": *L. braziliensis* y *L. mexicana* con especies y subespecies de leishmanias que parasitan diversos mamíferos (*Vide* Tabla 3).

Tabla 3- Clasificación sistemática de LTA en la década de los 70s.

COMPLEJOS	*Leishmania braziliensis*	*Leishmania mexicana*
	L. b. braziliensis (Vianna, 1911)	*L. m. mexicana* (Biagi, 1953)
	L. b. guyanensis (Floch, 1954)	*L. m. amazonensis* (Lainson & Shaw, 1972)
Especies y Subespecies	*L. b. panamensis* (Lainson & Shaw, 1972)	*L. m. pifanoi* (Medina & Romero, 1959)
	L. peruviana (Vélez, 1913)	*L. mexicana* (Herrer, 1971)
	L. hertigi (Herrer, 1971)	*L. enrietti* (Muñiz & Medina, 1948)

Fuentes: LAINSON & SHAW (1972, 1973); REY (1973); PESSÔA & VIANNA (1974, 1978).

LAINSON & SHAW (1987, 1998), plantearon una nueva clasificación de las leishmanias del Nuevo Mundo, con la adopción de los subgéneros *Leishmania* y *Viannia*, elevando al nivel de especies de leishmanias otrora clasificadas como subespecies. Así, el subgénero *Leishmania* incluye al complejo *L. mexicana* y el subgénero *Viannia,* al complejo *L. braziliensis*. Esta sistemática es la que rige actualmente en la academia (*Vide* Tablas 4 y 5).

Para entender la complejidad de la distribución actual de las principales especies de *Leishmanias* en las Américas reiteramos que todas tienen correlación con el área neotropical, afectando principalmente a la mayoría de los países latinoamericanos, excepto Chile y Uruguay (GRIMALDI *et al.* 1989). En la ilustración siguiente exponemos en pares algunos parásitos principales para su comparación, tales como: *Leishmania* (V.) *braziliensis* y *L.* (V.) *peruviana, L. guyanensis* y *L. panamensis, L. amazonensis* y *L. mexicana* y *L. chagasi* (*Vide* Fig. 5).

Tabla 4- Clasificación de las especies dermotrópicas del género leishmania del Nuevo Mundo, subgénero *Viannia* (V.) en la década de los 90s.

SUBGENERO Viannia (V.) (Lainson & Shaw 1972)	*ASPECTOS CLINICOS EN EL HOMBRE*	*DISTRIBUCION GEOGRAFICA*
Leshmania (V.) braziliensis (Vianna, 1911)	Lesiones cutáneas y mucosas	Desde América Central hasta el Norte de Argentina.
L. (V.) peruviana (Vélez, 1913)	Predominantemente lesiones cutáneas y también ataca las VADS.	Perú, en los valles elevados interandinos y la sierra de costa central, norte y sur de los Andes.
L. (V.) guyanensis (Floch, 1954)	Predominantemente lesiones cutáneas	Norte de la cuenca amazónica, Guyanas y noroeste sudamericano.
L. (V.) panamensis (Lainson & Shaw, 1972)	Predominantemente lesiones cutáneas	América Central y costa Pacífica de América del Sur.
L. (V.) lainsoni (Silveira et al., 1987)	Lesiones cutáneas, pero raramente infectan al hombre	Región amazónica del Brasil.
L. (V.) naiffi (Lainson et al., 1990)	Lesiones cutáneas, pero raramente infectan al hombre	Región amazónica del Brasil.
L. (V.) shawi (Shaw et al., 1991)	Lesiones cutáneas, pero raramente acometen al hombre	Región amazónica del Brasil.
L. (V.) colombiensis (Kreutzer et al., 1991)	_______________	Colombia
L. (V.) equatoriensis (Grimaldi et al., 1992)	_______________	Ecuador

Tabla 5- Principales especies dermotrópicas del género Leishmania del Nuevo Mundo, subgénero *Leishmania* (L.) en la década de los 90s.

SUBGENERO *Leishmania (L.)* *(Saf'yanova 1982)*	ASPECTOS CLINICOS EN EL HOMBRE	DISTRIBUCION GEOGRAFICA
Leishmania (L.) enrietti (Muniz & Medina, 1948)	____________	Brasil
L. (L.) mexicana (Biagi, 1953)	Lesiones cutáneas (y eventualmente cutáneo-difusas)	México y América Central
L. (L.) pifanoi (Medina & Romero, 1959)	Lesiones cutáneas (y eventualmente cutáneo-difusas)	Venezuela
L. (L.) hertigi (Herrer, 1971)	____________	Panamá
L. (L.) amazonensis (Lainson & Shaw, 1972)	Lesiones cutáneas (y eventualmente cutáneo-difusas)	América Central y regiones del norte, noreste y sudeste del Brasil.
L. (L.) deanei (Lainson & Shaw, 1977)	____________	Brasil
L. (L.) aristidesi (Lainson & Shaw, 1979)	____________	Brasil
L. (L.) garnhami (Scorza et al., 1979)	____________	Venezuela
L. (L.) venezuelensis (Bonfante-Garrido, 1980)	Lesiones cutáneas	Venezuela
L. (L.) forattinii (Yoshida et al., 1993)	____________	Brasil

Fuente: MARZOCHI *et al.* (1999).

____________ Todavía no se han encontrado en casos humanos actuales.

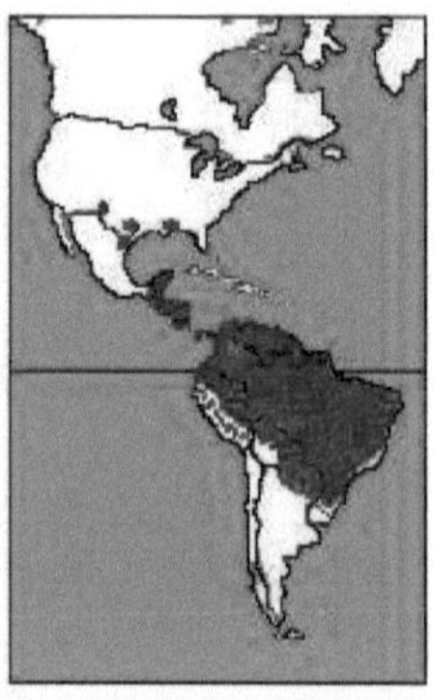
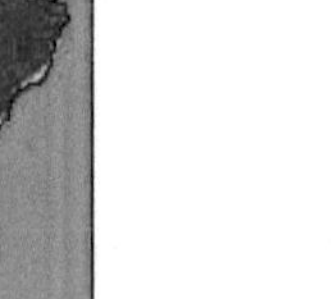

5a)- *Leishmania braziliensis* y *L. peruviana*   **5b)-** *Leishmania guyanensis* y *L. panamensis*

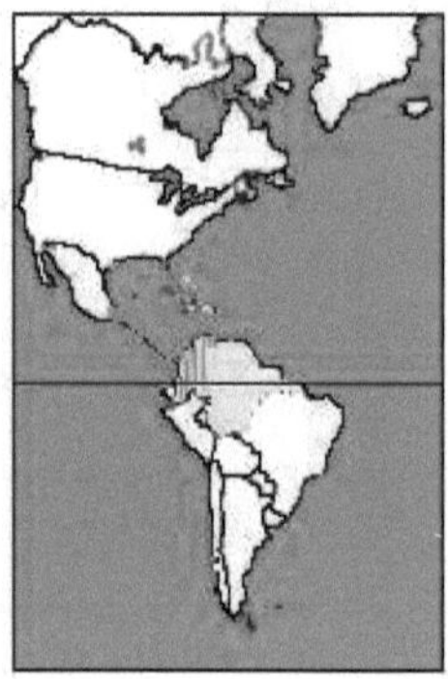
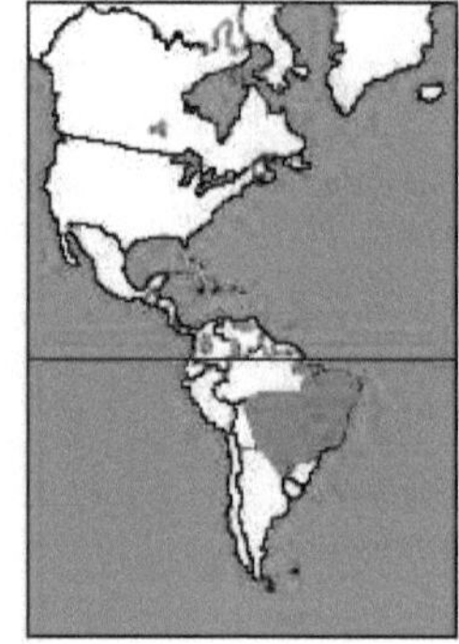

5c)- *Leishmania amazonensis* y *L. mexicana*   **5b)-** *Leishmania chagasi = L. donovani*

Fig. 5- Distribución de las principales especies de *Leishmanias* del Nuevo Mundo.

3.3- DETERMINACION BIOLOGICA

Morfológicamente todas las especies del género *Leishmania* que parasitan al hombre son semejantes. Por razones de clareza y simplicidad, adoptaremos los nombres específicos atribuidos a los parásitos según la enfermedad que producen, sin entrar en el mérito de tales distinciones del punto de vista estrictamente taxonómico (*Vide* Tabla 6).

Tabla 6.- Clasificación taxonómica del parásito *Leishmania*.

CLASIFICACION	TAXONOMIA	PESQUISADORES
Reino	Protista	Haeckel, 1866
Sub-reino	Protozoa	Goldfuss, 1817
Filo	Sarcomastigophora	Honigberg & Balamuth, 1963
Sub-filo	Mastigophora	Deising, 1866
Clase	Zoomastigophorea	Calkins, 1909
Orden	Kinetoplastida	Vickerman, 1976
Sub-orden	Trypanosomatina	Kent, 1880
Familia	Trypanosamatidae	Grobben, 1905
Género	*Leishmania*	Ross, 1903
Sub-género	*Leishmania* (L.) *Viannia* (V.)	Saf'yanova, 1982 Lainson & Shaw, 1972, 1974

Fuente: Ministerio de Salud del Brasil (1994, 1997).

Las formas amastigotas son redondas u ovoides y miden, conforme a la especie, de 3-6 μm de largo por 2-4 μm de ancho, tienen membrana delgada, el citoplasma que se tiñe de azul por los métodos de Leishman y Giemsa y el núcleo redondeado u ovoide, excéntrico, ocupando entre la mitad y 2/3 del diámetro mayor del parásito. Presentan cinetoplasto (mitocondria grande y con funciones específicas) en forma de bastón o granulo redondeado situado próximo al núcleo (PESSÔA & BARRETTO, 1948; LAINSON & SHAW, 1978). Otras técnicas laboratoriales, como la inmunoperoxidasa y la inmunofluorescencia en tejido, han demostrado utilidad en la visualización de formas amastigotas (CUZZI-MAYA, 1990). Actualmente, la reacción en cadena de la polimerasa (PCR) promete ser de gran utilidad en estudios de paleoparasitología (LOPES *et al.* 1993; LOPEZ *et al.* 1993; COSTA, 1998; y otros).

Las formas aflageladas de las leishmanias son observadas, *in vivo*, en tejidos humanos y de animales vertebrados sensibles a la inoculación de parásitos de *Leishmania* sp., dentro y fuera de macrófagos; y en cultivos de macrófagos a 37° C (*in vitro*). En el tubo digestivo de los flebótomos y en los medios de cultura son observadas, principalmente, las formas flageladas denominadas promastigotas. Estas son alargadas, miden de 10-15 μm de largo por 2-3,5 μm de ancho, presentan cinetoplasto anterior al núcleo y flagelo libre, generalmente más largo que el cuerpo (15-28 μm), saliendo de la extremidad anterior del parásito, más gruesa de que la extremidad posterior (PESSÔA & BARRETTO, 1948; LAINSON & SHAW, 1978).

Según criterios biológicos, las leishmanias del complejo *L. braziliensis* pueden ser distinguidas del complejo *L. mexicana* por presentar un desarrollo pobre en medio de cultivo NNN convencional y lento desenvolvimiento o visceralizante en hamsters experimentalmente infectados, en tanto las del complejo *L. mexicana* crecen fácilmente en cultivo *in vitro* y provocan grandes lesiones nodulares en hamsters, con metástasis en las extremidades. Morfológicamente, las leishmanias del complejo *L. mexicana* se presentan mayores y con una gran vacuola observable en microscopía de luz y electrónica.

Otro criterio biológico de diferenciación es el local de desenvolvimiento experimental de las promastigotas en el tubo digestivo de los flebótomos. La *L. mexicana* se ubica en el intestino medio y anterior ("sección Suprapylaria"), en cuanto *L. braziliensis* y *L. peruviana* se desarrollan en el intestino posterior, adherida a la pared, en la región del piloro. Por esta razón ha sido llamada "sección Peripylaria" (LAINSON & SHAW, 1978).

Se utilizan diversos criterios bioquímicos de identificación como la densidad de fluctuación del DNA nuclear y del cinetoplasto, hibridización del DNA y RNA, análisis electroforética de productos de DNA del cinetoplasto cultivados por enzimas de restricción (esquisodema), movilidad electroforética de isoenzimas (zimodema), radiorrespirotemia, etc. son utilizados. Actualmente, criterios inmunológicos, como el empleo de anticuerpos monoclonales específicos (sorodema) asociados a la movilidad electroforética de isoenzimas, son de gran valor en la rutina de caracterización taxonómica de las leishmanias (GRIMALDI & TESH, 1993). Criterios clínicos y epidemiológicos, como las manifestaciones de la enfermedad y la asociación de vectores y reservorios, son indicadores de carácter presuntivo.

3.3.1- Vectores y Ciclo de Transmisión

Los flebótomos vectores son insectos pequeños, de 1.5 a 3 mm de longitud, tienen el cuerpo y las alas cubiertas de cerdas, siendo las alas elevadas, de puntas angulosas, y el tronco corto y giboso. Sus vuelos son cortos y bajos, caracterizándose por un aspecto saltitante y un radio de acción no superior a 200 m. En el Brasil, reciben diversas denominaciones: asa branca, asa dura, birigüi, cangalhinha, catuqui, catuquira, escangalhado, mirutinga, mosquito-palha, etc. (MARZOCHI, 1992). En cambio, en el Perú, se conocen como manta blanca, mosco, titira, ushpa, uta, etc. (CAMINO, 1992b).

Los vectores son insectos del Orden Diptera, Sub Orden Orthorrapha, Familia Psychodidae, géneros *Lutzomyia* (*Lu.*) y *Psychodopygus* (*Ps.*), reemplazando taxonomicamente al genérico Phlebotomos (MARINKELLE & RODRIGUEZ, 1981). Siendo utilizado aquí la abreviatura Lu. = *Lutzomyia* para diferenciar de L.= *Leishmania*. Asimismo, los flebotomíneos son de corto vuelo y viven copiosamente en el Perú entre las cuevas y oquedades de árboles húmedos, como el higuerón, molle, guarango, chirimoya, guanabana, palto y otros arbustos que crecen en las regiones de la "chaupiyunga", temple, ceja de selva y/o selva baja (PEREZ *et al.* 1988; CACERES, 1989). Solamente la hembra es hematófaga que sale en busca de proteínas existente en la sangre de mamíferos silvestres o domésticos.

Estos Psychodidae se han ubicado en el Suborden de los Orthorrapha porque salen de la pupa a través de una hendidura perpendicular en forma de T producida en el dorso de la cubierta pupal. Los adultos tienen cabeza globosa, ojos compuestos, sin ocelos, antenas multisegmentadas; un par de palpos con proboscis que encierra 6 estiletes; epifaringe, hipofaringe, dos mandíbulas, dos maxilares en la hembra y la cabeza unida al tórax por un cuello delgado (DELGADO, 1992).

Asimismo, A. CACERES (1993) supone que los estadíos larvarios de *Lu. verrucarum* se originan en el suelo o entre las oquedades de las paredes y en árboles secos, siempre que la humedad sea elevada y que la materia orgánica en descomposición establezca las condiciones favorables. El ciclo evolutivo y la transmisión de la *Leishmania* ocurren, básicamente, en flebotomíneos y en los hospederos vertebrados. Las formas amastigotas de *Leishmania*, después de cuatro o cinco días de permanencia en el insecto, se transforman en promastigotas y migran a las partes anteriores del tubo digestivo, alcanzando el aparato picador-chupador del insecto. Al picar otro animal, sucede la inoculación de las formas promastigotas, que son fagocitadas por macrófagos del hospedero. Asimismo, estudios recientes desarrollados en la Fiocruz, consideran que la saliva del insecto o "maxadilan" desempeña un papel potencializador en la infectividad de la *Leishmania* (SAMUELSON *et al.* 1991; ROJAS & SCORZA, 1995), favoreciendo su infestación.

En las células fagocitarias del hospedero vertebrado, los parásitos se transforman en formas amastigotas, que se multiplican por fisión binaria dentro de las vacuolas parasitóforas. La célula infectada multiplicase dividiendo sus parásitos entre las célula hijas o se rompe liberando las amastigotas que son, entonces, fagocitadas por otros macrófagos y volviéndose a multiplicar. En otro repaso sanguíneo, el nuevo flebótomo ingiere macrófagos infectados. En el tubo digestivo del insecto, las formas amastigotas se transforman en promastigotas, se multiplican por fisión binaria y el ciclo recomienza (LAINSON & SHAW, 1987).

Durante el día los flebótomos se refugian en escondrijos oscuros, húmedos y abrigados, como rajaduras de rocas, de paredes o de troncos de árboles, y generalmente, inician sus actividades en el crepúsculo. Mientras tanto, especies forestales como el *Lu. umbratilis* y el *Ps. wellcomei*, cuando perturbadas en su ambiente natural, también pueden picar de día (LAINSON & SHAW, 1987). Las hembras necesitan alimentarse de la sangre y sus proteínas para la maduración de los huevos, que ocurre 7 días después de la succión. En cada oviposición, la hembra deposita entre 40 a 70 huevos en suelo húmedo y rico en materia orgánica. La eclosión ocurre entre 6 y 17 días, dando origen a las larvas. Estas, por su vez, evolucionan para el estado de pupa en 15 a 70 días. después de una a dos semanas, dan origen a los adultos, que viven cerca de 15 a 30 días. El ciclo completo dura en media de 30 a 90 días (PESSÔA & BARRETTO, 1948).

En el Perú, se han hallado ejemplares naturalmente infectados de *Lu. peruensis, Lu. verrucarum, Lu. noguchi* y *Lu. ayacuchensis*, siendo el primero, el vector más probable (LLANOS-CUENTAS & DAVIES, 1992). La incidencia de estos vectores pueden variar de acuerdo a las regiones geográficas. Por ejemplo, *Lu. peruensis* es predominantemente alta en Ancash, Cajamarca y sierra centro-sur, *Lu. verrucarum* en el Alto Rímac, en cambio, en Ayacucho y Piura, *Lu. ayacuchensis* (DAVIES *et al.* 1997b). los flebótomos disminuyen de las zonas pobladas durante la estación seca y fría, entre junio y septiembre, aunque pueden seguirse hallando en zonas rurales, en pequeñas aldeas y terrenos cultivados con terrazas rocosas y vallas. A pesar de la elevada prevalencia entre lesiones graves y curadas, estas representan una baja incidencia del total de casos nuevos. Las lesiones aparecen sobretodo en niños que no han alcanzado la edad escolar (RODRIGUEZ, 1992).

3.3.2- El Hombre como hospedero

Varias especies de animales silvestres son consideradas como reservorios primarios y secundarios y en el ambiente doméstico perros, caballos y mulas son encontrados infectados, dependiendo de la especie de *Leishmania* en cuestión.

El hombre ha sido considerado un hospedero accidental para las especies americanas de *Leishmanias* (LAINSON & SHAW, 1978). Se admite que la manifestación clínica de la enfermedad en la infección humana resulta de un desequilibrio en la relación parásito-hospedero (MENDONÇA *et al.* 1986; FALQUETO & SESSA, 1997). Mientras que en hanseniasis (LEFFORD, 1981) y en la tuberculosis (ROTHSCHILD *et al.* 1934), un nivel moderado de reacción de hipersensibilidad retardada significa un grado de protección a la enfermedad, en LTA los mecanismos de protección están poco definidos, sin embargo, se considera que el desarrollo de la respuesta inmune celular específica estaría relacionada a la inmunoprotección; esto apuntaría para la posibilidad del desarrollo de una vacuna contra esta enfermedad (MAYRINK *et al.* 1979; ANTUNES *et al.* 1986).

Por otro lado, una respuesta inmunológica exacerbada del hospedero, ocasionada y mantenida por *L.* (V.) *braziliensis*, puede expresarse, al contrario de la protección, en una mayor susceptibilidad al desarrollo de la leishmaniasis de forma mucosa (RIDLEY *et al.* 1980; CASTES *et al.* 1983; GUTIERREZ *et al.* 1991), afectando las cavidades nasal y oral.

El concepto de enfermedad espectral, basada en la hipótesis de que la forma de respuesta inmunológica desencadenada por el parásito en el hospedero debe ser la condición más importante en la determinación de la forma clínica, han sido postulado para justificar la demostración clínica y histopatológica de dos polos: el anérgico y el hiperérgico (TURK & BRYCESON, 1971; CONVIT & PINARDI, 1974).

El polo anérgico está representado por leishmaniasis cutánea difusa (LCD) causada, en el Brasil, por la *L.* (L.) *amazonensis* y caracterizada por nódulos cutáneos múltiples, no ulcerados, ricos en parásitos, con tendencia a la diseminación y cronicidad, y acompañada de severa depresión de la respuesta inmune celular a los antígenos parasitarios. La respuesta humoral está presente, el examen de IDRM y la respuesta linfoproliferativa *in vitro* son negativos y el tratamiento es poco eficaz (CASTES *et al.* 1983, 1988).

El polo hiperérgico está representado por la forma "recidivante", caracterizada por la cicatrización del centro de la lesión y manutención de actividad en la periferia, notable pobreza parasitaria, elevada respuesta humoral, exacerbada respuesta a la IDRM y por el difícil tratamiento (OLIVEIRA, 1977; BITTENCOURT *et al.* 1993). Así, la forma mucosa grave estaría próxima al polo hiperérgico. En el centro del espectro estaría la forma moderada (localizada) de mejor prognóstico, caracterizada por la ulceración cutánea única (o múltiple), sensible al tratamiento o de evolución espontánea para la cura, con respuesta humoral discreta o ausente y respuesta moderada al IDRM (MARZOCHI, 1992).

3.4- DETERMINACION SOCIAL

3.4.1- Epidemiología

Este subcapítulo es importante porque se complementa al determinante biológico. La tendencia actual de los pesquisadores de LTA es admitir que no se trata de una única enfermedad, sino de varias entidades clínicas o diferentes tipos de leishmaniases. Se han reconocido en el Nuevo Mundo, once especies dermotrópicas de *Leishmania* causadoras de enfermedad humana y ocho especies descritas, hasta el momento, solamente en animales silvestres (*Vide* arriba Tablas 4 y 5).

La LTA ha sido descrita en casi todos los países americanos, desde el sur de los EE.UU. hasta el norte de Argentina, con excepción de Chile y Uruguay, tal como ya fue indicado anteriormente (WARREN & MAHMOUD, 1992; OPAS, 1994; MARZOCHI *et al.* 1999). La real prevalencia de las diferentes leishmaniases en el continente americano es difícil de ser establecida debido a las subnotificaciones, al diagnóstico incorrecto, a las afecciones inaparentes, a las variaciones de respuestas del hospedero y a la multiplicidad de agentes etiológicos envueltos.

En el Brasil, uno de los países más afectados por esta enfermedad, presenta amplia distribución por todas las regiones geográficas. En los últimos años, el Ministerio de Salud ha registrado, en media, 30,000 nuevos casos de LTA anualmente. En 1996, la Región Nordeste contribuyó con aproximadamente 39% de casos registrados de LTA, predominando en los estados de Maranhão, Bahia y Ceará; la Región Norte con 35% de los casos, que prevalecen en los estados de Pará, Rondônia y Amazonas; la Región Centro-Oeste con 16% de los casos, más frecuente en el Estado de Mato Grosso; la Región Sudeste con 8% de los casos, predominantes en el Estado de Minas Gerais; y la Región Sur con 2%, principalmente en el Estado de Paraná (Ministério de Saúde do Brasil, 1997; MARZOCHI *et al.* 1999).

A partir de la década de los 90, los estudios de LTA en el Brasil han permitido plantear 3 patrones epidemiológicos (MARZOCHI, 1992; FELINTO DE BRITO *et al.* 1993; VALIM, 1993; SABROZA *et al.* 1995), descritos en función del ambiente operacional, domicilio y del proceso socio-económico particular e integrado al desarrollo productivo de este país (*Vide* Tabla 7):

Tabla 7.- Patrones de transmisión de LTA en focos descritos en el Brasil y características de los factores.

CARACTERISTICAS	PATRON I	PATRON II	PATRON III
PAISAJE	Floresta tropical primaria	Áreas agrícolas, desmatadas con bolsones de floresta	Áreas desmatadas y áreas de floresta
VECTOR	*Ps. Wellcomei*	*Lu. Intermedia*	*Lu. Whitmani*
PATRON EPIDEMIOLOGICO	Surto epidémico en colonizadores	Todas las edades y Sexos y aglomerado Domiciliar de los casos	Riesgo se eleva en mayores de 10 años; en algunas áreas ausencia de casos en < de 5 años
RESERVORIOS POSIBLES	Roedores Silvestres	Roedores silvestres, perro y equino	Roedores silvestres y peridomesticos, perro y Equino
LOCAL DE TRANSMISION	Floresta	Domicilio o peridomicilio	(?)
CICLO DE TRANSMISION	Silvestre	Silvestre y peridoméstico	Silvestre y peridoméstico
EJEMPLOS	Amazonas, Pará	Rio de Janeiro, Espirito Santo	Bahia, Minas Gerais, Ceará

El Patrón I o Florestal consiste de la infección adquirida en la floresta primaria amazónica y atribuida a las especies de *Leishmania (V.) braziliensis, L. (L.) guyansensis, L. (L.) amazonensis, L. (V.) lainsoni, L. (V.) shawi* y *L. (V.) naiffi*. En la región Amazónica la LTA puede ser, todavía, considerada como una enfermedad ocupacional, afectando dos grupos de trabajadores: Uno y en mayor escala, aquellos relacionados a actividades practicadas en el interior de las florestas, como: la construcción de carreteras, de hidroeléctricas, deforestación del bosque, explotación del caucho o "borracha" y la extracción de oro. Y el segundo grupo, en menor escala: los topógrafos, cazadores, botánicos, zoólogos, militares y, ocasionalmente, turistas.

El Patrón II o Rural consiste de la infección adquirida en la floresta secundaria o florestas derrumbadas durante el proceso de colonización y formación económica del Brasil y atribuida a las mismas especies de parásitos del patrón florestal. Es caracterizada, en el Estado de Pernambuco, por el cultivo de caña de azúcar como principal actividad agrícola. Secundariamente son cultivadas: yuca o mandioca, maíz, fríjol, plátanos y otras frutas regionales, así como en la construcción de caminos y canales para la irrigación agrícola. El vector principal es *Lu. whitmani* con transmisión en el peri-domicilio (área alrededor y en las paredes externas de las casas) y extra-domicilio (gallineros, establos y en las áreas frutíferas). El encuentro de roedores silvestres naturalmente infectados sugiere la ocurrencia de focos enzoóticos silvestres y ausencia de un ciclo peri-doméstico y la participación de canes.

El Patrón III o Peri-Urbano ocurre, independientemente de incursión en la floresta residual, en las áreas periféricas de grandes centros como Rio de Janeiro, São Paulo, Belo Horizonte y Fortaleza. Por ejemplo durante los procesos de urbanización recientes, "barriadas" o pueblos jóvenes, etc. La persistencia de la agricultura residual contribuye para la manutención de condiciones ecológicas y biológicas necesarias para la transmisión de la LTA. La *L. (V.) braziliensis* es el agente etiológico principal y transmitida por la *Lu. intermedia*. Este patrón también se denomina domicialización.

En el Perú, en cambio, la LTA tiene un área de riesgo equivalente a un 74% del territorio nacional (BURSTEIN, CORNEJO & PESCE, 1963; RODRIGUEZ, 1992). En 1992 alcanzó una prevalencia de más de 10,000 casos (OPAS, 1994: 375). Las formas clínicas diagnosticadas fueron clasificadas según las especies de parásitos, como mucocutánea o "espundia" y cutánea andina o "uta" (*Vide* Tabla 8). Como ya fue dicho anteriormente no existe registro de la forma visceral (LV).

Tabla 8- Paralelo entre la espundia y la uta en el Perú.

AGENTE ETIOLOGICO CARACTERISTICAS	ESPUNDIA (ESCOMEL, 1911) *Leishmania (V.) braziliensis* (VIANNA, 1911)	UTA (ALCEDO, 1786) *Leishmania (V.) peruviana* (VELEZ, 1913a)
DISTRIBUCION GEOGRAFICA	Desde América Central hasta el norte de Argentina, entre 0 y 500 m.s.n.m.	En los valles interandinos de la costa y sierra central y norte del Perú. En 800 y 3,000 m.s.n.m.
PATRON EPIDEMIOLOGICO	Silvestre, rural y peri-urbano. Areas amazónico y andino.	Rural y peri-urbano. Area andino y ceja de selva.
VECTOR	*Lutzomyia withmani, Lu. Intermedia, Psychodopygus wellcomei,* etc.	*Lutzomyia ayacuchensis, Lu. peruensis, Lu. verrucarum, Lu. noguchi, Lu. tejadai,* etc.
RESERVORIOS POSIBLES[17]	Mamíferos silvestres desconocidos, perros y equinos domésticos.	Perros, equinos, roedores Domésticos y silvestres como *Phyllotis andinum* y *Akodón* spp.
CICLO DE TRANSMISION	Silvestre; Silvestre Peridoméstico Peridoméstico	Peridoméstico; Silvestre y Peridoméstico Peridoméstico Silvestre
DIAGNOSTICO CLINICO	Lesiones cutáneas, mucosas, muco-cutáneas, ganglionar y a veces compromete al hueso oro-nasal y tibio-peroneal	Predominantemente lesiones cutáneas, que a veces compromete al hueso oro-nasal.
EJEMPLOS	PERU: Amazonas, Cuzco, Huánuco, Loreto, Madre de Dios, Ucayali.	PERU: Ancash, Cajamarca, Ica, La Libertad, Lima, Lambayeque, Piura.

Fuentes: CORNEJO (1962), TEJADA (1973), RODRIGUEZ (1992), y otros.

Asimismo, se ha diferenciado que la leishmaniasis amazónica o espundia, cuyo agente etiológico es la *L. (V.) braziliensis*, se distribuye entre 0 y 500 m.s.n.m., tanto en la ceja de selva o "rupa-rupa" como en la selva baja u "omagua". Mientras que la

---

[17] Los criterios utilizados para definir que un animal es un posible reservorio silvestre son: haber sido aislado parásitos del mismo animal y que estos circulen en el ambiente donde el hombre adquiere la enfermedad.

leishmaniasis andina o uta, causada por la *L. (V.) peruviana*, se distribuye en las altas quebradas cálidas de los Andes occidentales y valles interandinos, entre 800-1,000 y 3,000 m.s.n.m., llamado "chaupiyunga"[18] (WEISS, 1943; HERRER, 1957, 1977; LUMBRERAS & GUERRA, 1985; LLANOS-CUENTAS, 1991; DAVIES *et al.* 1995)(*Vide* Fig. 6).

El nombre de *espundia*, propuesta por E. ESCOMEL (1911), también es conocido como "leishmaniasis selvática" (LUMBRERAS & GUERRA, 1985). Este tipo de LTA es propia de la amazonía y hoy posee una amplia distribución geográfica en Sudamérica y Centroamérica.

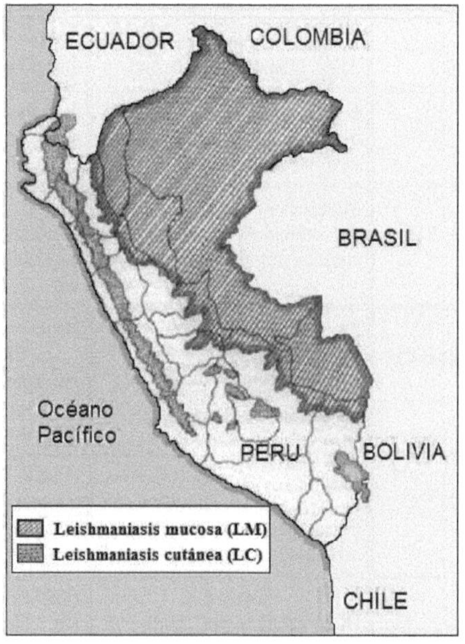

Fig. 6- Distribución de la espundia (LM) y la uta (LC) en el Perú actual.

---

[18] Chaupiyunga es un término quechua que significa tierra cálida y productiva. Es un piso ecológico entre la costa y la sierra. Proviene de dos voces: chaupi, chaupim o chavin= centro; y yunca, yunga o yungay = tierra cálida y seca. Está área produce ají, árboles frutales, coca, maíz, tubérculos, etc. LTA y bartonelosis son autóctonas de esta ecología.

El paisaje en que se desenvuelve comprende las tierras bajas tropicales[19] de la vertiente amazónica. En cambio, la mata Atlántica, el cerrado, la región nordeste de semiárido, las pampas argentinas, el pantanal de Bolivia y el suroeste del Brasil con clima húmedo y mucha vegetación, también son afectados.

En el Perú, la espundia se encuentra conformando la esfera de los tres patrones epidemiológicos: el patrón florestal, el rural o andino y el peri-urbano, siendo su incidencia menor que la uta (WEISS, 1943, 1951). Debido a los movimientos socio-económicos, los individuos varones jóvenes y adultos de las alturas se infectan cuando viajan a la amazonía por actividades de comercio y laborales como los lavaderos de oro y la explotación del caucho y maderas. Siendo los Departamentos del Cuzco y Madre de Dios, los más afectados (BURSTEIN *et al.* 1963; TEJADA 1973). Estos patrones nos sirvieron de base para la elaboración de la hipótesis.

La *uta* es también conocida como "leishmaniasis cutánea andina" (LUMBRERAS & GUERRA, 1985). Estudios tradicionales aseveraban erróneamente haber tenido una más amplia distribución en Sudamérica. Por ejemplo, LUMBRERAS en 1970 consideraba que:

"a uta ocorre nos Andes, através da Venezuela, Colômbia, Equador, Perú e Bolívia. Além, nestes países é observada entre 1,000 e 3,000 metros de altitude, exceto no Equador, entre 500 e 2,000 metros" (*Apud* REY, 1973: 193).

Estudios más recientes plantean que su presencia en el Ecuador es supuesta más no demostrada (HASHIGUSHI & GOMEZ, 1995). Todo parece indicar que la uta, causada por *L. (V.) peruviana*, es propia del Perú y está distribuida de norte a sur en los altos valles estrechos de las estribaciones occidentales de los Andes Centrales, entre las latitudes 2° y 13° Sur (WEISS, 1943; OMS, 1990). Esta amplia dispersión abarca once Departamentos con zonas residuales de selva en forma regular; presentando focos endémicos en las sierras y yungas de Ancash, Cajamarca, Lambayeque, La Libertad, Lima, Ica y Piura (BARRETO, 1987; DELGADO, 1992). Desde 1903, la uta es endémica en los Departamentos de Piura y Cajamarca, en la región norte del Perú. Según (OPAS, 1994), su comportamiento es cíclico con pequeños brotes de unos 20 casos cada 3 o 4 años. Sin embargo, este dato es incorrecto porque su comportamiento es constante y los casos de LTA son numerosos.

---

[19] El concepto de "tierras bajas" sudamericanas posee una cierta confusión en cuanto a su extensión. Para STEWARD & FARON (1959) abarca todo el territorio amazónico. En cambio, para otros se extendería por lo menos hasta el chaco paraguayo, incluyendo el nordeste brasileiro.

TOWNSEND (1913) y A. HERRER (1948), al recorrer las sierras del Perú, descubrió que *Lu. peruensis* y *Lu. verrucarum* eran los transmisores tanto de la uta como bartonelosis, verruga o mal de Carrión, respectivamente, denominándoles de *Phlebotomos* y llamado vulgarmente de titira.

En el censo de 1940, Perú, las prevalencias puntuales de las 2 formas de leishmaniasis eran de 1,3% entre los menores de 15 años, y 2,3% encima de esa edad. Más en algunas localidades, como Collabuanca, Lima, la uta llegaba a 38%, incidiendo preferentemente en los niños (24%) y en adultos (76%) (WEISS, 1943).

Entre 1945 y 1950, Arístides HERRER investigó cientos de perros (*Canis familiaris*) en áreas endémicas del Cuzco y Lima, demostrando una elevada prevalencia de *Leishmania* sp. (40%) y sostuvo que este animal es el principal reservorio peridoméstico de uta en aquellos Departamentos (HERRER, 1948). En general, el canido doméstico no muestra ulceraciones, más el parásito puede ser aislado de la piel en áreas discrómicas o con alopecia, principalmente en el hocico y las orejas (HERRER *op. cit.*). El papel del can como reservorio del parásito se aproxima más a la epidemiología de la uta de aquella peculiar leishmaniasis cutánea del Mediterráneo y en la forma urbana descrita en Asia (REY, 1973). Incluso, como la leishmaniasis cutánea zoonótica de las tierras altas de África Oriental causada por la *L. aethiopica* (OMS, 1990). Estudios recientes en 276 cánidos asintomáticos por PCR e isoenzimas, corroboran ser el principal reservorio de la *L. peruviana*. Asimismo, en muestras de *Didelphis albiventris*, *Phyllotis andinum* y *Akodon* spp. han sido colectados *L. peruviana* infectados entre el 2,8 y 0,2% (LLANOS-CUENTAS *et al.* 1999). Siendo estos los reservorios naturales de la uta.

La transmisión es estacional. Los flebótomos disminuyen de las zonas pobladas durante la estación seca y fría, más pueden seguir encontrándose en ciertas zonas rurales, en pequeñas aldeas y en terrenos cultivados de terrazas y vallas con un muro de contención de rocas o "andenes", ocurriendo la elevada prevalencia y la baja incidencia del total de casos. Las lesiones sólo aparecen sobre todo en los infantes de edad preescolar (HERRER, 1948, 1977; BLANCAS, 1960). Sin embargo, nada refieren sobre lesiones osteolíticas del macizo facial en adultos.

Entre 1992-93, (VILLASECA *et al.* 1993), en el valle de Purísima, Ancash, realizaron un estudio comparativo entre *Lu. peruensis* y *Lu. verrucarum,* permitiendo capturar más del 98% de estos flebotomíneos y plantean una elevada incidencia de *Lu. peruensis* en la estación seca (entre Diciembre y Mayo) cuando es particularmente endofilico e intra-domiciliario, confirmando la importancia de este vector de uta en esta zona endémica. Por otro lado, no existe correlación significativa entre la abundancia de *Lu. verrucarum* y la incidencia de uta, siendo diferente esta correlación en el valle del Rímac.

Después de la Segunda Guerra Mundial, dos líneas de investigación empiezan a desarrollarse en el Perú. La primera, la antropología médica o medicina tradicional, avanzó rápidamente hacia la búsqueda de plantas curativas de LTA por los médicos y algunos antropólogos. Mientras que la segunda, la epidemiología, permitió el avance sanitario y socio-económico del país. Así, la LTA empieza a ser estudiada por Departamentos geográficos y el censo poblacional, determinando su prevalencia e incidencia, generalizándose el uso del examen de la IDRM para las áreas endémicas (BATISTINI & HERRER, 1945).

En 1985, en El Perú se notificaron 2,000 casos de uta, 800 de espundia y 2 de LCD (OMS, 1990). Sin embargo, según el Ministerio de Salud (MINSA) los datos de la OMS están errados, siendo mayores las cifras publicadas (RODRIGUEZ, 1992). Tampoco se menciona acerca de lesiones en el macizo facial por LTA. Existe la hipótesis que el fenómeno de "El Niño" que ocurrió entre 1982-83, causando fuertes lluvias torrenciales y afectó severamente las áreas endémicas, produjo este brote.

Entre 1992 y Mayo de 1994, según informe de OPAS (1994), se registró 1,150 casos y 54 defunciones, afectando a los Departamentos de Cajamarca, La Libertad, Lambayeque y Piura. Sin embargo, nada se menciona acerca de lesiones en el macizo facial por LTA. Asimismo, existen 2 hipótesis acerca del comportamiento de LTA en el Perú. Uno, concierne al carácter "cíclico" atribuido al fenómeno de la corriente "El Niño" y el cual se registró entre 1992-93, produciendo alteraciones en la zoonosis y otro, al comportamiento permanente cuando el hombre invade y destruye los bosques para ejecución de obras públicas, provocando el aumento de la población de vectores y ocasionando la mitigación de la población rural (antropozoonosis).

En la década de los 80s, dos problemas sociales han afectado en el incremento del patrón rural asociado del patrón florestal de LTA en el Perú. Uno, son las migraciones temporales a la selva, registrándose cientos de campesinos empobrecidos y marginados, la mayoría varones jóvenes y adultos-jóvenes que en busca de mejores salarios se dirigen a la explotación del caucho, maderas y lavaderos de oro de la amazonía, trabajando en condiciones infrahumanas por algunos meses del año, muchos de ellos mueren y los que retornan a sus tierras llegan con malaria, LTA,

Paracoccidioidomicosis (PCM) y otras enfermedades tropicales. Tal como ocurre en las migraciones periódicas de los cuzqueños hacia la amazonía de Madre de Dios, produciendo brotes continuos de LTA en las alturas de la provincia de Quispicanchis, *Qosqo*[20] (TEJADA, 1973).

El segundo problema fue la actividad terrorista de Sendero Luminoso (SL) y el Movimiento Revolucionario Tupac Amaru (MRTA), entre 1978 y 1992. Los guerrilleros no permitían el funcionamiento de las postas de salud rural y muchos utosos por temor a ser asesinados o amenazados de muerte dejaban de ser atendidos, incrementando la prevalencia de LTA en el Perú. Estos determinantes sociales aunándose a la extrema pobreza y analfabetismo de la región de la sierra centro-sur del país: Apurímac, Ayacucho y Huancavelica, fueron señalados como área de emergencia o "zona roja", dando origen a la subversión armada y el caos social. RODRIGUEZ (1992) registra los mayores índices de LTA cutánea en aquella región del país.

Desde 1989, la participación comunitaria en el control de endemias en el Perú, a través de la agremiación campesina de Ocongate, Qosqo, a más de 3,500 m.s.n.m., llamado AELO, permitió el rescate de los valores tradicionales y lógicos de principio ético como el respeto, diálogo, opción por el pobre y participación en el bienestar colectivo que entran en juego logrando controlar dicha endemia (LLANOS-CUENTAS & DAVIES, 1992; WONG-UN, 1997). Este éxito se alcanzó gracias a la unión de la iglesia católica, la comunidad y la acción efectiva de los agentes de salud.

A partir de 1990, en la búsqueda de organizaciones comunitarias, el rol de las parroquias asociadas con el Instituto de Medicina Tropical "Alexander Von Humboldt" de la Universidad Cayetano Heredia es elocuente y exitoso. Los principios éticos de ayuda mutua, reciprocidad, redistribución, respeto y solidaridad han permitido agremiarse a los pueblos andinos a través de asociaciones para enfrentar en conjunto los múltiples problemas de salud pública. Este fenómeno renacentista encuentra sus raíces desde el imperio de los Incas, permitiéndoles resolver sus diversos problemas sociales.

Esta breve revisión sobre los determinantes sociales nos permitió entender la ausencia de estudios sobre casos severos con destrucción del macizo facial por espundia y/o uta en el Perú.

3.4.2-Epidemiología Indígena

---

[20] Cusco era el nombre antiguo de la capital del imperio de los Incas. Empero, desde 1985, por consenso popular ha sido denominado Qosqo que significa en quechua "el ombligo del mundo".

El objetivo de este subcapítulo es tener una base de la dinámica etiopatogénica de LTA en poblaciones indígenas actuales para luego ser comparados con la muestra arqueológica en estudio. Así, observamos que la epidemiología indígena de LTA ha sido poco pesquisada en el geosistema amazónico. Las pocas referencias mencionan que los surtos epidémicos son más comunes entre poblaciones no-indígenas y migrantes como caboclos, caucheros y turistas (FRAIHA, 1983; COIMBRA Jr. & SANTOS, 1992). Este sesgo se debía a la falta de interés en la salud de las poblaciones nativas. Sin embargo, los escasos estudios de LTA aplicando el método IDRM en grupos indígenas amazónicos demuestran su alta prevalencia. Veamos algunos ejemplos.

En 1963 ocurrió en el Bajo Xingú un brote de LTA (CARNERI *et al.* 1963). Más tarde, en el Alto Xingú, ASTON y THORLEY (1970) mencionan otro brote entre los indios Wuará, ambos relacionados a mudanzas en la localización de las aldeas y áreas de cultivo. Según los autores la epidemia habría sucedido por la falta de inmunidad específica de los Wuará frente a la exposición a nuevas cepas de *leishmanias*.

ACEVEDO (1966), estudió un grupo de 45 indios Campas y 74 colonos en la amazonía del Bajo Apurimac, Perú. La reacción de leishmanina fue positiva en el 46,7% para los Campas y de 37,8% para los colonos, con la diferencia de que en los Campas la incidencia aparecía casi desde los primeros años de vida, siendo el 85,7% en el grupo de 15 a 19 años de edad, mientras que en los colonos de 43,5% para el mismo grupo etario. BARTOLINI (1994) aclara que la LTA infectó a los indígenas desde temprana edad, en cambio, los colonos desde que llegaron a la zona muchos como adultos y otros adolescentes.

En 1990, COIMBRA Jr. & SANTOS realizaron un estudio transversal entre los Tupí-Mondé, indios del Estado de Mato Grosso y Rondônia, obteniendo tazas elevadas de positividad de infección por *leishmanias* en base al test de IDRM en 350 individuos, serológico en 233 y examen clínico en 676. Aquellos exámenes de piel fueron altamente positivos en hombres y difiriendo entre los grupos: Zoró (68,1%), Suruí (52,8%) e Gavião (43,0%), con una tendencia al incremento según la edad. Fuertes asociaciones fueron detectadas, por un lado entre los individuos curados de LTA y por otro, edad, sexo e afiliación tribal. No obstante, 14,7% de los individuos presentan lesiones cicatrizadas de LTA, solamente 3 casos de úlceras primarias fueron observados (0,29%). Los resultados no indican una clara asociación entre la seropositividad y la positividad de test de IDRM o la presencia de heridas cicatrizadas (COIMBRA Jr., SANTOS & VALLE, 1996).

Los Tupí-Mondé viven en un área altamente endémica. Las mujeres agricultoras tienen una elevada prevalencia de LTA que las no agrícolas, constituyendo el bosque como el principal factor de riesgo para esta infección. Según una muestra de 629 indios de la aldea Vilhena se detectaron 2 casos de LTA (0,3%) de lesión activa y de otra compuesta de 1,301 individuos indios Suruí de la aldea Cacoal aparecieron 3 casos (0,2%) (COIMBRA Jr. & SANTOS, 1994).

En dos caseríos de indios Yurimaguas, Departamento Loreto (Perú), fue aplicado el examen IDRM. Resultando que en la aldea Parana-Pura, compuesto de 30 nativos, 24 de ellos (80%) presentaban reacción seropositiva de LTA y 2 casos con heridas activas (6,6%). Mientras que en la aldea Pampa Hermosa de 24 habitantes, 3 tienen heridas activas (12,5%) (CAMINO, 1992b). Sin embargo, falta información sobre la edad, sexo y lugar de lesión.

En el sur-oriente peruano, a inicios del siglo XX fue marcado por la expansión de la explotación del caucho y maderas. Esto producía grandes deforestaciones para la instalación de aldeas indígenas y de colonos, a orillas de los ríos Madre de Dios, Manu e Inambari, ligando las áreas pioneras con los centros de comercialización y exportación, asociado a un intenso movimiento migratorio procedente del Qosqo, Apurímac, Ayacucho y Huancavelica. Además de la fiebre amarilla, cólera, viruela y malaria, ocurría el brote de lesiones cutáneas acompañada de graves mutilaciones de la mucosa oro-nasal, hasta entonces poco conocidas, constituyéndose una preocupación, principalmente en cuanto se desconocía el modo por el cual la enfermedad era adquirida y podría ser evitada (TEJADA, *op. cit.*).

Aquellos que participaban directamente de las derrumbadas de árboles y arbustos eran los que estaban más expuestos a enfermarse. Lo que sugería la transmisión esencialmente florestal, casi exclusivamente un problema de trabajadores rurales de áreas pioneras, afectando principalmente a hombres encima de los 20 años de edad (PESSÔA & BARRETTO, 1948). Mientras tanto, las familias de los trabajadores (mujeres y niños) que residían en habitaciones simples, formando aldeas y construidas en los límites de los desflorestamientos, empezaron a ocurrir casos (ARCE, 1916; TAKAOKA, 1926). Durante las 3 primeras décadas de este siglo, la incidencia de LTA aumentó enormemente, acompañada de la deforestación y la instalación de núcleos de colonias (PESSÔA & BARRETTO, *op. cit*).

Sobre estas informaciones se desprende que en las poblaciones nativas del área Amazónico, la prevalencia de LTA es alta con características subclínicas y los pocos casos clínicos llegan a cicatrizar en corto tiempo. Por tanto, se ha considerado que los indios desenvuelven una fuerte respuesta inmunológica humoral y celular (COIMBRA Jr. & SANTOS, 1994). Este perfil epidemiológico es considerado de autoprotección biológico producto de una larga adaptación exitosa en la floresta tropical húmeda. Sin embargo, este problema se agrava en poblaciones indígenas que viven en otras latitudes y se internan en la amazonía.

3.4.3- Epidemiología en el valle del Rímac

El objetivo de esta revisión es demostrar la proximidad de la zona endémica de LTA al valle del Rímac donde se encuentra el sitio arqueológico de Makat-tampu bajo estudio. Veamos algunos ejemplos.

ESCOMEL (1939), realizó una breve comparación entre las casas modernas y las arqueológicas del área endémica del Alto Rímac, relatando que las casas actuales son de material perecedero: adobe sin cocción, madera y techos de calamina; en cambio, en el pasado eran de piedra y semisubterráneas, incluyendo el techo. Intuyó que las aldeas arqueológicas fueron construidas en lugares ventilados y fuera de los límites epidemiológicos de LTA y verruga como medida "preventiva". Sin embargo, esta información indirecta no necesariamente indica la presencia de uta y debiendo ser considerados los factores culturales en primer lugar.

TEJADA *et al.* (1993), efectuaron un estudio de LTA en personas con lesiones activas de piel en el valle del Rímac. Esta enfermedad afecta a los pobladores dedicados en general a la agricultura donde participan activamente toda la familia y en un ambiente operacional donde existe el vector: *Lu. verrucarum*. La zona endémica va desde los 1,200 a los 3,000 m.s.n.m. y está distribuida en cuatro quebradas principales: Lanca, Rímac, Río Seco y Santa Eulalia, propiamente dicho. El agente etiológico es la *L. (V.) peruviana*. Los resultados fueron la presencia de *Leishmanias* en un total de 450 personas, en su mayoría niños, en los cuales se ha demostrado el parásito en 162 casos (*Vide* Tabla 9). Sin embargo, nada menciona de casos con lesiones osteolíticas en esta región.

Tabla 9- Relación de casos de LTA por localidades en el valle del Rímac (1992-93).

LOCALIDAD	POBLACION (1993)	LTA Lesiones curadas	LTA Lesiones positivas	ALTITUD m.s.n.m.)
Matucana	10,237	59	10	2,350
Surco	3,758	60	13	2,200
Ayas	2,750	59	11	2,350
San Bartolomé	3,182	20	8	1,515
Cocachacra	3,065	50	30	1,350
Chaute	430	31	13	2,500
Tuna	644	10	2	1,600
Vicas	1,870	18	8	2,520
Santa Eulalia	20,935	10	5	1,200
Callahuanca	1,951	10	6	1,650
Huinco	520	50	14	1,880
Otao	2,587	73	42	2,320
TOTAL	51,929	450	162	-----

Fuente: TEJADA *et al.* (1993).

En síntesis, entre los factores de riesgo de uta en las aldeas endémicas del valle del Rímac tenemos: la elevada prevalencia del vector (*Lu. verrucarum*), carencia de estudios del perro como reservorio, el riesgo relativo afecta de igual modo tanto a niños (peri e intra-domiciliario) como adultos (extra-domiciliario), alto riesgo de personas que pernoctan en chozas (40%) y la falta de medidas de control como uso de DDT en esta área (DAVIES *et al.* 1997b). Esta breve revisión reveló la elevada prevalencia de uta en el valle del Rímac, área de la presente pesquisa.

3.5- DETERMINACION CLINICO-LABORATORIAL

Este subcapítulo reúne secuencialmente la literatura clínica y sirvió para definir el modelo anátomo-patológico para el diagnóstico diferencial de LTA. Entre las contribuciones más relevantes que enfatizan a la leishmaniasis mucosa destacan: KLOTZ & LINDENBERG (1923), PESSÕA & BARRETTO (1948), WALTON *et al.* (1973), MARSDEN (1986), LLANOS-CUENTAS (1991), MARZOCHI *et al.* (1999) y otros. Estos pesquisadores destacados revelan que esta enfermedad afecta básicamente la piel y mucosas. Siendo una de las consecuencias más graves cuando los parásitos invaden la mucosa nasoorofaringea, determinando lesiones destructivas óseas y no es raro de proporciones asombrosas principalmente las VADS. Veamos la siguiente historia clínica.

Según CARINI & PARANHOS (1909) y D'UTRA & SILVA (1915), las marcas producidas por este proceso infeccioso son lisas, brillantes, glabras, en algunos casos excavadas con piel delgada, ligeramente pálida o rosácea, pudiendo presentar pigmentos pardáceos. Cuando pequeñas, pueden presentar el aspecto de cicatriz de la viruela. Algunas formas de cicatrices pueden pasar desapercibidas, retornando el color natural de la piel. La dimensión de la marca se mantiene en los límites de la úlcera, en cuanto el desaparecimiento de la zona afectada o hiperemiada nos da la ilusión que hubo disminución.

KLOTZ & LINDENBERG (1923), señalan la formación de nódulos circunscritos de células histiocitárias, como el elemento más característico de la fase de ulceración. Se inicia de una única lesión y tiene un período de incubación, en media, de 2 semanas a 2 meses, apareciendo otras lesiones.

MONTENEGRO (1926), utilizó la intradermorreacción en el diagnóstico de inmunológico de las leishmaniases y, desde entonces, es utilizado en el diagnóstico presuntivo y en inquéritos de prevalencia en las diversas áreas endémicas en el Brasil y en el mundo, llamado Intradermorreacción de Montenegro (IDRM). En el Perú, entre las décadas del 20 al 50, importantes estudios clínicos y epidemiológicos fueron llevados a cabo, sedimentando y acumulando conocimientos sobre la enfermedad. En la práctica, el diagnóstico de LTA es efectuado con base a evidencias epidemiológicas, aspecto clínico y la reacción IDRM positiva. Posteriormente, surgieron las sorologías por Inmunofluorescencia Indirecta y/o ELISA para ayudar en el diagnóstico. La comprobación parasitológica, entretanto, es importante, a pesar de no ser siempre posible, sea por falta de recursos técnicos o por dificultades impuestas por la *L. braziliensis*, que crece precariamente en medios de cultura, infectando con dificultad los animales de laboratorio y aparece en poca cantidad en los cortes histológicos y raspados obtenidos de las lesiones (BARRAL *et al.* 1986; MARSDEN, 1986).

VILLELA *et al.* (1939), apuntan que la mucosa nasal, aislada o asociada a otras localizaciones, está relacionada en casi la totalidad de los casos de la forma mucosa de la enfermedad. Los locales de predilección son la mucosa del septo cartilaginoso y de la cabeza del cornete inferior. Otras áreas afectadas son el paladar, labios, lengua, úvula, faringe y laringe (MOREIRA, 1994).

VILLELA *et al.* (*Op. cit.*) y PESSÔA & VIANNA (1946), observaron que los casos no tratados de las lesiones cutáneas, tanto de la espundia como uta, evolucionan para la cura espontánea en el espacio de algunos meses o años, al cual llamaron el efecto recidivante, que dejan frecuentemente secuelas y cicatriz. A la vez, estos pueden permanecer activos y coexistir con lesiones mucosas de surgimiento posterior.

PESSÔA & BARRETTO (1948), señalan de modo general que en el local de la picada del flebótomo, en áreas expuestas del cuerpo, después de un período de incubación variable, en media, entre 18 días a 4 meses, se produce en el paciente una pequeña lesión, generalmente papulosa, bien delimitada, algunas veces redondeada, otras veces ovalada, cubierta por piel eritematosa, la cual, evolucionando, aumenta de tamaño y posteriormente se úlcera, pudiendo ser precedida o seguida de adenitis regional. Este observación fue confirmada posteriormente por investigadores modernos (MARSDEN *et al.* 1984; GARCIA GONZALES *et al.* 1990; DEY *et al.* 1992; TALLADA *et al.* 1993).

Además, PESSÔA & BARRETTO (1948), describen que las quejas de los pacientes con LTA forma mucosa acostumbran ser: formación y eliminación de las costras, obstrucción nasal y epistaxis, ausencia de dolor, empero a veces da la sensación de pequeñas puntadas en la nariz, disfagia, odinofagia y ronquidos. El cuadro histopatológico de la leishmaniasis causada por la *L. braziliensis* es básicamente de infiltrado inflamatorio mononuclear mixto, con formación de granulomas tuberculoides y escasez de parásitos que, cuando existentes, pueden estar localizados dentro o fuera de los macrófagos. La progresión de las lesiones provoca el aumento del volumen de la nariz y la destrucción del cartílago del septo nasal, causando caída de la nariz y el consecuente aspecto de "nariz de tapir". Esta diagnóstico también fue observado por MARSDEN (1986) y MOREIRA (1994).

BOWDRE *et. al.* (1981), señalan que el mecanismo de invasión a las mucosas por *L. braziliensis* ocurre por vía de la metástasis hematogénica y linfática. Sin embargo, según LAINSON & SHAW (1999), hasta la fecha no se sabe por qué la LTA afecta la nariz de algunos individuos y no de otros, y por qué las leishmanias sobreviven ocultos en el organismo humano durante varios años. Sin embargo, existen diversos estudios que han aislado leishmanias de macrófagos algunos años después que la enfermedad ha recidivado (SCHUBACH, 1997). Sobre esta debate se desprende que la manifestación mucosa tardía obedecería a la virulencia del parásito y la disminución del sistema inmulógico (SFM) del individuo.

BOWDRE *et al.* (1981) y RAMOS *et al.* (1982), sostienen que el hombre como fuente de infección también permanece poco valorado, no obstante existen relatos de aislamiento de leishmanias en sangre periférica de pacientes de LTA. Esta línea de investigación del reservorio humano refuerza al enfoque de la mencionada antropozoonosis. Al respecto, hay descripciones experimentales de infecciones en *Lu. longipalpis* alimentadas en lesión cutánea humana producida por *L. (L.) amazonensis* (HERRER, 1977; DEANE *et al.* 1986) y de modo similar, pacientes por *L. (V.) braziliensis* reinfectados en *Lu. youngi* (ROJAS & SCORZA, 1989).

MARSDEN (1986), quien realizó uno de los mejores tratados clínicos de LTA, menciona que:

> *"Nas formas típicas, o diagnóstico clínico pode ser feito sem dificuldade, especialmente se o paciente procede de áreas endêmicas ou esteve em contato com as florestas de zonas leishmanióticas. Mas em geral ele deve ser confirmado ou estabelecido mediante provas de laboratório. As úlceras cutâneas devem ser distinguidas das úlceras tropicais (fusoespiroquetas) que geralmente se localizam na parte inferior das pernas, onde costumam ser extensas, de limites irregulares, muito supurativas, fétidas e dolorosas. As formas verrugosas ou vegetantes devem ser diferenciadas de iguais lesões produzidas pela bouba, blastomicose, esporotricose, etc. Assim, o diagnóstico diferencial cabe também com o impetigo, a sífilis, a lepra, a tuberculose cutânea, etc."*

MARZOCHI & MARZOCHI (1994), indicaron que LTA de forma mucosa, además, de producir lesiones destructivas de la pirámide nasal que sucede por continuidad de lesiones cutáneo-mucosas, eminentemente polimorfas, también puede comprometer profundamente el esqueleto facial, techo del paladar y las encías, partiendo generalmente de una infección primaria ocurrida tiempos antes en otras partes del cuerpo. Sin embargo, surge el siguiente problema si los parásitos de leishmanias dermotrópicas afectan al hueso directamente o si la destrucción lítica es por infección sobreagregada. A mi parecer, esta destrucción litica puede ocurrir desde el interior de la cavidad nasal, entre los cornetes medio e inferior, produciendo epistaxis mucosanguinolento o mucopurulento, extendiéndose hacia la vía oral como producto de infecciones secundarias bacterianas.

La leishmaniasis cutánea o uta, en cambio, se caracteriza por ser una lesión ulcerada, única o múltiple, sin tendencia a la producción de metástasis para la mucosa nasal, que evoluciona para una cura espontánea (ARCE, 1916; LUMBRERAS & GUERRA, 1985). La lesión inicial es una pápula enrojecida y pruriginosa que se vesiculiza, algunas veces, en el plazo de 1 a 4 semanas. Luego se úlcera, mostrando el fondo granuloso y los bordes elevados y endurecidos (ALMENARA, 1916). Los parásitos que al principio son abundantes, se van tornando raros después. La úlcera exuda un líquido viscoso y sangra fácilmente con cualquier trauma. El proceso inflamatorio se extiende frecuentemente a lo largo de los vasos linfáticos, produciendo, por su vez, un rosario de nódulos que se pueden ulcerar. Los ganglios linfáticos que drenan la región están generalmente aumentados de volumen, en vista de las infecciones por gran número de bacterias (WEISS, 1943; DAVIES *et al.* 1995). Raramente causa destrucción de las mucosas debido a la suceptibilidad genética (LLANOS-CUENTAS, 1991). Esta severidad de uta ha sido poco pesquisada.

MIRANDA (1988), realizó aislamientos en cultivos *in vitro*, provenientes de áreas serranas de transmisión de LTA de Trujillo, Chicama y Virú, siendo identificados como *L. peruviana*. En el Departamento de La Libertad, la única excepción de *L. braziliensis* fue el caso descrito por CORNEJO (1975). Al parecer, este paciente provenía de la floresta amazónica.

DAVIES *et al.* (1995), indican que las lesiones de uta son superficiales, destruyendo apenas la camada papilar de la dermis y el epitelio, formando procesos ectimatiformes, generalmente recubiertos por una costra castaño-rojiza o rojiza-oscura. Removida esta, aparece una ulceración rasa con tejido de granulación en el fondo. En general, la infección encaminase para la cura espontánea en un plazo de 6 a 15 meses, sin embargo, su duración puede variar entre 6 meses a muchos años. Aparentemente, el primer ataque confiere una sólida inmunidad e invulnerabilidad, ya que no se han observado recaídas en los habitantes de las regiones endémicas. Por tanto, los casos más graves tendrían que buscarse próximo al área endémica.

Pesquisas utilizando la IDRM en áreas de transmisión de LTA demuestran, con mucha frecuencia, la presencia de individuos aparentemente sanos y con el *test* cutáneo positivo, sugiriendo la posibilidad que ocurren formas subclínicas de la enfermedad (MARZOCHI *et al.* 1980; GUERRA *et al.* 1985; JONES *et al.* 1987; SCHUBACH *et al.* 1988). En los valles endémicos del Perú, este problema fue estudiado detalladamente por DAVIES *et al.* (1995, 1997b). Este caso también es frecuente en poblaciones indígenas que viven en áreas endémicas.

Se considera, actualmente, que el cuadro clínico desarrollado es, al menos en parte, característico de cada especie de *Leishmania* que produce la enfermedad (RIDLEY *et al.* 1980; LAINSON, 1983; LAINSON & SHAW, 1987). Sin embargo, algunos autores todavía defienden que no existe un comportamiento específico para cada parásito (LLANOS-CUENTAS, 1991; DAVIES *et al.* 1997a). A pesar de las excepciones de estas reglas, las infecciones mixtas causadas en el mismo individuo por más de una especie, ya fueron descritas por varios autores (SILVEIRA *et al.* 1984; BARRAL *et al.* 1986; CARVALHO FILHO, 1986; SOUZA *et al.* 1989; y otros). Esta breve literatura sirvió como modelo anátomo-patológico para el diagnóstico diferencial de LTA y permitió fundamentar los casos paleopatológicos en cráneos humanos.

3.5.1- Terapéutica

El objetivo de este item no es profundizar la complejidad del tratamiento sino realizar una breve historia ligada al desarrollo de las sociedades andino-amazónicos. Veamos algunos pasajes. Una hipótesis paleopatológica basada en las representaciones de enfermedades en la cerámica sostiene que los mochicas del Perú, siglos I al VIII D.C., practicaban mutilaciones faciales y amputaciones podológicas como un tratamiento terapéutico para curar las heridas cutáneas y muco-cutáneas de uta (ASHMEAD, 1900), el cual estaba ligado a los rituales sangrientos de sacrificios humanos en honor al dios de las montañas llamado "Aia-paec" (TELLO, 1938; WEISS, 1984). Esta contradicción no ha sido resuelta hasta la actualidad. Sin embargo, esta práctica parece obedecer a factores culturales y no a la cuestión "terapéutica", porque que en las provincias de Huarochiri y Yauyos, sierra de Lima, continuó practicándose las mutilaciones como status social hasta fines del siglo XVI (AVILA, [1598] 1975).

En 1526, el médico y alquimista suizo-alemán THEOPHRASTUS BOMBASTUS VON HOHENHEIM, más conocido como PARACELSO, nacido en 1493, descubrió y metodizó el uso del antimonio en la terapéutica médica, el cual perduró hasta el final del siglo XIX, cuando fue abandonado debido a su alta toxicidad y bajo índice de cura, llevando frecuentemente a la muerte del paciente (MOREIRA, 1994). Además, la forma de aplicación era exclusivamente sistémica sin control de las dosis. Estos primitivos métodos terapéuticos incluían a la "exeresis", el raspado y la cauterización con nitrato de plata y ácidos.

A partir de 1910, G. VIANNA (1914), introdujo el uso del tártaro emético, un antimonial trivalente, permaneciendo el antimonio como la droga de elección para el tratamiento de las leishmaniases. Después de la Segunda Guerra Mundial se introdujeron los derivados pentavalentes de antimonial y las ventajas en relación al antimonio trivalente, principalmente por los efectos colaterales y el alto índice de cura.

Entre 1965 y 1970, A. TEJADA (1973), aplicó las drogas de Anfotericina B o Fungizone en pacientes del Cuzco y Madre de Dios, tornándose en éxito transitorio y una opción eficaz, a pesar de su alta toxicidad nefrológica y dificultad de administración. Entre 1970 y 1980, muchas otras drogas fueron experimentadas sin tener grandes éxitos.[21]

En 1992, la OMS ayudó a estandarizar el tratamiento recomendado para los pacientes de LTA, portadores de la forma mucosa y cutáneo-mucosa, es con el antimonio pentavalente (el n-metil glucamina o el antimoniato de meglumina) en la dosis de 20 mg/kg/día para la forma mucosa y para los de la forma cutánea, de no mínimo, 10 mg/kg/día, ambos por un período de cuatro semanas, por vía intramuscular o endovenosa. Este tratamiento debe ser de forma continua hasta la cura, excepto en los casos en que el paciente presente efectos colaterales importantes, impidiendo la continuidad del tratamiento (MARSDEN, 1986; OMS, 1990; MARZOCHI *et al.* 1999).

3.6- REVISION DE PALEOPATOLOGIA

Este capítulo es central a la disertación. Así, hemos correlacionado estudios sobre diferentes enfermedades cuyo diagnóstico diferencial concierne a LTA, y por tanto, fue obligatorio esta revisión sin llegar a agotar la información de este importante asunto. Sin embargo, sobre la literatura paleopatológica se desprende 2 grupos de

---

[21] Entre estas destacan la pentamidina, el pamoato de cicloguanil, el reprodal, las sulfas, el cetoconazol, la rifampicina, el metronidazol y el alopurinol.

investigaciones, siendo: 1)- aquellos estudios relacionados al material óseo, y 2)-estudios concerniente a las representaciones de esta enfermedad en la cerámica. Respecto al primer grupo, el análisis de esta literatura caracteriza el tratamiento dado sobre diferentes enfermedades que causan lesiones cráneo-faciales destructivas, inflamatorias o equivalentes, y cuyo diagnóstico diferencial envuelve a la LTA. Tales referencias, a su vez, permiten ser divididos en 3 grupos: 1)- paleopatología peruana o andina, 2)- paleopatología de las lesiones del cráneo o miembros, y 3)- patología ósea de LTA.

3.6.1- Paleopatología peruana o andina

Iniciamos nuestro análisis con la revisión de la paleopatología peruana. Esta disciplina tiene una historia de casi un siglo de duración e iniciase a partir de 1908. En este período los temas tocados son principalmente la osteoporosis, hiperostosis porótica, criba orbitaría, problemas dentarios, fracturas, deformaciones de la columna, TBC, endoparásitos, líneas de Harris, hipoplasia del esmalte dentario, sífilis, anquilosis, labio leporino, trepanaciones y modelaciones cefálicas, sin embargo, existe poca información sobre LTA. Veamos algunos trabajos:

TELLO (1908), en su tesis de bachiller de medicina en la UNMSM, Lima, estudió los cráneos sifilíticos procedente de Yauyos y Huarochiri, siendo algunos de ellos producto de cauterización. Sin embargo, a pesar que ambas áreas son endémicas de LTA, verruga y malaria, no menciona haber encontrado ningún caso paleopatológico de tales enfermedades, lo cual nos llamó la atención.

HRDLICKA (1914), observando los entierros de Ancón, anotó la abundancia de "osteoporosis simétrica" que hoy conocemos como hiperostosis porótica en las antiguas poblaciones litoráneas de la costa central. Empero, tampoco encontró casos de LTA sino una alta frecuencia de periostitis en los huesos largos, sin identificar sus etiologías.

WEISS (1943, 1970, 1984), el verdadero fundador de la paleopatología peruana y director del Museo de Arqueología y Antropología de la UNMSM entre 1957-70, publicó diversos artículos sobre paleopatología americana. Observó el contraste de las 2 fuentes de la paleopatología de LTA, sosteniendo que mientras la cerámica antropomorfa con representaciones de mutilaciones faciales es producto incuestionable de la uta, en cambio, no existen estudios paleopatológicos en cráneos arqueológicos.

PESCE (1951), al tratar de resolver el problema de la existencia de lepra en el Perú precolombino, recopiló fuentes arqueológicas, relatos de cronistas, estudios filológicos y etnomedicina regional, conduciendo simultáneamente a la confirmación de 3 entidades morbosas en tiempos incaicos y pre-incaicos: LTA, bartonelosis y sífilis. Este autor, además, llamó la atención que el diagnóstico diferencial de lepra, sífilis y LTA, debe ser a través de la morfología de las lesiones, su asiento anatómico y su localización topográfica.

ALLISON (1979, 1984), quien impulsó el estudio paleopatológico de momias peruanas y chilenas, estudió 16 poblaciones arqueológicas costeñas investigadas entre 1971 y 1981, abarcando desde Ica y Pisco hasta Tarapacá. Usando restos momificados de tejido blando y asociados a las lesiones esqueléticas estableció un mayor rango de las etiologías de enfermedades, principalmente las que atacan las vías respiratorias como tuberculosis y neumonía. Asimismo, agrega que el estudio del material esquelético por sí solo registra menos que el 20% de las enfermedades que azotaron a las poblaciones humanas. La ausencia de LTA en las poblaciones escogidas por ALLISON se debe principalmente a su localización en áreas fuera de la endemización de leishmaniasis.

COCKBURN (1988), refiere que en proporción a la cantidad de momias, el Perú no ha sido investigado en profundidad concerniente a las evidencias de enfermedades en las antiguas poblaciones. Los estudios se concentraron principalmente en la cerámica y los textiles, más no en el cuerpo humano. Asimismo, comenta brevemente los trabajos de ALLISON y equipo acerca de la tuberculosis, infestación de *Ancylostoma duodenale*, verruga, trepanación, enfermedad tiroidea, los grupos sanguíneos, hiperostosis porótica y criba orbitaria. Sin embargo, nada menciona acerca de LTA.

UBELAKER (1989), quien trabajó en varios cementerios ecuatorianos, dice respecto a las infecciones que la mayoría de las lesiones osteomielíticas y periosteales son producto de *Staphylococcus aureus* y otros causados por salmonelosis, hongos, viruses, tuberculosis y sífilis. Tampoco hace alguna referencia acerca de LTA.

VERANO (1987, 1992) quien trabajó en 6 cementerios loteados de Pacatnamú, costa norte del Perú, expone la relación desigual entre la hiperostosis porótica y criba orbitaria entre poblaciones Moche del período Intermedio Temprano y Horizonte Medio (baja prevalencia) y los Chimú del Intermedio Tardío (alta prevalencia). Estas diferencias se deben principalmente al incremento de la pobreza y miseria por las clases sociales rígidas.[22] Con respecto a la leishmaniasis refiere la escasa evidencia osteológica, los cuales se basan de los trabajos de los huacos antropomorfos mutilados. En contraste reitera la alta frecuencia de tuberculosis hallados en la costa sur. Mas, nada menciona de la costa central. Así, este investigador nos describe superficialmente:

"There is also some evidence that leishmaniasis (uta), an insect-borne disease endemic in portions of Peru and Brazil in the twentieth century, afflicted some prehistoric Andean populations as well".

Además, VERANO (*Ibid.*: 18) sostiene que uno de los mayores problemas de la paleopatología en el Perú es que los cementerios arqueológicos poseen una asociación cultural y temporal incierta, y añade que la mayoría de los estudios proceden de material de *huaqueo* o de superficie. Empero, esta enajenación se inició a partir de la llegada de los españoles en el siglo XVI. Tanto los bellos jarros, tejidos, objetos de oro, plata y cráneos deformados y trepanados existente en diversos museos del mundo son muestras mezcladas de varios sitios y de períodos inciertos. Esto nos llamó la atención para investigar la procedencia de nuestro material. En resumen, la paleopatología peruana expone la escasez de estudios óseos sobre LTA.

3.6.2- Paleopatología de las lesiones del cráneo o miembros

Sobre la destrucción cráneo-facial y miembros debido a LTA y otras patologías infecciosas, analizamos la siguiente literatura:

MOODIE (1927, 1929) observó un caso de LTA precolombino en un cráneo humano adulto procedente de Chaviña, Ica. Sostiene que la uta puede causar destrucción del paladar suave y algunas veces produciendo una infección bacteriana secundaria y dando resultado una extensa destrucción ósea de las regiones maxilares que puede alcanzar la muerte. Este dato es importante para nuestro estudio, más no indica el período cultural ni el contexto social del iqueño enfermo.

STEWART (1950a, 1950b), estudió diversas colecciones de restos prehistóricos sudamericanos. Seleccionando algunos cráneos patológicos mochicas, se dedicó a la

---

[22] Los mochicas que ocuparon Pacatnamú durante el primer período, tenían una dieta rica en proteínas y carbohidratos, tanto de origen marino como de la agricultura. Tenían un elevado nivel sociocultural y estaban dedicados a actividades religiosas. Los chimues invadieron este valle hacia el siglo XIII, construyendo aldeas, palacios y templos. La pauperización de la clase baja se incrementó. Una de estas consecuencias fue el aumento de las anemias produciendo hiperostosis porótica y criba orbitaria (VERANO, 1987). Es decir, a mayor status social menor prevalencia de anemias, como el caso de los mochicas. En cambio, a menor status social, mayor prevalencia de anemias, caso los Chimú.

identificación de enfermedades infecciosas crónicas, tales como sífilis, tuberculosis y hanseniasis, así como enfermedades degenerativas, tales como artritis y patologías dentarias. Encuentra individuos con lesiones naso-palatinas y consideró tratarse de sífilis y/o lepra. Sin embargo, nada menciona acerca de LTA, ni tampoco posee evidencias suficientes para defender la antigüedad de la hanseniasis en el Perú.

ERICKSEN (1951), estudiando 241 cráneos adultos procedente del Horizonte Tardío de la costa central peruana, principalmente de Makat-tampu en el valle del Rímac, detectó severas patologías causadas por traumas nasales, perforación del occipital y fracturas de arcos zigomáticos de tipo perimortem especialmente entre hombres que indicó ser producto de castigos punitivos. Sin embargo, no observó que algunas piezas craneales exhibían lesiones destructivas en la cavidad oral y nasal. Según esta pesquisadora, refiere que su mayor interés se orientó hacia la antropología física y no a la paleopatología, mencionando su falta de experiencia en este tipo de estudio especializado.

MØLLER-CHRISTENSEN (1969), observó varios casos de hanseniasis en esqueletos del Viejo Mundo con destrucción total o parcial de la cavidad nasal y el techo palatino. Esta patología se desarrolló en Europa y se introdujo a América a partir del período de Contacto, afectando fuertemente a la población andina desde mediados del siglo XVI.

REY (1973), refiere con ayuda de exámenes radiológicos en pacientes con LTA otra segunda área de infección ósea que se inicia en forma ulcerosa y afecta especificamente los huesos de la tibia y peroné, como producto de infección bacteriana. Y así anotamos la siguiente referencia:

"foram descritas alguns casos de periostites e lesões eburnizantes[23] *de ossos sem relações de continuidade com os processos cutâneos ou mucosos"* (REY, 1973: 200).

FERRAZ (1977), nombre de soltera de S. MENDONÇA DE SOUZA, observó en el cementerio tupiguarani de Rio das Pedrinhas, Barão de Iriri, en Magé, R.J., varios casos de infecciones de las cavidades pneumatizadas de los huesos de la cara y principalmente en los senos maxilares y frontales (25%), debido a la penetración de microorganismos virulentos y su comunicación con las cavidades nasales y proximidad

---

[23] Este termino usado por REY es para indicar que el aumento de la densidad ósea no debe ser confundido con eburnización o eburnación por atrito o fricción, como ocurre en las artrosis de las articulaciones (MENDONÇA DE SOUZA, Com. pers. 2000).

del seno maxilar, incluyendo ápices dentarios. Esta pesquisadora sugirió que su etiología estaría relacionada a abscesos dentarios, estados gripales o sinusitis, confirmado por el alto índice de maxilo-odontopatias con periostitis reaccional. Empero, no se consideró la hipótesis de LTA por falta de material comparativo.

PESSÔA & VIANNA (1978), describen que las lesiones óseas por causa de LTA en el esqueleto post-craneal se caracterizan por una intensa osteosclerosis, subyacente a las úlceras cutáneas, espesando la estructura ósea cortical que presenta boseladuras eburnizantes y aumentando el calibre de las diáfisis tibio-peroneales. La reacción periosteal se presenta bajo una forma de periostitis, a veces muy acentuada, invadiendo las partes blandas con osteoblastosis de aspecto nebuloso. La periostitis toma aspecto groseramente estratificado como en la lúes terciaria, pero hay formación de gomas. La imagen radiológica presenta caracteres distintivos que permiten un diagnóstico, sino de certeza, por lo menos de probabilidad.

ORTNER & PUTSCHAR (1985), describen que la periostitis como una enfermedad por si sola es rara. Este usualmente representa parte de, o una reacción a cambios patológicos del hueso comprometido. Su estudio es complejo y está relacionado a múltiples etiologías. Ambos pesquisadores (*Ibid.*: 180-218) estudiaron las lesiones de 10 cráneos de Norris Farm, Illinois, encontrando patrones esqueléticos patológicos concerniente a características de trepanomatosis con severa destrucción de la región naso-palatina. Asimismo, sostienen que el diagnóstico diferencial de las patologías de la cavidad nasal presentan manifestaciones óseas casi semejantes en siete enfermedades que comprometen este nivel: tuberculosis facial, lepra, sífilis, trauma, cáncer, leishmaniasis y meningocele.

MILNER (1992), en su estudio sobre la trepanomatosis en el sitio de Norris Farm, período Prehistórico Tardío de Illinois, entre 1,200 y 1,500 D.C., muestra 6 casos de lesión naso-palatina severa que estaría asociado con esta enfermedad. Describiendo:

> *"Six crania have one or more of the following alterations of the normal bony architecture of the nasal-palatal region that are consistent with treponemal gangosa: nasal regions are altered through bone destruction or abnormal remodeling at the piriform aperture; the small bones within the nasal cavity are partially or complety destroyed; and the frontal sinuses and hard palate are penetrated"* (MILNER, 1992: 107-108).

ORTNER (1992) sostiene que uno de los problemas de las condiciones patológicas de clasificación es que diferentes enfermedades pueden afectar el esqueleto de modos similares. Para él, un ejemplo mejor ilustrado son las lesiones destructivas de la abertura nasal y tales anormalidades pueden ser causadas por cáncer, hanseniasis, labio leporino, leishmaniasis, trepanomatosis, tuberculosis y trauma. Aquellas condiciones presentan evidencias esqueléticas demasiados similares que aún antropólogos físicos experimentados frecuentemente tienen dificultades en su clasificación.

VERANO (1998), analizó los cráneos de más de 60 jóvenes y adultos jóvenes masculinos procedente de las excavaciones efectuadas por S. Bourgest en la pirámide de la Luna, valle de Moche. Concluyendo que fueron sacrificados cerca de 500 D.C. y que las víctimas evidencian trauma curada, trauma perimortem e indicadores tafonómicos bióticos. De particular interés son los ejemplos de varias lesiones en proceso de cicatrización en el momento de la muerte, así como evidencias de mutilación, desmembramiento y descarnamiento de algunas de las víctimas. Sin embargo, él no indica el motivo de aquel ritual sangriento con múltiples traumatismos encéfalo-craneanos y post-craneanos ni su relación con LTA de aquellas víctimas.

Para concluir este subcapítulo mencionaremos que LTA en su proceso crónico y avanzado afecta tanto al cráneo cuanto a los huesos tibio-peroneales. No obstante, por cuestiones de limitación del material arqueológico y tiempo solamente continuamos nuestra pesquisa en el cráneo.

3.6.3- Patología ósea de LTA

Este capítulo es el meollo de la presente tesis y por tanto, nos hemos concentrado en la afección del nivel cefálico y analizado la siguiente literatura:

Fray Hipólito RANGEL DE FAYAS, en una crónica escrita en 1827 y comentada por RABELLO (1925) en sus estudios tropicales, indicó ser el primero en mencionar la presencia de uta con destrucción del tejido óseo en el Perú[24] y transcribió lo siguiente:

"Nos trechos acima nada falta para classificarmos como leishmaniose as lesões descritas: úlceras em pernas e braços provindas de picadas de mosquitos, dando como conseqüências lesões destrutivas do nariz e da boca".

---

[24] Diversos viajeros como Cosme Bueno (1764), Hipólito Ruiz (1765), Martínez de Compagnon (1782), Alcedo (1786), Herdon (1795), Tschudi (1847), Villar (1858) y Raimondi (1885) mencionan a esta enfermedad causado por un pequeño insecto llamado uta. Datos importantes para la historia de LTA en el Perú. Sin embargo, ellos no manifiestan el carácter destructivo del tejido óseo.

En 1904, el geógrafo alemán STIGLISH también describió la presencia de uta con destrucción del tejido óseo en indígenas de la región amazónica de Ucayali, Fitzcarrald y Madre de Dios, describió:

*"Así se llama por ciertas regiones a la llaga o úlcera que corroe la carne y llega al **hueso** en su destructor avance. Se dice que proviene de la picadura asquerosa de un díptero que ataca muy especialmente la nariz y las piernas en la parte de la espinilla, se manifiesta primero por la hinchazón, para volverse enseguida y manifestarse en pequeña llaguita y luego en repugnante carne viva, llega a la garganta y acaba con la nariz"* (STIGLISH, 1913: 311).

R. de PALMA Jr. (1908), fue el que propuso por primera vez la existencia de leishmaniasis en la región de Canta y Huarochiri, exponiendo su tesis con datos epidemiológicos y parasitológicos sobre "La Uta en el Perú" en la Facultad de Medicina Humana de la UNMSM, coincidiendo la misma región que estudió TELLO. Sin embargo, ambos destacados investigadores no observaron que LTA, además de afectar los tejidos cutáneos y mucosos también causaba destrucción ósea. Por tanto, no encontraron datos paleopatológicos en momias de esta región.

En 1946, Rafael de BARROS (*Apud* PESSÔA & VIANNA 1978), casi 42 años después de la descripción de STIGLISH, verificó por primera vez diversos procesos osteolíticos en la región nasoorofaríngea, techo del paladar, encías y el esqueleto osteocartilaginoso de la nariz. Identificó por primera vez a la *L.* (V.) *braziliensis* como agente etiológico de esta lesión metastática de la región facial.

TEJADA (1973), encontró 102 casos (81,6%) de lesiones de la mucosa naso-buco-orofaríngea (Munabufa) y ocasionado por la *L.* (V.) *braziliensis*. Los enfermos eran colonos agricultores y lavadores de oro que vivían entre Cuzco y Madre de Dios, Perú. Además, sostuvo que partiendo generalmente de una infección primaria ocurrida anteriormente en otras partes del cuerpo, luego evoluciona entre 2 años (24%) y 3-5 años (20%) hacia la destrucción total del tabique cartilaginoso. Esta "caída" puede suceder por continuidad de una lesión cutánea próxima, causada por esta especie de *Leishmania* dermotrópica. Sin embargo, no realizó exámenes radiográficos para observar los daños causados en la estructura osteo-facial.

Asimismo, la literatura reciente repite referencias de estudios biológicos ya descritos en el subitem 3.5 como los trabajos de KLOTZ & LINDENBERG (1923), PESSÔA & BARRETTO (1948), MARSDEN (1986), LLANOS-CUENTAS (1991) y MARZOCHI *et al.* (1999). Sobre estos antecedentes osteo-patológicos se desprende la ausencia de un estudio interdisciplinario que integre a la medicina tropical, arqueología y paleopatología para abordar el problema de la LTA en el antiguo Perú. Esta revisión permitió indicar a *L.* (V.) *braziliensis* como responsable de esta etiopatogenia y sirvió para buscar casos de LTA de forma mucosa en el cráneo humano actual, su diagnóstico diferencial y organizar así nuestro modelo.

3.6.4- Paleopatología Iconográfica

Este grupo está constituído por las representaciones patológicas de la cerámica Moche. Este relevante material ha contribuído a entender la historia de la medicina y la vida cotidiana y religiosa del antiguo hombre peruano. Estas representaciones pueden ser (o es) de LTA, sin embargo, sin efectuar el análisis iconográfico detallado, salvo excepciones, no podremos entender su contexto social. Respecto a la LTA, la alfarería constituye la evidencia indirecta de su presencia en el antiguo Perú y así, hemos colectado la siguiente literatura:

UGAZ (1886), defendía que la infección de la uta estaba ligada a la teoría lúpica de origen miasmática y contagionista propuesta en 1852 por el Dr. José Julián BRAVO. Ellos consideraban que la etiología de la uta era ocasionada por vermes descompuestos del agua de los canales de regadío o *acequias* procedente de los nevados de los Andes occidentales.

VIRCHOW (1895a, 1895b), padre de la teoría de la infección celular, fue el primero en describir que algunas botellas antropomorfas mochica del Museo Etnográfico de Berlín exhibían mutilaciones faciales y planteó la naturaleza sifilítica de estas lesiones. Este lote de piezas fue encaminado por el antropólogo BASTIAN en 1893, procedente del valle de Chira, Piura.

JIMENEZ DE LA ESPADA (1897), en oposición a Virchow, propuso por primera vez que la uta ocasionaba las lesiones representadas en los antiguos huacos antropomorfos peruanos. Este trabajo fue publicado en Berlín el 6 de octubre de 1897, que inmediatamente interesó a los médicos europeos.

VIRCHOW (1897a, 1897b), refutando la hipótesis de Jiménez de la Espada, expuso a la Sociedad Antropológica de Berlín, la existencia de lesiones leprosas que destruían la nariz y el labio superior en las piezas alfareras del antiguo Perú que llamó de "huacos incaicos". Este planteamiento fue criticado por HANSEN (1897), quien demostró que la lepra no causa tales deformaciones en los huacos peruanos.

ASHMEAD (1900, 1906, 1910), acotó que la *uta* vista en la cerámica mochica estaba ligada al lupus eritematoso y su tratamiento fue a base de la amputación de la nariz y el labio superior. Así, como defensor de la tradicional teoría lúpica, discutía con los médicos de esa época. En su última referencia sostiene que había individuos con sífilis utósica. Sugiriendo que la cerámica era una referencia de curiosidades hechas por los antiguos indios.

LAVORERIA (1902), observó en la cerámica mochica que los antiguos peruanos practicaban el arte de curar en base a las mutilaciones faciales y podológicas. Sus conclusiones se basan en una pieza mochica donde aparece un curandero sentado, un tumi y paciente echado. Además, defendió la etiología leprósica de Virchow.

PALMA Jr. (1908), en su tesis de bachiller en medicina defendida en la UNMSM, Lima, reúne datos de enfermos actuales de Huarochiri y Yauyos, y los compara con las piezas arqueológicas representando mutilaciones faciales. Fue, además, el primero en defender la teoria microbiana de la leishmaniasis con los descubrimientos de W. LEISHMAN y Ch. DONOVAN de 1903 en la India frente a la vieja tesis lúpica peruana.

TAMAYO (1909), uno de los miembros de mesa de la disertación de PALMA Jr., inmediatamente hace un comentario crítico, sosteniendo que la uta tiene un origen lúpico, tal como defendían UGAZ en 1886 y ASHMEAD en 1900. La teoría lúpica de la uta dominaba ampliamente la Facultad de medicina de la UNMSM. Esta comunicación fue presentada en el IV Congreso Científico Latinoamericano realizado entre el 25 de diciembre de 1908 y 5 de enero de 1909 en Santiago, Chile.

PALMA Jr. (1913), con los descubrimientos de G. VIANNA en el Brasil en 1911 de la *L. braziliensis*, reafirmó que la LTA estaba presente en la cerámica peruana en individuos mutilados que se conocían como "huacos antropomorfos".

VELEZ LOPEZ (1909, 1913b), siguiendo la teoria infecciosa de VIRCHOW (1895b), observó las representaciones de lesiones sifilíticas en huacos antropomorfos concerniente a las mutilaciones faciales y podológicas. Sin embargo, este pesquisador en 1913, logró identificar al parásito *L. brazilienzis peruviana* como agente etiológico de la uta.

En 1917, RABELLO (1923b) presentó la foto de una cerámica peruana con LTA, el cual fue aceptado por diversos parasitólogos brasileiros (*Vide* Fig. 7). Sin embargo, al observar este cántaro Moche notamos que la pretendida lesión es un trauma nasal cicatrizado.

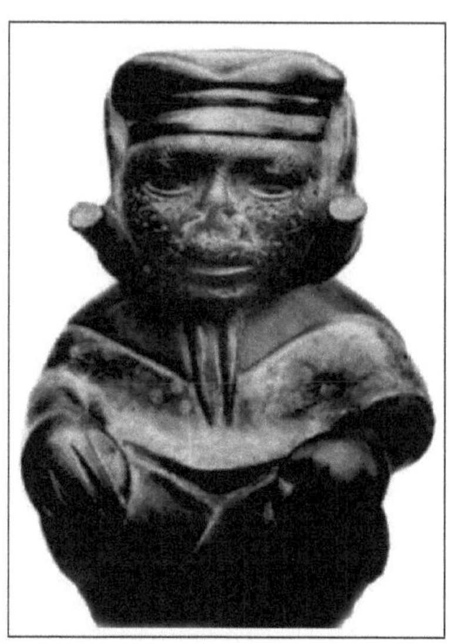

Fig. 7- "Huaco" mochica exhibiendo nariz y labio superior mutilado, lesiones sugestivas a LTA, tomado de RABELLO (1923b).

ESCOMEL (1920), sostiene que la uta y la espundia están representadas en la alfarería mochica. Además, planteó que desde tiempos remotos esta enfermedad viene afectando a la población rural andina.

MOODIE (1923), publicó dos láminas con 6 ceramios mochica que exhiben evidencia de leishmaniasis mucocutánea, donde los rostros de los individuos presentan mutilaciones faciales y carecen de pintura facial. Estas piezas están depositadas en American Museum of Natural History de la Smithsonian Institution, Washington D.C.

TELLO (1938), publicó un álbum fotográfico de la alfarería Mochica ofreciendo numerosas formas y variaciones temáticas. Entre las botellas antropomorfas o "huacos retratos" observó cerca de 20 casos de mutilados, específicamente del rostro y del pie, y algunos están colocándose un aparato protético. Este destacado investigador denominó a aquellas representaciones como los sacrificios humanos. Al parecer, Tello no creía que la LTA estaba representada en este soporte. Muchas de estas botellas provienen del valle de Chicama.

D'HARCOURT (1939), en su trabajo sobre la medicina en el antiguo Perú, también menciona de la existencia de uta en base a la cerámica.

FARFAN (1941), publicó algunos dibujos de Guaman Poma de Ayala (1616), señalando la medicina practicada por los incas, las enfermedades del siglo XVI y presenta un breve vocabulario patológico quechua.

LASTRES (1943), presentó un amplio estudio de las representaciones patológicas en la cerámica peruana, indicando la presencia de la LTA como autóctona del Perú y con fuerte énfasis en la costa norte.

PESSÔA & BARRETTO (1948), mostrando las mutilaciones faciales de un huaco mochica consideraron tratarse de la representación de leishmaniasis mucosa. Al observar la imagen, podemos agregar que se trata de un individuo que fue mutilado el brazo derecho, y la cara exhibe tatuaje y fue cercenado la nariz y labio superior. La frente rugosa es indicador de actitud de preocupación o dolor y además, posee un símbolo en el pecho. Este es de forma cuadrangular con penachos. Por la ropa y tocado simple suponemos tratarse de un agricultor y pertenece a la fase Moche IV (entre 500 y 600 d.C.).

ALA-VEDRA (1952), efectuó observaciones de LTA en la cerámica ecuatoriana, principalmente de la cultura Guangala. Indicando su ocurrencia en los andes septentrionales del Ecuador por quizá cientos o miles de años antes de la llegada de los conquistadores europeos.

PESSÔA & VIANNA ([1959] 1974), presentan un "huaco" peruano, exhibiendo lesiones atribuibles a la leishmaniasis tegumentaria. Ambos destacados parasitólogos sostenían el origen autóctono de la leishmaniasis tegumentaria. No obstante, algunas de aquellas piezas fueron diagnosticadas "a priori" como LTA sin un previo análisis de las representaciones de las mutilaciones faciales y podológicas.

WEISS & ROJAS (1961), realizaron una compilación de cerámica con LTA y encuentran una asociación entre los mitos de la papa (*Solanum tuberosum*) y los sacrificios humanos al dios *Aia-Paec*.[25] Ellos sostenían, siguiendo las ideas de TELLO, que los "mutilados" o "utosos", señalados al sacrificio, presentan un bastón llamado "quilcascaxo" que no servía para arrastrase sino para la siembra de papas.

WEISS (1970, 1984), en un estudio minucioso de las representaciones de leishmaniasis plantea que su antigüedad se remonta al período Mochica, entre los siglos I y VIII D.C., y acotando que aquellos hombres practicaban diversos rituales

---

[25] Era uno de los dioses más importantes del panteón Mochica. Divinidad suprema de las montañas. Tenía colmillos y representado de forma humana. Para calmar su ira requería de sacrificios humanos, camélidos, conchas y perros.

sangrientos de sacrificios humanos relacionados a los mitos de la papa. Asimismo, Weiss sugiere que el "quilcascaxo", a diferencia de Tello, no servía para arrastrarse sino para la siembra de tubérculos o papas.

WERNER & BARRETO (1981), mostrando típicas lesiones leishmánicas ulcerosas, sugieren su presencia en la cerámica colombiana y peruana, señalando que la prevalencia era alta en la época precolombina y tuvieron una amplia distribución en el nor-oeste de América del Sur. Sin embargo, se desconoce la paleodemografía de los diferentes poblaciones norteñas para establecer la prevalencia de LTA en los períodos arqueológicos.

CORDY-COLLINS (1991), publicó un trabajo ligado al tema de la decapitación y los sacrificios humanos a las montañas como un ritual que deviene desde la sociedad Cupisnique, hace 1,000 años A.C. Así, la iconografía Moche revela la asociación entre utosos y víctimas descuartizadas ofrecidas al dios *Aia-Paec*. Sin embargo, esta aseveración no define iconográficamente si son utosos o mutilados.

URTEAGA-BALLON (1991, 1993), presenta 5 ceramios mochica con representaciones de leishmaniasis nasal y discute su semejanza con las prácticas rituales de mutilaciones del labio superior y la nariz durante la antigua civilización peruana. Sostiene que los individuos mutilados ocurrieron por acción de castigos punitivos y otros concernientes a la leishmaniasis verrucoide. Más tarde en 1993, el mismo autor cuestionó la identificación anatomo-patológica de LTA con la formas verrucoides de la bartonelosis que son características de las mismas áreas endémicas y transmitidas por la *Lu. verrucarum*.

ARSENAULT (1992/93), selecciona un conjunto de diseños relacionados a un personaje humano, posiblemente un "dios humilde", que presenta amputación de brazos y pies, mutilación facial y un bastón de mando o *quilcascaxo* que le otorga un status social de poder y control. Asimismo, reitera la anotación de WEISS y ROJAS (*Op. cit*), que el personaje del pie amputado está relacionado a la agricultura de tubérculos. De igual modo, próximo a esta "divinidad" aparecen escenas de sacrificios humanos y desmembramientos corporales como un ritual arcaico que deviene desde el Horizonte Temprano (1,500-200 años A.C.).

QUILTER (1990, 1997), publica dos artículos sobre la "rebelión de los objetos", los cuales están escenificados en los murales de la Huaca de la Luna, valle de Moche y en diversos ceramios de las fases III y IV. Revela que esta pirámide trunca, excavada por Max Uhle en 1899, era controlada por sacerdotisas y estaría relacionada al culto de los espíritus de los objetos que producían enfermedades y calamidades. Asimismo, sostiene que estos mutilados simbolizaban el sufrimiento humano.

ALTAMIRANO (1998), en base a estudios etnoarqueológicos y comparativamente a la cerámica Moche, observó que los hombres que presentan ciertas "lesiones faciales" están relacionados a la producción agrícola de coca (*Erytroxilum coca*) y sostienen vasos de lagenaria llamado *Ishku-puru*. Además, infiere que la LTA era considerada una enfermedad causada por el espíritu de los cerros o *Apus, Jirkas, Achachilas*, hoy llamado "el abuelo". Más, hasta la fecha no hay estudios de correlación entre el método iconográfico y el paleopatológico para abordar este problema.

Sobre esta revisión se desprende la ausencia de la aplicación del método iconográfico, existiendo contradicciones en la identificación de representaciones de patologías y/o mutilaciones (salvo algunas excepciones), función de los objetos, condición social de los individuos y la falta de su inserción en el contexto socio-cultural de la iconografía Mochica. En esta disertación no hemos agotado este interesante tema por las limitaciones del tiempo y la distancia del material, sin embargo, colectamos un material iconográfico representativo que permitió reforzar las inferencias del análisis paleopatológico óseo.

4- REVISION DE ANATOMIA

4.1- ANATOMIA NASO-PALATINA

Hemos seleccionado este nivel de investigación porque la literatura revisada indica que la LTA de forma mucosa en su proceso avanzado compromete destructivamente tanto la cavidad nasal como la cavidad oral. Es importante realizar su descripción osteológica para luego abordar el material cefálico patológico, tanto de los casos actuales como de los arqueológicos.

4.1.1- El Paladar Óseo

Según GRAY (1979), el paladar óseo se encuentra en la parte anterior de la norma basal. Se extiende desde los dientes incisivos de la maxila hasta el borde posterior del palatino formando la espina nasal posterior. Lateralmente están los otros dientes y el arco zigomático. Forma el techo de la cavidad oral y comprende los huesos maxilar y palatino (*Vide* Fig. 8).

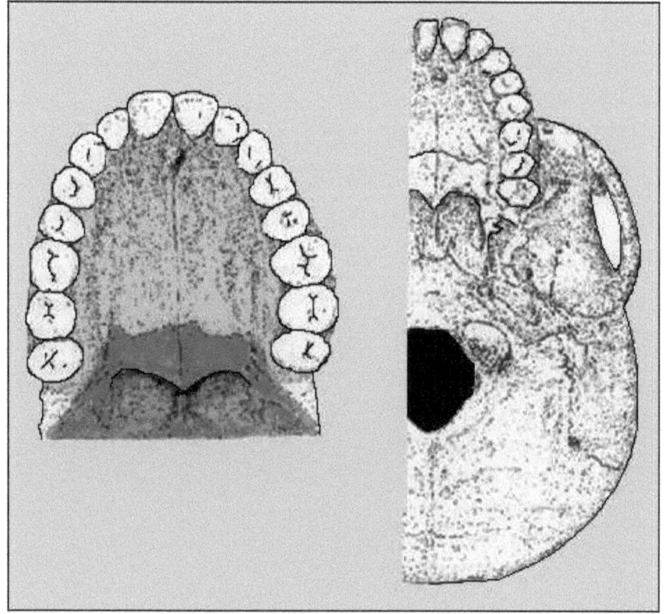

Fig. 8- El paladar óseo humano.

La *fosa incisiva* u *oral* se sitúa en el plano sagital medio. Los *forámenes incisivos laterales* que conducen a los canales incisivos y de allí a la base de la cavidad nasal, están situados en las paredes laterales; los *forámenes incisivos medianos*, que están presentes en algunos cráneos, se abren en sus dos paredes anterior y posterior.

La *sutura cruciforme* divide a los procesos palatinos y la maxila. Está constituida por la sutura intermaxilar, interpalatina y palato-maxilar. El paladar es arqueado hacia abajo debido a una proyección de los arcos alveolares, tanto en el sentido antero-posterior como latero-lateral. La profundidad y el ancho de la bóveda palatina están sujetas a una considerable variación genética y ambiental, más son siempre mayores en la región de dientes molares. El *foramen palatino mayor* es un orificio que lleva el nombre del mismo del canal. Se abre próximo al borde lateral del palato y atrás de la sutura palato-maxilar. Un surco vascular, profundo y tornándose más raso anteriormente, sigue adelante a partir del foramen.

Los *forámenes palatinos menores*, generalmente dos a cada lado, están situados atrás de los forámenes mayores. Ellos perforan el *proceso piramidal* del hueso palatino, que se proyecta para atrás y lateralmente a partir del ángulo postero-lateral del palato óseo y entra, como una cuña, en la incisura de las dos láminas pterigoideas.

La bóveda del palato óseo está perforada por innumerables forámenes pequeños y marcada por depresiones para las glándulas palatinas. Próximo al borde posterior aparece una criba ligeramente curva de prominencia variable, denominada *cresta palatina*, que se inicia atrás del foramen palatino mayor y corre medialmente. El borde posterior libre del palato óseo se proyecta para atrás en el plano mediano formando la *espina nasal posterior*. El arco alveolar de un individuo adulto proporciona dieciséis alvéolos para los dientes. Estos varían en tamaño y profundidad, y están aislados o subdivididos por septos donde contienen las raíces de los dientes.

El foramen incisivo lateral da pasaje a los ramos terminales de vasos palatinos mayores y al nervio nasopalatino. Cuando están presentes los forámenes incisivos medianos, el nervio nasopalatino izquierdo pasa a través del anterior y directo mediante el foramen posterior. Los forámenes laterales aparecen algunas veces en la línea de fusión del hueso incisivo (pre-maxilar) con el maxilar y representan una primitiva comunicación entre la boca y la nariz.

El foramen palatino mayor da paso al nervio y vasos palatinos mayores. Estos vasos surcan la parte lateral del palato en la medida que corren para el frente, hacia la fosa incisiva. Los forámenes palatinos menores, generalmente par, algunas veces uno y ocasionalmente tres, perforan las caras inferior y medial del proceso piramidal del hueso palatino, contienen los nervios y vasos palatinos menores. La cresta palatina, que se inicia en el tubérculo del hueso palatino, permite la inserción a una parte del tendón del músculo tensor del velo palatino. La aponeurosis palatina se inserta en la espina nasal posterior, uniendo el borde posterior libre del palato y el músculo de la úvula.

Según NEWMAN (1947) y ERICKSEN (1951), refieren que las poblaciones de la costa central peruana del período Intermedio Tardío y Horizonte Tardío exponen un elevado porcentaje de torus palatino y diente en forma de pala, y genéticamente se asemejan con las poblaciones mongoloides.

4.1.2- La Cavidad Nasal

GRAY (1979) describe que la cavidad nasal es un espacio irregular que se extiende desde el techo de la boca hacia arriba en dirección de la base del cráneo. Esta dividida en dos mitades por una lámina septal o *septum*. En el cráneo seco, el septum está incompleto anteriormente y, como consecuencia, presenta una única *abertura nasal anterior* en la norma frontal, llamada abertura piriforme. Esta cavidad forma las VADS y se conecta con el resto del cuerpo humano, revistiéndose por tejido epitelial mucoso, músculos y huesos (*Vide* Fig. 9).

El septo, entretanto, alcanza el límite posterior de la cavidad y se comunica con la parte nasal de la faringe por medio de las *aberturas nasales posteriores*. La cavidad es más larga abajo que encima y más profunda en su región central. Comunicase con los senos frontales, etmoidales, maxilares y esfenoidales (BASS, 1971). Cada mitad tiene un techo, un piso, paredes lateral y medial, siendo la parte medial formada por el septo nasal.

El techo es horizontal y en su parte media se inclina hacia abajo, adelante y atrás. La parte anterior está formada por la espina nasal del frontal y huesos nasales, contribuyendo a la formación de la nariz externa. La parte horizontal está constituida por la lámina cribosa del hueso etmoide y separa la cavidad nasal de la parte medial del piso de la fosa anterior del cráneo. Presenta innumerables aberturas pequeñas para el pasaje de los nervios olfatorios. La parte posterior está formada por el cuerpo del esfenoide y es interrumpida, de cada lado, por el orificio redondo del seno esfenoidal.

El piso es liso, ligeramente cóncavo e inclinase un poco para encima en la medida que se dirige hacia atrás. Está formado por la cara superior del palato óseo que se interpone entre las cavidades nasal y bucal. Los procesos palatinos de las dos maxilas se encuentran en el plano medio y, atrás de ellos las láminas horizontales de los huesos palatinos se articulan entre sí en la línea media con los procesos palatinos de las maxilas.

En su parte anterior, el piso, próximo al septo, presenta una pequeña abertura que comunica a los *canales incisivos*. La pared medial, formada por el septum nasal óseo, se extiende entre el techo y el piso. Es una fina lámina ósea que presenta una gran falla anteriormente, ocupada en estado fresco por el cartílago septal. Está formado casi totalmente por el vómer y la lámina perpendicular del etmoide.

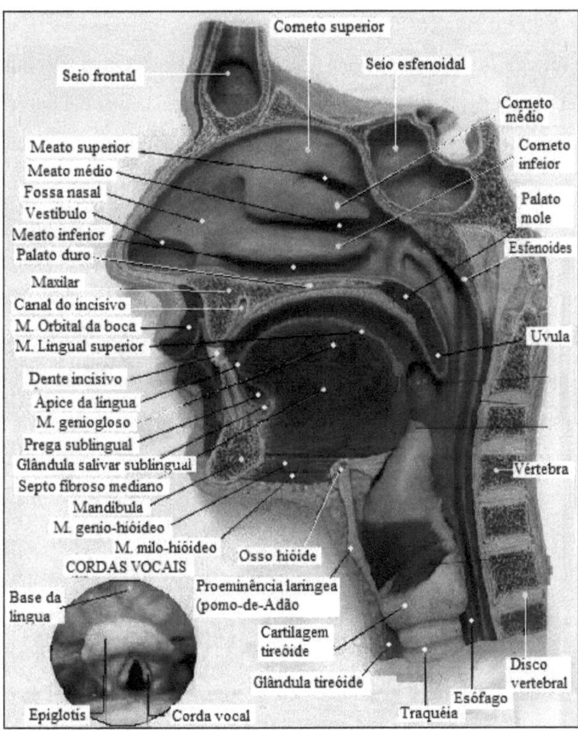

Fig. 9- Corte de la nariz, boca y garganta, y una vista endoscópica de las cuerdas vocales.

El *vómer* se extiende desde la fase inferior del cuerpo del esfenoides hasta el palato óseo y forma la parte inferior y posterior del septo, incluyendo su borde posterior. Está marcado por pequeños surcos para vasos y nervios. La *lámina perpendicular del etmoide* forma la parte anterior y superior del septo y continúa para encima con la lámina cribosa.

El septo generalmente está desviado para un lado y ocurre frecuentemente en la línea de la sutura vómero-etmoidal. La pared lateral es irregular debido a la presencia de tres proyecciones óseas denominadas *cornetes* o *conchas* nasales inferior, media y superior. Está formada, en su mayor parte, por la cara nasal de la maxila abajo y adelante, por la lámina perpendicular del hueso palatino posteriormente, y encima por la cara nasal del laberinto etmoidal que se interpone entre la cavidad nasal y la órbita.

Las tres conchas avanzan para abajo y cada una forma el techo de un pasaje que se comunica libremente con la cavidad nasal. Estos pasajes son denominados meatos de la nariz. La *concha inferior* consiste de una fina lámina curva y es un hueso independiente. Se articula con la cara nasal de la maxila y la lámina perpendicular del hueso palatino, y posee un borde inferior libre y curva. El *meato inferior* está debajo la concha inferior y se extiende hacia el piso de la cavidad nasal. Es el mayor de los tres meatos y se extiende por casi toda la pared lateral nasal. El meato inferior es más profundo en la unión de sus tercios anterior y medio, y en este punto se encuentra el orificio inferior del canal nasolacrimal.

Las *conchas media y superior* son proyecciones de la cara medial del laberinto etmoidal. La *concha media* es la mayor y se extiende hacia atrás para articularse con la lámina perpendicular del hueso palatino. El *meato medio* se encuentra entre las conchas media e inferior. Su parte superior está ocupada por la *bula etmoidal*, que contiene las células aéreas etmoidales medias. Abajo y adelante de la bula aparece una fina lámina encorvada, denominada *proceso unciforme del etmoide*, que pasa por debajo y hacia atrás, cruzando el orificio óseo del seno maxilar. El espacio curvo que se interpone entre este proceso y la bula etmoidal forma el *hiato semilunar*. En su extremidad superior continúa hacia el *infundíbulo etmoidal*, un canal corto encorvado que recibe las aberturas de las células aéreas etmoidales anteriores y luego se dirige hacia arriba, a través del laberinto, para el seno frontal.

La *concha superior* es una pequeña lámina curva que se ubica encima y atrás de la concha media. Forma el techo del *meato superior* que es el más corto y raso de los tres meatos. Recibe la abertura de las células etmoidales posteriores. Inmediatamente atrás del meato superior, el foramen esfeno-palatino, que se abre en la fosa pterigopalatina, perfora la pared lateral de la cavidad nasal. Un estrecho intervalo, el *receso esfeno-etmoidal*, separa la concha superior de la cara anterior del cuerpo del esfenoide a través del cual el seno esfenoidal se abre en la cavidad nasal.

Las aberturas nasales posteriores, o *coanas*, están separadas entre sí por el borde posterior del vómer. Son limitadas abajo, de cada lado, por el borde posterior de la lámina horizontal del palatino, encima por la base del cráneo y lateralmente, de cada caso, por la lámina pterigoidea medial.

La abertura nasal anterior presenta innumerables pequeños forámenes para el pasaje de los nervios olfatorios. La parte horizontal del techo presenta un foramen separado para el pasaje del nervio etmoidal anterior y vasos. La inclinación posterior del techo está formada encima por la cara anterior del cuerpo del esfenoide que se funde con la concha esfenoidal y abajo por el asa del vómer y el proceso esfenoidal del palatino.

El piso está cruzado por la sutura palato-maxilar, encontrándose en los dos tercios medio y posterior. Los canales incisivos se abren en la fosa incisiva del palato óseo y atraviesan la línea de unión del hueso incisivo con el maxilar, representando una comunicación primitiva entre la boca y la nariz.

En los bordes superior e inferior de la *pared medial* aparecen el vómer y de la lámina perpendicular del etmoides, dando pequeña contribución para el septo. Encima y adelante, los huesos nasales y la espina nasal del frontal, atrás el rostro y la cresta del esfenoide y abajo las crestas nasales de las maxilas y huesos palatinos, todos contribuyen una pequeña parte en su formación. Finalmente, el vómer está surcado por los nervios nasopalatinos y alcanzan el canal incisivo. Esta descripción es importante para entender la patología ósea de LTA en las cavidades de las VADS y su articulación ordenada de la presente tesis.

5- OBJETIVOS E HIPOTESIS

En base a los antecedentes paleopatológicos y parasitológicos hemos organizado los siguientes objetivos:

1)- Desarrollar un modelo diagnóstico para lesiones óseas relacionadas a LTA principalmente en las cavidades nasal y oral a partir de estudios tomográficos actuales. Siendo parte de este modelo establecer los diagnósticos diferenciales en cada etapa de trabajo.

2)- Comparar los cráneos humanos patológicos de LTA (casos actuales) con un grupo de cráneos paleopatológicos.

3)- Buscar que en la arqueología peruana la existencia de otras enfermedades infecciosas que afectaban al tejido óseo, principalmente el cráneo.

4)- Determinar el posible patrón epidemiológico de LTA en un grupo de la sociedad Inca, principalmente en el valle del Rímac.

5)- Demostrar que no todas las interpretaciones anátomo-patológicas de LTA de los huacos mochicas podrían haber sido correctas, mientras que algunas evidencias de tales cerámicas eran representaciones simbólicas de esta enfermedad.

6- MATERIAL Y METODOS

Las colecciones osteológicas que fueron usados en este estudio comparativo con los pacientes de LTA del Centro de Pesquisa Hospital Evandro Chagas (CPq-HEC), Fiocruz, RJ., fueron Makat-tampu (MT), Ancón, Huarochiri, Chilca y Zapán, localizados en el Departamento de Lima, siendo el material de Makat-tampu la base de nuestra pesquisa. Sin embargo, las otras colecciones no fueron revisadas en su totalidad debido a la falta del contexto biocultural (*Vide* Fig. 10). Cabe destacar que la distancia actual de MT al área endémica de LTA se encuentra entre 40-60 Km. hacia el este del valle medio del río Rímac.

6.1- MATERIAL OSTEOLOGICO

Existen dos grupos de materiales óseos. Uno, son los casos actuales del Centro de Pesquisa Hospital Evandro Chagas (CPq-HEC), Fiocruz, RJ., y otro, el material arqueológico. El primer grupo consiste de 7 casos seleccionados de una muestra de 130 casos confirmados de LTA (5,38%). Esta pequeña muestra se compone de 6 hombres y

1 mujer adulta, mayores de 35 años de edad, de condición humilde y estaban ligados a actividades agrícolas en su infancia y adolescencia.

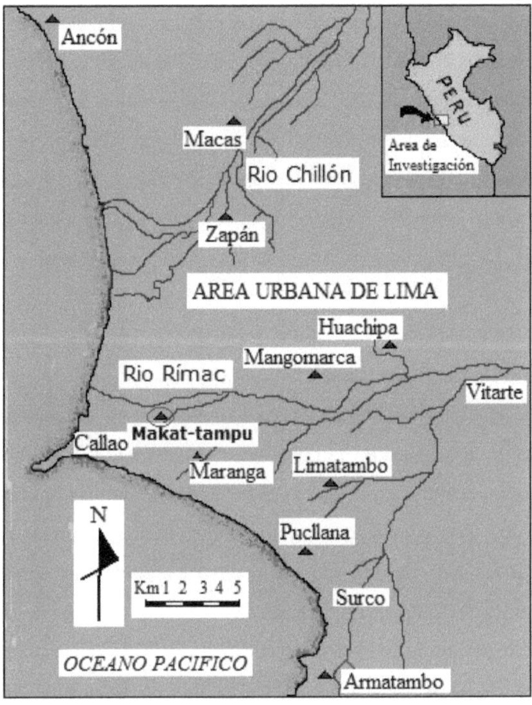

Fig. 10- Mapa de la costa central. Ubicación de Makat-tampu y otros sitios estudiados.

El segundo grupo es el material de Makat-tampu que incluye una serie de 241 cráneos adultos del período Incaico. Este material se encuentra depositado en el Departamento de Antropología Física del Museo Nacional de Arqueología, Antropología e Historia del Perú (MNAAH), sito en Pueblo Libre, Lima.[26] Desafortunadamente los esqueletos post-craneales de estos individuos no han sido encontrados en el Museo. Al parecer, no fueron colectados en el campo. Los cráneos se encuentran catalogados y correctamente ordenados en andamios de metal de 2.20 m. de altura y cada espécimen está protegido por un soporte de plástico.

---

[26] Este Departamento cuenta con más de 10,000 cráneos procedente de la costa central (sitios Makat-tampu y Ancón), costa sur (Nasca y Paracas), sierra norte (San Pablo, Cajamarca) y sierra de Lima (Huarochiri, Canta y Yauyos), procedente básicamente del Período Intermedio Tardío y el Horizonte Tardío.

En síntesis, el material estudiado consistió de 241 cráneos procedente de MT y respecto a las otras colecciones reiteremos solamente fue revisado algunos ejemplos debido a la ausencia del contexto arqueológico. Este problema se repite en la mayoría de las colecciones osteológicas peruanas cuyos registros arqueológicos se encuentran deteriorados o perdidos por causas de humedad y polvillo del local.

La descripción detallada del contexto[27](27) biocultural o arqueológico del cementerio de MT permitió entender las condiciones de vida que tuvieran aquellas antiguas poblaciones humanas y enmarcar el presente estudio. Así, este dato es útil para entender la relación entre el modo de vida, el patrón individual, las diferencias poblacionales de los antiguos hombres y la presencia de dolencias (BUIKSTRA & COOK, 1992).

6.1.1- El Cementerio de Makat-tampu

A pesar de la limitación contextual de los cementerios arqueológicos del Perú, logramos colectar la siguiente descripción: "Makatampu" o "Maca-Tambo" se encontraba ubicado entre Lima y el Callao en terrenos de la antigua hacienda Conde de las Torres (también se le conocía con dicho nombre) en la margen izquierda del valle del Rímac, a unos 8 Km. del Océano Pacífico y al noroeste del complejo Maranga (ERICKSEN, 1951; SHADY, 1982). Localizado a 84 m.s.n.m., en la cuadra 27 de la avenida República Argentina en los terrenos ocupados por los locales fabriles de "Textil Algodonera S.A." y "Amortiguadores Gabriel" en la urbanización Industrial Wiese, distrito y provincia de Lima. Fue descubierto por Julio C. Tello en 1937 y excavado por Julio Espejo Núñez y el personal del MNAAH, entre noviembre de 1944 y enero de 1945. Durante las excavaciones de salvataje, el sitio estuvo siendo destruido con el propósito de construir una factoría. Al presente no se observa ninguna evidencia arqueológica en superficie.

El valle del Rímac es uno de los mayores de la costa central. En su desembocadura tiene una extensión irrigable de 25 Km. de este a oeste. El sector norte se une con la cuenca del río Chillón o Carabayllo y en el sur, un gran ramal llamado río Surco llegaba hasta Chorrillos y Armatambo. Forma una cuenca joven, de fuerte pendiente y en

---

[27] La palabra contexto proviene del latín *contexere* que significa tejer, entretejer, reunir y conectar. En arqueología este término es usado en una variabilidad de situaciones que tienen en común la conexión e interrelación de objetos y elementos tanto en los casos particulares como en la asociación de estos casos (ALTAMIRANO, 1995a). Recientemente la arqueología post-procesal ha orientado sus definiciones hacia 2 nuevas tendencias: la arqueología espacial y la arqueología contextual (HODDER, 1982b).

épocas de intensas lluvias (verano) producen deslizamientos e inundaciones que afectan los poblados de Barba Blanca, Chosica, Huinco, Matucana y Tamboraque.

En el siglo XVI, la ecología humana del valle del Bajo Rímac comprendía un extenso bosque de algorrobos, caña bravas, chilcos, huarangos, lúcumos, molles, paltos y pacaes, entre otros, que llegaba hasta las estribaciones de los cerros de Ate, Vitarte, Huachipa, Lurigancho y Comas que permitía la vida de venados (*Odocoileus virginianus*), camélidos (*Lama glama*), perros (*Canis familiaris*), zorros (*Pseudolopex sechurae*), monos, tigrillos, fauna volátil, roedores, serpientes, lagartijas y batracios, entre otros. Además, los hombres vivían de la agricultura, artesanía, pesca y mantenían una compleja red de canales de irrigación, hechos de barro y donde crecían copiosamente plantas de caña o carrizo y quincha (ROSWTOROWSKI, 1978). Asimismo, este valle mantenía diversas zonas fangosas y lagunas en el litoral donde puede haber vivido una copiosa cantidad de mosquitos y flebotomíneos que atormentarían cotidianamente a los agricultores. Actualmente estos invertebrados se redujeron a las zonas de Ñaña, Chosica y Matucana.

Uno de los puntos más sobresalientes del valle era y es el cerro San Cristóbal (350 msnm) que para los grupos nativos era un lugar sagrado y considerado el Apu de Lima donde se realizaban diversas prácticas rituales y ofrendas.

El sitio, compuesto de 2 montículos de barro (A y B), fue construido en las técnicas de adobitos[28] y adobón.[29] El montículo A tenía una altura entre 3-4 m y el B entre 2,50-3,50m. Ambos, con abundante relleno de cantos rodados, grava y arena, y pertenecían al complejo hidráulico Maranga. Las 2 trincheras y 7 cateos demostraron que la estructura interna estuvo regularmente intacta y tenía varios niveles de construcción.

En el Montículo A, las excavaciones mostraron 4 capas estratigráficas, siendo las 3 primeras de técnica constructiva de adobitos, definiendo 2 pisos arqueológicos y la cuarta capa es de técnica adobón. La mayor ruptura estratigráfica ocurre entre ambas técnicas constructivas. Los huaqueros destruyeron los detalles de este contexto.

---

[28] Es una técnica arquitectónica elaborada de adobes paralelepípedos pequeños de formas rectangular y cuadrangular. Se originó en el valle de Lurín hace 1,000 A.C. y se difundió al valle del Rímac en el período Intermedio Temprano (cultura Maranga o Lima) y perduró hasta el Horizonte Medio (Nievería y Pachacamac).

[29] Es otra técnica arquitectónica prehispánica propia de la costa central peruana. Se originó en el valle de Chancay hace 200 años A.C. y se difundió al valle del Rímac en el período Intermedio Tardío y Horizonte Tardío. Era elaborado en bloques encofrados e intercalado de forma trapezoidal, y así construyeron palacios, templos, cementerios y huacas.

Las paredes de adobón eran de forma trapezoidal, ancho en la base (1,20 m) y angosto en la parte superior (0,60 m). Para unir estos adobones emplearon una argamasa de barro. Los muros fueron sinuosos en la periferia y formaban esquinas irregulares. Esta técnica arquitectónica permitía soportar los frecuentes fenómenos de terremotos y temblores, propios de la costa central andina. El interior de las casas tenían estuco de barro fino y pintura amarillo. De igual manera, sucedía con las plataformas ubicadas al interior de los cuartos.

ERICKSEN (1951), revela que los entierros humanos proceden del montículo B, donde fueron encontrados en posición flexionada, sentada, con envoltorio textil simple e indica un patrón funerario local. Además, había un osario que caracterizaba al grupo social del pueblo perteneciente a la ocupación Inca. No hay información sobre las áreas de enterramiento, sus dimensiones y la contemporaneidad de estos contextos funerarios. Así, los datos de la paleopatología sin la información de las prácticas mortuorias pueden introducir errores en su interpretación.

Además, Ericksen menciona que la cultura material incluía herramientas de madera, semillas de algodón, calabaza, hojas de coca, frijol, lúcuma, maíz (tuzas o corontas), pepas de pacae, papa, zapallo, fragmentos de carrizo[30], y huesos de pescado y camélidos. Además, se hallaron fragmentos de tejido llano y enrollado, cerámica fina de los estilos Nievería del Horizonte Medio, tiestos sencillos y decorados con pintura tricolor (negro, blanco y rojo) de los estilos Chancay, Huancho, Ichimay e Inca del estilo Cuzco policromo (*Vide* Fig. 11).

Sobre esta información se desprende que los MT eran básicamente agricultores y la vida cotidiana estaba ligada al control de los canales en área de densa vegetación.

6.1.2- Antropología Biológica

El estudio craneométrico realizado por ERICKSEN (1951), revela que los hombres de MT, de ambos sexos, tienden hacia formas alargadas y grandes a diferencia de los grupos Chancay y Chillón, que son más esféricos y pequeños. La mayoría de los hombres y mujeres de Makat-tampu tienen un continuo frente rugoso (*brow ridges*), mientras que los otros dos grupos costeños tienden hacia una forma suave e intermedia.

---

[30] También llamado quincha. Esta caña crece alrededor de ríos y canales costeños. Fue utilizada para construir casas simples, decoración de techos, corrales y cestería desde el período Precerámico Tardío o Arcaico hacia 3,000 A.C.

Las protuberancias del frontal (*bosses*) tienden a ser más pequeños que las de Chillón y Chancay.

La elevación sagital es marcada en hombres, pero esta diferencia no es evidente en las mujeres. Makat-tampu y los cráneos Sub-Chancay (valle del Chillón) tienden hacia eminencias parietales más grandes que los cráneos Chancay. La fosa glenoidea de Makat-tampu parece ser más raso que los otros grupos.

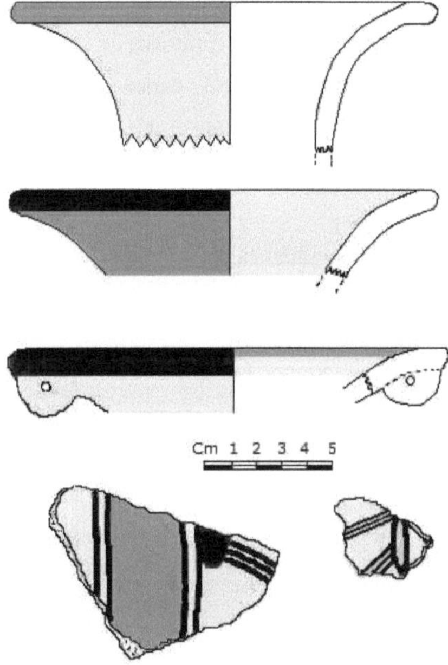

Fig. 11- Fragmentos de cerámica Inca procedente de Makat-tampu. Estilo Cusco policromo. Estos cacos son de formas de aríbalos o *puyños*.

Las órbitas son oblongas, en cambio las de Chancay y Chillón son romboidales. La proyección del malar es antero-lateral. Los huesos nasales de Makat-tampu son más altos y alargados que los de Chancay y Chillón, y un correspondiente porcentaje elevado de cóncavo-convexo y perfiles nasales rectos y concavidad estrecha. Esta diferencia ocurre principalmente en mujeres.

Las mandíbulas de Makat-tampu parecen ser más grandes y con mentón cuadrado (*chinned*) que las de los otros grupos. La perdida de dientes ante-mortem es apreciablemente grande en la serie de Makat-tampu que en los otros grupos. La ocurrencia de abscesos alveolares en hombres es similar entre Makat-tampu y Chancay, y ambos muestran menos abscesos que la serie Sub-Chancay. Las mujeres de Makat-tampu tuvieron frecuencias más elevadas de caries y abscesos alveolares que las mujeres Chancay.

La estructura anatómica craneal revela que, de acuerdo al índice de Broca, los hombres de Makat-tampu tienen: un índice craneal de 82 que corresponde al tipo braquicráneo, el índice de altura craneal es hipsicráneo (77), el índice largo-altura es metriocráneo (94). El índice facial total es euriprosopas (84), índice facial superior es meseno (51), índice orbital es mesoconco (82), índice nasal de leptorrino (46) e índice máxilo-alveolar de braquiuránico (120)(*Vide* Tabla 10). Además, algunos de los cadáveres tenían la deformación cefálica fronto-occipital o tabular erecto y bilobulado.

Tabla 10- Descripción craneométrica del individuo de Makat-tampu.

INDICES	*HOMBRES*	*MUJERES*	*TIPO*
Craneal	82	83	Braquicráneo
Altura-máxima	77	77	Hipsicráneo
Ancho-máximo	94	93	Metriocráneo
Facial total	84	83	Euriprosopas
Facial superior	51	52	Meseno
Orbital	82	83	Mesoconco
Nasal	46	48	Leptorrino
Maxilo-alveolar	120	115	Braquiuránico

Fuente: ERICKSEN (1951).

Los españoles, después de 1535, empezaron a talar los árboles del bosque del Rímac desestructurando paulatinamente la ecología humana indígena, incluyendo cientos de sitios arqueológicos. Siendo la madera y el carbón los productos más demandados. Actualmente, por acción del crecimiento urbano, la industria y el vandalismo de los huaqueros, el sitio arqueológico de Makat-tampu ha sido totalmente destruido.

6.2- MATERIAL ICONOGRAFICO

Sobre el material alfarero hemos reunido una pequeña muestra de 90 imágenes del arte mochica concerniente a las representaciones de mutilaciones faciales que incluyen a LTA colectado de los trabajos de TELLO (1938), WEISS & ROJAS (1961), URTEAGA-BALLON (1991) y de diversos artículos de parasitología humana (PESSOA & BARRETTO, 1948; LAINSON & SHAW, 1998; y otros). La mayoría de los ceramios proceden de la fase Moche IV, entre los siglos IV-VI D.C. Este material nos ayudó a entender que la uta está ligada a grupos agricultores y ceramistas.

Lamentablemente, no hemos podido estudiar detalladamente las piezas alfareras por la limitación del tiempo y por encontrarse en museos de los EE.UU., Europa y en la ciudad de Trujillo, Perú. Existe una biblioteca de imágenes Mochica colectada por DONNAN desde 1965 en Los Angeles, California (DONNAN 1975, 1978)[31]. Sobre este universo nuestra muestra representa menos que el 1% del complejo arte mochica. A pesar de estos problemas el método iconográfico fue aplicado en este estudio.

6.3- METODOS

Nuestra secuencia metodológica también se divide en 2 etapas. Este trabajo fue realizado de la siguiente manera:

1)- En la primera etapa, realizamos el estudio de casos actuales de LTA con mutilación del macizo facial y la revisión bibliográfica.

2)- En la segunda etapa, proseguimos con el análisis del material arqueológico. Esto permitió la correlación de los datos con los criterios de interpretación. Ahora veamos los métodos que se aplicaron en estas etapas.

6.3.1- Métodos de la Etapa I

Nuestro estudio empezó en el CPq-HEC, Fiocruz, Rio de Janeiro, entre mayo y noviembre de 1998. Y así, en este centro de pesquisa realizamos la siguiente metodología:

1)- La revisión de historias clínicas conocidas, series de autopsias y levantamiento de literatura. Este estudio se realizó en el Centro de Referencias de Leishmaniasis y este material ha sido colectado desde 1992 por el otorrinolaringólogo João S. Moreira (co-orientador de esta tesis).

---

[31] El archivo Donnan, formado en The National Museum of Cultural History of the University of California (UCLA) desde 1965, cuenta con más de 120,000 diseños del arte mochica. Fue fundado por Christopher Donnan y está organizado para pesquisas científicas.

2)- Se tomaron exámenes radiológicos paranasales, siguiendo el método de MOREIRA (1994). Asimismo, en el examen otorrinolaringológico (ORL) se utilizó el espejo de García, especulo nasal, ópticas tópicas de 0 y 90 grados y espátulas descartables para la observación directa del revestimiento mucoso de las cavidades nasal y oral.

3)- Los casos detectados con posibles destrucción ósea fueron seleccionados para ser tomados placas radiográficas y tomografía axial computarizada con intervalos de medio centímetro en 2 normas: anterior y basal (oral), para cada caso.

4)- El establecimiento de parámetros metodológicos y la definición del patrón patológico óseo.

6.3.2- Métodos de la Etapa II

En la segunda etapa, proseguimos con el análisis del material arqueológico. Este estudio fue realizado en el Laboratorio de Antropología Física del MNAAH, Lima, entre diciembre de 1998 e febrero de 1999. Y así, desarrollamos la siguiente metodología:

1)- Nos concentramos en la muestra de Makat-tampu por haberse detectado algunos casos y aplicamos el método paleopatológico. En este estadío de trabajo se aislaron los casos que presentaban señales de destrucción de la cavidades nasal y oral, teniendo en cuenta las alteraciones tafonómicas. Se tomaron fotos y slides de la posible casuística. Además, realizamos la búsqueda de fichas y registros de procedencia en el centro de catalogación y registro del MNAAH. Los criterios para escoger este sitio fueron la conservación del material, poseer contexto arqueológico, tratarse de un grupo agrícola y su proximidad al área endémica de LTA. En esta etapa de investigación tuvimos el apoyo de los Drs. Hilda Vidal, Uriel García y Gino Lombardi (destacados médicos especializados en paleopatología) para discutir los casos patológicos.

2)- La aplicación de los métodos estimativos de la edad y del sexo a través de la descripción detallada de los cráneos paleopatológicos.

3)- Comparación con los parámetros establecidos en la primera etapa.

6.3.3- Método Osteo-patológico

Reiteramos que este método consistió en observar y describir las alteraciones destructivas, siguiendo el método de MOREIRA (1994), causadas por LTA en la casuística del CPq-HEC, Rio de Janeiro, entre 1998-99. Así, se observaron las placas radiográficas y tomografía axial computarizada con intervalos de medio centímetro en 2 normas: anterior y basal (oral), para cada caso. Se tomaron exámenes radiológicos paranasales. Y en el examen otorrinolaringológico (ORL) se utilizó el espejo de García, especulo nasal, ópticas tópicas de 0 y 90 grados y espátulas descartables para la observación directa del revestimiento mucoso de las cavidades nasal y oral.

6.3.4- Método Paleopatológico

Este estudio sigue el desarrollo de la teoría paleopatológica propuesta por ORTNER (1992, *Vide* Tabla 11), definiendo 2 etapas básicas: el área de investigación y la metodología. La primera, también denominado *Subject Area*, ha sido restringido a las cavidades nasal y oral porque según la revisión de literatura y nuestra pesquisa en el CPq-HEC, confirmó que la LTA de forma mucosa compromete seriamente y destruye esta estructura osteo-facial y nos sirve como indicador (ALTAMIRANO *et al.* 1999).

Tabla 11- Estadíos del desarrollo de la teoría en paleopatología.

AREA DE INVESTIGACION ANATÓMICA (Subject Area)	*METODOLOGIA Descripción analítica y Cuantificación*	*CLASIFICACION Relación con otras condiciones Patológicas*	*EXAMEN DE HIPOTESIS y DESARROLLO DE LA TEORIA*

Fuente: ORTNER (1992).

La segunda etapa es la metodología que se divide en la descripción analítica[32] de esta "subject area" y la cuantificación. En la paleopatología ósea el método básico es la observación macroscópica y la descripción detallada de lo anormal. Cada caso paleopatológico considerado compatible de LTA fue comparado a las lesiones patológicas modernas de LTA de forma mucosa, siguiendo el enunciado propuesto por BUIKSTRA & COOK (1980, 1992), el cual transcribe la siguiente premisa:

---

[32] El método analítico describe la esencia de lo anormal a través de los criterios de alteraciones e irregularidades óseas que incluyen el tamaño, morfología del borde lesionado, color, sedimentos, tipo de destrucción y remodelación del tejido óseo (BUIKSTRA & COOK, [1980] 1992) y teniendo cuidado de la complejidad de las pseudopaleopatologías (GOMIDE, 1999) y el DD hasta alcanzar la correcta interpretación.

Esta referencia refuerza el método de la analogía comparada aplicado en la presente investigación (SAMAJA, 1996). Asimismo, cada caso patológico detectado permitió alcanzar un grado de certeza en el reconocimiento de la enfermedad o lesión. La descripción analítica de las estructuras comprometidas se encuentra en el grupo de los "anormales". Esta anormalidad se define como la alteración ósea ejercida por diversos mecanismos internos o externos del cuerpo humano manifestado tanto en la reconstrucción o crecimiento óseo (como la exostosis, hiperostosis, osteofitosis, osteomas, osteosarcoma, periostitis, etc.) como en la destrucción ósea (kiposis, lesiones osteolíticas, metástasis, "secuestro", fracturas por violencia, etc.).

Así, un caso patológico se define como aquellas que presenten alteraciones metastáticos con reacción periosteal, y antagónicamente, existe otro grupo con crecimiento óseo anormal. Lesiones con reborde irregular u homogéneo, superficial o profundo, eburnización, esquirlas, fractura, goma, vascularización o reabsorción ósea, etc. se encuentran en el complejo campo de la patología ósea. Esto permitió clasificar los casos y establecer relaciones a otras condiciones patológicas a través del diagnóstico diferencial, prosiguiendo la hipótesis a examinar y finalmente el desarrollo de la teoría. En cambio, en la pseudopaleopatología ocurren fracturas por acciones antrópicas endógena o exógena, bioerosiones y deformaciones ocurridos en diferentes períodos del proceso post-mortem diagénico, cuya aceleración destructiva depende de la intensidad de los agentes tafonómicos: bióticos y abióticos (tipo de suelo, humedad, soterramiento), excavación, transporte y almacenamiento (GOMIDE, 1999).

Estamos considerando como "anormales" las perdidas óseas y no otras alteraciones porque la LTA de forma mucosa compromete destructivamente el presente "subject area", causando lesiones líticas. Sin embargo, hemos tenido mucho cuidado en descartar las pseudopaleopatologías que podían distorsionar nuestra investigación. Los casos detectados evidencian que el proceso destructivo surge de adentro hacia afuera, desde los cornetes medio e inferior de la cavidad nasal hacia el fondo de la cavidad oral como producto de infección sobreagregada. Por este motivo, sirve para nuestra investigación los casos metastáticos o lesiones osteolíticas (*Vide* Tabla 12), y después fueron comparados con la casuística de LTA del CPq-HEC.

Tabla 12- Análisis paleopatológico de las estructuras comprometidas desarrollados en la investigación de LTA de forma mucosa.

	NORMAL			
OBSERVACION		EROSIONADOS	Sin reacción ósea o "bioerosión"	-superficial -profunda o corrosión
Cráneos del antiguo Perú con contexto	ANORMAL		con reabsorción ósea o lesión lítica	-Engrosado -"redondeado" -borde fino -ondulado
		FRACTURADOS	Sin reacción Ósea o "quebrados"	-Peri-mortem -Post-mortem
			Con reacción ósea	-Engrosado -redondeado -borde fino -ondulado

En la Tabla 12 dividimos a los anormales en: los erosionados y fracturados. Los que exhiben erosión[33] se subdividen en aquellos que tienen o no reabsorción periosteal. Cuando carecen de reabsorción ósea se conocen como bioerosión causada por agentes tafonómicos (bióticos o abióticos) y pueden ser superficial o profunda. Estos casos no son patológicos. FERRAZ (1977), menciona que la erosión es la perdida superficial de áreas de tejido óseo por acción mecánica, en general secundaria a la manipulación intempestiva de huesos friables, desgastes, raspados, acción de escobas duras sobre material húmedo, etc. pueden presentar o no señales de instrumentos que la ocasionó, mostrando siempre la pérdida de patina característica de las alteraciones recientes. Según GOMIDE (1999) este problema es frecuente en las epífisis de huesos largos que surge por remoción intempestiva del material y almacenamiento incorrecto, denominándose acciones antrópicas endógenas y/o exógenas, tal como ya fue

---

[33] Del latín erosione y sinónimo de corrosión, desgaste y destrucción. Este término surge de las ciencias naturales. Empero, en esta tesis utilizamos ligado a la medicina y es definido como la consecuencia de una acción producida por una enfermedad infecciosa o traumatismo. Veamos algunos ejemplos, en la dermatología se usa como lesión leve de la piel que puede ser de orden patológica o traumática; erosión dentaria es la destrucción progresiva de los tejidos duros del diente; erosión palatina es la lesión mucosa del paladar; también existen la erosión cervical-uterina y la erosión recidivante de la córnea.

mencionado. Sin embargo, en esta tesis reiteramos que el término erosión está orientado a los procesos infecciosos que pertenece al área de la medicina sea clínica o forense.

El grupo de erosión con reabsorción ósea, en cambio, es una lesión osteolítica que se caracteriza por su perforación y los criterios se definieron por aquellos cráneos que exhiben una superficie gomosa de color marrón claro o crema y pueden ser de reborde irregular, ondulante o redondeado, los cuales se combinan alternadamente en engrosado y fino. La reacción ósea, además, es su manifestación básica y localizado en el borde óseo erosionado y a la vez sirve como indicador de inflamación por vasculitis. Este criterio es ratificado por destacados paleopatólogos (ZIMMERMAN & KELLEY, 1982; ORTNER & PUTSCHAR, 1985; UBELAKER, 1991; ORTNER, 1992; MENDONÇA DE SOUZA, 1995; y otros). Seguidamente, los cráneos con reabsorción osteo-palatina fueron observados y clasificados como infección según la morfología de lesión (BUIKSTRA & UBELAKER, 1994).

Las fracturas[34], en cambio, pueden ser divididos en 3 grupos: 1)- los casos fracturados con reabsorción ósea, 2)- los casos sin reacción periosteal (peri-mortem) y 3) las fracturas no patológicas o quebrados. El primer grupo de los cráneos analizados presentan rebordes engrosado, "redondeado", ondulado, regular, fino y suave, y frecuentemente son casos pre-mortem exhibiendo reabsorción periosteal y regeneración del tejido o fusión de esquirlas formando un callo óseo. En cambio, los casos peri-mortem carecen de reacción periosteal y solamente los criterios del color, forma y sedimento pueden diferenciar de las fracturas post-mortem. En este tipo de evidencia se debe tener mucho cuidado en su interpretación y además, porque estarían ligadas a lesiones traumáticas severas que ocasionaron la muerte del individuo (VERANO, 1998; GOMIDE, 1999). Siendo este un dato importante para la medicina forense.

El tercer grupo son las fracturas no patológicas que pueden ser de carácter reciente o antigua, y por ende, no presentan reabsorción ósea. Seguimos a FERRAZ (1977), quien señaló que estos pueden tener origen espontánea por la acción de choques térmicos, disecación súbita, termofractura natural, etc. o son secundarias a la acción humana, produciéndose rajaduras de orientación variada e irregular, y destacase en ellas

---

[34] Término proveniente del latín y también fue utilizado en sentido médico como un tipo de lesión. Acto y efecto de quebrar, romper del hueso; la fractura patológica ocurre después del traumatismo mínimo en la región donde el hueso se torno frágil debido a la lesión preexistente. Existen diversos tipos de fracturas: directas, indirectas, completas o incompletas, fracturas craneo-faciales o de Parry, de Dupuytren (tibia y peroné); las fracturas directas, cuando la lesión se encuentra en el punto de impacto del traumatismo; y las fracturas indirectas provocadas por la torción, tracción, flexión y compresión de la región afectada.

por la ausencia de patina, los lascamientos secundarios y el punto de percusión visible. GOMIDE (*op. cit.*), quien sistematizó detalladamente la metodología pseudopaleopatológica, reitera que estos pueden ser de carácter antrópico endógeno y/o exógeno, además de otros múltiples factores. En el material de Makat-tampu es abundante las fracturas antrópicas tanto antiguas como recientes.

GOMIDE (*op. cit.*) revela que cada fase del proceso tafonómico evolutivo se caracteriza por un conjunto de agentes que actúan sobre el elemento biológico preservado, siendo atacado en los primeros días de muerte por necrófagos o bibliófagos, produciendo putrefacción y momificación, y por el enterramiento secundario (bioturbación o fragmentación biogénica). Asimismo, el grado de descomposición que ocurre en determinadas partes del cuerpo produce efectos que simulan patologías o cambios culturales como el caso de las grasas corporales o adipocira. La actividad animal o agentes bióticos que alteran los huesos produciendo pseudopaleopatologías, son causados por raíces, bacterias, necrófagos, hongos, insectos, moluscos y roedores. Asimismo, los mamíferos carnívoros como cánidos, felinos, ursidos y otros, también destruyen las superficies articulares y dejan marcas de mordedura canina en las epífisis de huesos largos y la tabla craneal. Los agentes no-bióticos suelen ocurrir por erosión química que incluyen la temperatura, acidez del suelo, humedad, soterramiento del elemento biológico y la estructura química del hueso al tiempo de la muerte. La erosión mecánica produce alteración tipo "coffin wear" debido a pequeños movimientos del hueso colocado en una superficie dura, tales como el piso o un cajón de difunto. La exposición al sol en período prolongado ocasiona también un blanqueamiento del hueso sin brillo y rajaduras. También la exposición marina causa un efecto de blanqueamiento, escarificación y con depósitos de residuos de algas o cracas. Estas últimas son crustáceos cerrípedos que se encuentran en el interior de la cáscara o caparazón incrustadas en las rocas y huesos del litoral.

Por otro lado, causas ceremoniales también producen alteraciones post-mortem, siendo el cráneo el hueso más propenso a sufrir modificaciones como ser montado en palos o cuerdas, clavado en el suelo, costurado, colgado en las casas, pintado y usado como recipiente o amuletos, produciendo erosión natural y trepanación (UBELAKER, 1991). Siendo estas las causas principales de estas fracturas o bioerosiones. Además, las pseudopaleopatologías ocasionan, la mayoría de veces, "lesiones" semejantes a señales inespecíficos de infección. Con estas indicaciones proseguimos a realizar un correcto diagnóstico diferencial entre las patologías que se objetivó a detectar.

Las alteraciones patológicas óseas son producidas por numerosas enfermedades. Desafortunadamente, sólo entre el 15 y 20% de las enfermedades dejan marcas en los huesos (BUIKSTRA & UBELAKER, 1994). Asimismo, diferentes condiciones patológicas pueden afectar el mismo hueso causando sinergismos o producir indicadores no específicos de estrés como defectos dentarios (hipoplasia del esmalte dentario y detalles de microestructuras), líneas de Harris, alteraciones de crecimiento o periostitis. Estas categorías de desordenes que afectan al hueso pueden ser encontrados en el registro arqueológico. En cambio, los elementos óseos que exhiben lesiones líticas con reacción periosteal, como ya fue mencionado anteriormente, destacan: artritis, fracturas, enfermedades infecciosas, desordenes congénitos, disturbios circulatorios, tumores, desordenes metabólicos, endocrinos, enfermedades anemiantes, y otras misceláneas (ZIMMERMAN & KELLEY, 1982).

Problemas en la paleopatología esquelética, como en las demás áreas de especialización, también limitan nuestro estudio. Así, ORTNER (1992) mencionó que uno de los problemas más serios de la paleopatología americana son aquellas que producen lesiones destructivas de la cavidad nasal, como ya fue dicho anteriormente. Tales anormalidades pueden ser causados por diversas condiciones patológicas, incluyendo cáncer maligno, hanseniasis, "goela-de-lobo", LTA, esporotricosis, paracoccidioidomicosis, tuberculosis, treponematosis y traumatismo (*Vide* Cap. 9-Discusión). Todavía no existe una sistematización de criterios y fundamentos metodológicos para diagnóstico diferencial entre estas entidades morbosas. Sin embargo, los pocos casos descritos pueden deslindar el proceso paleopatológico de LTA y alcanzar un grado de certeza en el reconocimiento de la enfermedad o lesión, y a través de los cuales fue posible vislumbrar esta área del saber.

6.3.5- Métodos de estimación de la Edad

La importancia de estimar la edad de muerte y el sexo para este trabajo es cuantificar por género y edad los casos paleopatológicos y entender el patrón patológico de LTA en poblaciones antiguas y su reconstrucción paleodemográfica. Existen varios métodos que permiten estimar la edad en base al cráneo. Uno de estos es el método del desarrollo dentario que sirve para la edad de individuos subadultos, menores de 18-21 años (KROGMAN, 1962; STEWART, 1979; ORTNER & PUTSCHAR, 1985). Este método provee el resultado más preciso, especialmente entre el nacimiento y 10 años de edad. Sin embargo, para subadultos entre 15 y 21 años, MERCHANT & UBELAKER

(1977) encontraron diferencias considerables en la edad al comparar las técnicas del desarrollo dentario y el crecimiento de la raíz dental de una singular muestra arqueológica. El método del desarrollo dentario (UBELAKER, 1991), basado en la calcificación y erupción dental, está fuertemente controlado por factores genéticos con una mínima influencia del medio ambiente. No obstante, enfermedades específicas, tales como el hipo-pituitarismo y sífilis, pueden modificar el ritmo del desarrollo dentario. La mayoría de enfermedades afectan los dientes en niños, así como otras partes del esqueleto. Sin embargo, nuestro material se caracteriza por tener individuos adultos y la ausencia de infantes.

El segundo método es la abrasión de los dientes permanentes. Este consiste en que una vez completa la erupción de los 32 dientes alrededor de 18-25 años de edad, el individuo empieza a desgastar la caras oclusales e incisales de los dientes. El ritmo de desgaste dentario normal ocurre más intensamente en los primeros molares que en los segundos que empiezan alrededor de 30 y 35 años. Los incisivos se desgastan rápidamente después de 40 años de edad. Frecuentemente, los indígenas de 50 años a más carecen de dientes, siendo la alimentación y la actividad cultural dentaria los factores principales de desgaste.[35]

El tercer método es la sinostosis de la sutura esfeno-basilar propuestas por HRDLICKA (1952) y BROOKS (1955). Este consiste en la obliteración de esta sutura que ocurre alrededor de 35 a 40 años de edad (McKERN & STEWART, 1957; GENOVES & MESSMACHER, 1959). Sin embargo, muchos antropólogos físicos modernos han abandonado su empleo porque las modelaciones cefálicas intencionales alteran la edad de su fusión.

El cuarto método es la sinostosis craneana. Este consiste en que las suturas son claramente visibles en subadultos y adultos jóvenes. Luego, durante la vida adulta, ellas gradualmente desaparecen formando la unión de huesos planos adyacentes. En individuos viejos, muchos empiezan a obliterarse totalmente, formando la sinostosis (UBELAKER, 1991).

TODD y LYON (1924) lograron cuantificar los cambios en la obliteración de suturas mediante un examen detallado de cada una de ellas basado en 514 cráneos de

---

[35] A partir de la domesticación de plantas, hace 3,000 A.C., las poblaciones prehistóricas empiezan a desarrollar elevados consumos de carbohidratos surgiendo la caries dentaria y las enfermedades periodontales. Sin embargo, existen otros factores biológicos y culturales que alteran el ritmo de desgaste dentario como por ejemplo, las anomalías de posición, maloclusiones, la costumbre de morder hueso, cuero y ligamentos, la preparación de chicha de mandioca, incrustar objetos suntuosos en los labios, consumo hipercalórico, la deficiente higiene dentaria, la fuerza masticatoria de cada individuo, etc.

hombres y mujeres tanto blancos como negros de edades conocidas. Ellos observaron los mismos cambios generales en la mayoría de suturas sin considerar el sexo ni la raza. El cierre usualmente empieza endocranealmente y avanza hacia el ectocráneo. No obstante, ellos fueron capaces de correlacionar los patrones de edad, señalando que:

> *"the individual variability in progress of suture union makes it unwise to depend too much upon the stage as an age maker, valuable as the indications may be when linked up with other features"* (TODD & LYON, 1924: 383).

Datos más detallados sobre la progresión de la edad de la obliteración de suturas fueron obtenidos por McKERN & STEWART (1957) en base a grandes series osteológicas de hombres norteamericanos. Ellos también concluyeron que el progreso de la obliteración tiene solamente una relación genérica con la edad.

Según el estudio de GENOVES & MESSMACHER (1959) realizados en cráneos indígenas y mestizos mexicanos observaron el grado de obliteración de las suturas encefálicas, principalmente las suturas sagital y lambdoidea, concluyendo que estas varían debido a las deformaciones craneanas intencionales. Estudios más refinados de este método fueron desarrollados por MEINDL & LOVEJOY (1985) estudiando 236 cráneos de la colección Hamann-Todd en Cleveland (Ohio) lograron precisar la obliteración del cráneo como un indicador de edad. Estimando la edad de aquella muestra, ellos encontraron una mayor confiabilidad de las suturas lateral-anterior que las suturas superiores del cráneo y la obliteración del ectocráneo superior hacia el cierre endocraneal. Ellos también observaron cambios en la edad para ambos sexos y grupos raciales diferentes. El método propuesto emplea la combinación de 2 sistemas (sagital y lateral) subdivididos en 10 puntos y 4 estadíos de obliteración[36]**(36)** (UBELAKER, 1991: 83).

Cada sitio está definido por centímetros, el cual se ha clasificado en los siguientes estadíos de obliteración:

0. Abierto; no evidencia de obliteración ectocraneal.

1. Mínimo, abarcado desde un puente corporal singular a través de la sutura a casi 50% de sinostosis.

2. Significante; un grado marcado de obliteración pero alguna porción residual está incompletamente fusionado.

---

[36] La colección Hamann-Todd ha sido criticado por HOFFMAN (1987) porque posee posibles errores de la edad de la muerte. Muchas edades fueron estimadas por los anatomistas sin utilizar los documentos de óbitos. Sin embargo, este método será aplicado con reservas en el presente estudio.

3. Completa. Totalmente obliterado.

6.3.6- Método de estimación del Sexo

Para la estimación del sexo a nivel craniano se hizo en base a las observaciones de ocho (8) rasgos principales: los arcos supraorbitarios, la robustez del proceso mastoideo, la glabela, la cresta occipital o nucal, las eminencias laterales del frontal, los dientes caninos, la robustez del hueso malar y los arcos zigomáticos. Asimismo, sirvieron de aportes la configuración iniana[37], según las indicaciones de GENOVES & MESSMACHER (*Op. cit.*), VIDAL & OGATA (1980) y otros. Estos elementos se encuentran en las fichas de análisis paleopatológico (*Vide* Anexo 2).

6.3.7- Método Iconográfico

PANOFSKI (1979), define a la iconografía como la rama de la historia del arte que trata del tema o mensaje de las obras de arte en contraposición de la forma. Sugiere, además, es una representación de episodios significativos y dinámicos dentro de una narrativa mítica. Es decir, un lenguaje por la imagen. El análisis iconográfico es un método estructuralista de la arqueología simbólica (PANOFSKI, 1955, 1979; HODDER, 1982a, 1982b).

Este método consiste en identificar y definir las unidades y objetos que actúan formando parte de las escenas, actos, pasajes y temas de los individuos representados en la cerámica mochica dentro del contexto iconográfico. Estas representaciones se encuentran dentro de una narración mitológica y ritual (HOCQUENGHEM, 1987; CASTILLO, 1989; MAKOWSKI, 1994). Este método se divide en 3 niveles:

1).- La descripción pre-iconográfica consiste en separar cada uno de los motivos, como: animales, plantas, símbolos y seres humanos. En este nivel se identificó aisladamente cada uno de estos motivos y se definió las mutilaciones traumáticas de cada una de las piezas versus lesiones que se aproximan a LTA. Las piezas alfareras siguieron un estricto ordenamiento por fases culturales propuesto por el sistema Larco (LARCO, 1938-39, 1948).

2).- El análisis comparativo es el núcleo de este método, siendo de carácter asociativo permite la elaboración de cuadros de frecuencia de los personajes, y

---

[37] Inión es un punto craneométrico impar que se localiza entre la intersección del plano sagital medio y el borde rugoso nucal (BASS, 1986: 56). En la base de la protuberancia occipital externa, entre los puntos Opistocráneo y Opistión. El grado de robustez permite la identificación del sexo y sirve para la inserción del músculo trapecio.

entrecruza estadísticamente la distinción entre los utosos, verrugosos y mutilados con los ancestros o dioses mochicas, así como determinadas plantas y objetos.

3).- La interpretación iconológica permite explorar aspectos de la idiosincrasia y estilo de las piezas mochicas. En este nivel tratamos de buscar paralelos de narraciones etnohistóricas, principalmente con el dios del valle del alto Rímac llamado *Ñamsapa*, que tenía lesiones utosicas.

Para reforzar el método, WOBST (1977) defiende que el estilo no solo es producto de decisiones conscientes y deliberadas, sino esta cargado de múltiples significados sociales. Esta propuesta implica un cambio en la percepción, tanto del fenómeno del estilo como del rol del objeto figurado en la vida social. A pesar de esta limitación, el método iconográfico sirve para entender la información colectada por la paleopatología ósea.

7- RESULTADOS

7.1- PRIMERA ETAPA

A pesar de la muestra seleccionada no ser representativa de las áreas endémicas de LTA, los resultados obtenidos en la primera etapa de investigación sirve para construir el modelo para diagnóstico. Siendo estos:

1)- De la revisión de las historias clínicas de 130 pacientes confirmados de LTA, sólo hemos detectado 7 casos ocasionados por *L.* (V.) *braziliensis*, que representa el 5,38%. Estos casos son: 6 hombres (85.1%), entre 50 y 74 años de edad, y 1 mujer (14.3%) de 35 años de edad, que presentaban destrucción del tejido óseo de las cavidades nasal y oral. Esta patología evolucionó entre 6 y 15 años (*Vide* Tabla 13).

2).- En esta muestra predomina en agricultores de condición humilde y circunscribiéndose al patrón epidemiológico rural.

Tabla 13- Casuística de LTA de forma mucosa con destrucción del macizo facial, CPqHEC/FIOCRUZ entre mayo de 1998 hasta junio de 1999.

No. Registro	Sexo/Edad	Agente de LTA	Período de evolución	Lesión osteolítica (Tomografía cranial)
C-01 *(12438)*	M / 74 años	*L. braziliensis*	7 años	Destrucción total de cornetes inferior y medio, formando una cavidad de 25-30 mm. Esta erosión esferoidal interna es causada por la lesión úlcero-vegetante.
				Destrucción total de septum, vómer

C-02 (10221)	M / 50 años	*L. braziliensis*	7 años	y cornetes inferior y medio, cavidad circular de 15-20 mm, afectó el borde posterior del paladar. Esta erosión es ocasionada por el tipo úlcero-vegetante o sobreagregado.
C-03 (10605)	F / 35 años	*L. braziliensis*	7 años	Caída de pirámide nasal. Destrucción parcial del cornete inferior derecho, del septo, del seno maxilar derecho. Sinusitis y otitis. Ulcero-vegetante.
C-04 (13471)	M / 65 años	*L. braziliensis*	8 años	Destrucción total de septo, cornetes inferior y medio, cavidad esferoidal de 20-25 mm, velamiento de células etmoidales y seno frontal izquierda. Ulcero-vegetante.
C-05 (13221)	M / 56 años	*L. braziliensis*	6 años	Destrucción parcial del cornete inferior derecho y del septo. Hiperemia y costras en la mucosa. Ulcero-vegetante.
C-06 (13793)	M / 55 años	*L. braziliensis*	15 años	Caída de pirámide nasal. Lesión lítica parcial del cornete inferior derecho, del septo, del seno maxilar izquierdo y etmoides. Lesión lítica del paladar duro de forma oval. Ulcero-vegetante.
C-07 (02544)	M / 62 años	*L. braziliensis*	12 años	Lesión lítica parcial del cornete inferior derecho, del septo, del seno maxilar derecho. Alta carie. Esta erosión es causada por una lesión úlcero-vegetante.

3)- A partir del estudio hospitalar realizamos la descripción anatomo-patológica y observamos que LTA de forma mucosa produce una metástasis manifestado a través de un proceso crónico-infeccioso que en ocasiones compromete seriamente la región naso-oro-faríngea en el siguiente orden progresivo: perforación del cartílago nasal, destrucción total del septum cartilaginoso, destrucción total de los cornetes inferiores y medios, destrucción parcial del vómer, destrucción total y/o parcial de los senos maxilares y paranasales, palatino, maxilar, alvéolos dentarios y pterigoides, y mucosa de las vías aéreas digestivas superiores (VADS) parcialmente infiltrada, húmeda y con vasculitis (*Vide* Figs. 12 y 13). Estas lesiones metastáticas son tardías porque su cronicidad y sobreagregada.

4)- Estas lesiones líticas son consecuencia de infección sobreagregada o secundaria en todos los casos, recubriendo las úlceras, costras fibrino-purulentas, meliséricas y hemáticas; en el fondo existe tejido de granulación que cierra el orificio nasal invariable de la faringe, el paladar y la laringe. En el paladar blando las lesiones granulomatosas forman grandes mamelones, con surcos profundos y lesiones ulcerativas muco-sanguinolentas o muco-purulentas que comprometen los pilares anteriores y posteriores, a veces la lengua y la gingiva, incluyendo movilización de las piezas dentarias.

5)- A través de las tomografías observamos que la lesión osteolítica se caracteriza por la destrucción que se inicia de adentro hacia afuera, empieza de los cornetes nasales: inferior y medio, y alcanza el borde posterior del paladar duro. En el paladar observamos un reborde ondulante, abierto, que puede ser central o lateral a la altura de la sutura interpalatina (línea sagital) y en los forámenes palatinos mayor y menor y puede llegar hasta la sutura cruciforme.

6)- El patrón dentario de estos agricultores es la fuerte abrasión de la cara oclusal, ausencia de los primeros y segundos molares tanto en el maxilar como en la mandíbula, obliteración alveolar, caries y periodontitis en los premolares y molares, incisivos unos ausentes y otros con fuerte abrasión por descuido de higiene dental y todos eran fumantes y algunos alcohólicos.

7)- Las lesiones primarias predominaron en los miembros inferiores y superiores, evolucionando por largo tiempo, cicatrizándose espontaneamente en algunos casos y manteniendo supuraciones en otros. Después del diagnóstico y la terapéutica específica, los pacientes vienen siendo acompañados y reevaluados por cerca de 8 años.

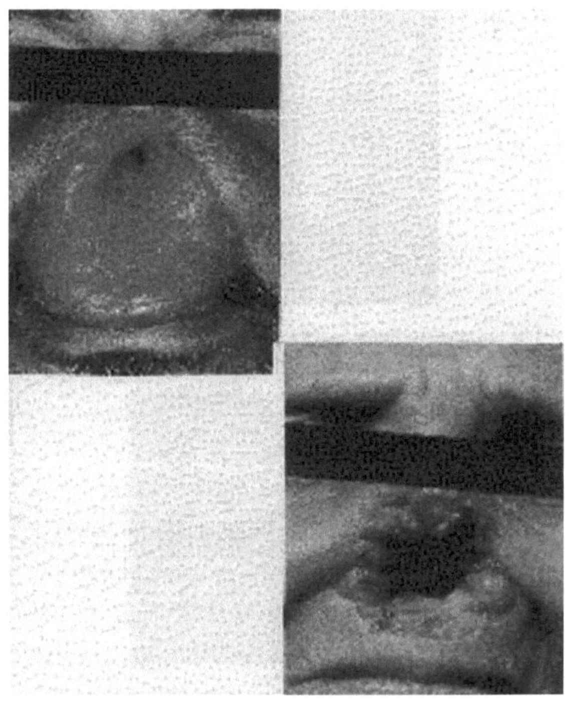

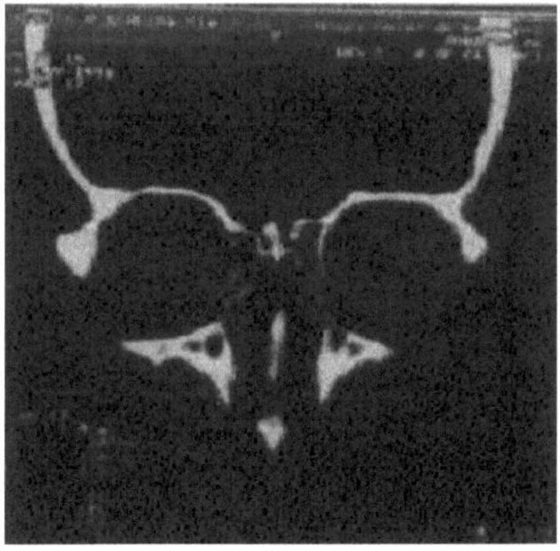

Fig. 12- Radiografía del C-01 A.M.A. de LTA forma mucosa con destrucción de la cavidad nasal.

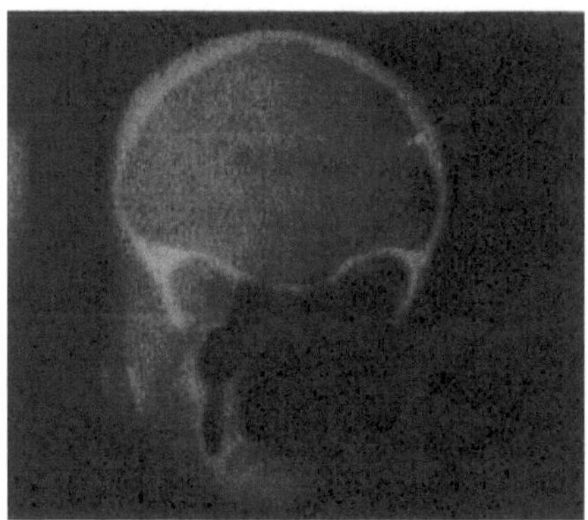

Fig.- 13- Radiografía del C-03 J.D. de LTA forma mucosa con destrucción de la cavidad nasal.

8)- Estas lesiones no son dolorosas e implican graves complicaciones de las funciones de masticación, fonación, estética y respiración. Por tanto, esta molestia caracterizada por lesiones mucosas y eminentemente polimorfas, compromete seriamente el esqueleto facial.

9)- Las viviendas de estos 7 casos son de madera de condiciones precarias, sin agua potable ni saneamiento básico, localizados próximo al bosque y plantaciones de arroz, frijol y maíz, y utilizaron medicina inespecífica para curar los inicios de LTA.

10)- El grupo etario comprende individuos mayores de 35 años de edad para el único caso de sexo femenino, siendo predominante en varones entre 50 y 74 años de edad (6 casos). Esta espectativa de vida en el grupo estudiado seria suficiente para que ocurran las lesiones osteolíticas que evolucionaron en un largo periodo de cronicidad. La predominancia en hombres es producto del mayor riesgo que corren cuando se internan en las labores agrícolas. Este dato es importante para nuestro modelo patológico.

7.2- SEGUNDA ETAPA

Entre los resultados de la segunda etapa tenemos:

1)- El estudio paleopatológico, que partió de la revisión de 241 cráneos procedente del sitio arqueológico Makat-tampu, Lima, reveló que sólo 5 casos humanos presentaban lesiones liticas y reacción ósea periosteal compatibles a LTA de forma mucosa. Estos casos son C-6, C-10, C-16, C-18 y C-28. Esta casuística representa el 2,07% del conjunto distribuído en 4 hombres, 1 mujer y 1 caso dudoso C-17 (*Vide* Tabla 14 y Anexo 2).

Tabla 14- Representación sexual de la serie Makat-tampu con destrucción ósea sugestivas a LTA.

SEXO	MUESTRA	LTA	%
Masculino	169	4	1,65
Femenino	72	1	0,41
Dudoso	-----	1	-----
TOTAL	241	5	2,07

2)- De acuerdo a este análisis percibimos que 31 casos de Makat-tampu (22 hombres y 9 mujeres) tenían alteraciones cefálicas distribuídas por criba orbitalia, "goela-de-lobo" o "fenda-de-lobo", LTA, osteoma, periodontitis, traumatismo, tuberculosis (TBC) o sífilis (?) y trepanación (*Vide* Tabla 15). Según esta Tabla observamos que los hombres de MT tenían diversas patologías. Existen casos de lesiones aisladas, así como con dupla lesión.

Tabla 15- Relación de cráneos patológicos del sítio Makat-tampu, Lima.

Cementerio Makat-Tampu (Clave MT)	SEXO	EDAD	PATOLOGIAS
C-01, AF-077, MAP/1537	M	35-40 a.	Traumatismo nasal
C-02, AF-139, MAP/35-B	F	18-25 a.	Pseudopatología
C-03, AF-142, MAP/511	F	30-40 a.	Lepra (?) y criba orbitalia
C-04, AF-161, MAP/483	F	30-40 a.	Criba orbitalia
C-05, AF-172, MT	M	30-40 a.	No es patología
C-06, AF-366, MAP/1529	M	35-45 a.	LTA
C-07, AF-398, MAP/1544	M	> 50 a.	No es patología
C-08, AF-417, MAP/316	F	35-45 a.	Criba orbitalia
C-09, AF-511, I/326, MT	M	± 50 a.	Traumatismo
C-10, AF-538, MAP/98,	M	± 50 a.	LTA
MT	M	± 50 a.	Traumatismo

C-11, AF-171, I/3500, MT	F	40-50 a.	Enfermedad periodontal
C-12, AF-1634 (959), MT	M	40-50 a.	Traumatismo y periodontitis
C-13, AF-1963, MT/13301	M	40-50 a.	Criba orbitalia y traumatismo
C-14, AF-2055, MT/13267	M	40-50 a.	Otitis
C-15, AF-2072, MT/13810	M	> 50 a.	LTA
C-16, AF-2083, MT/13760	M	45-50 a.	LTA (?)
C-17, AF-2099, MT/13384	M	40-50 a.	LTA y periodontitis
C-18, AF-2123, MT/13828	M	40-50 a.	Criba orbitalia y traumatismo
C-19, AF-2174, MT/11538	M	45-55 a.	No es patología
C-20, AF-2201, MT/240	M	40-50 a.	Periodontitis y traumatismo
C-21, AF-2342, MT/11918	F	45-55 a.	Caries y traumatismo (?)
C-22, AF-2414, MT/13333	F	45-55 a.	PCM (?), traumatismo
C-23, AF-3242, MT/13816	M	40-50 a.	Periodontitis (piorrea?)
C-24, AF-3278, MT/13739	M	40-50 a.	Osteoma
C-25, AF-3355, MT/1145	M	35-45 a.	Periodontitis y traumatismo
C-26, AF-3403, MT/3696	F	25-30 a.	"goela-de-lobo"
C-27, AF-3927, MAP/682	F	25-30 a.	LTA
C-28, AF-3877, MAP-691	M	35-40 a.	Osteoma y periodontitis
C-29, AF-5083, MT/21266	M	30-35 a.	Trauma y trepanación
C-30, AF-4536, MT/11261	M	12-16 a.	Criba orbitalia y periodontitis
C-31, AF-108, MT/141			
TOTAL	22 M/ 9 F	31 individ.	Estado patocenótico

3)- Los casos C-1, C-9, C-11, C-13, C-19, C-22, C-23, C-26 y C-30 presentan lesiones traumáticas, fracturando principalmente los huesos nasal (espina nasal anterior), maxilar y palatino (espina nasal posterior), y comprometiendo el seno maxilar. Los bordes tienen formas finas, rectas y neoformación ósea. Definimos pre-mortem porque las esquirlas están osificadas irregularmente al cráneo formando un callo óseo. Algunos cráneos, además, carecen de reacción periosteal y parece haber sufrido alteraciones postmortem. Estas últimas fracturas se caracterizan por tener coloración más clara que las superficies óseas arqueológicas. La ambiguedad del término fractura puede causar confusión.

4)- El caso C-16, registro 033, hombre de unos 50 años de edad, presenta una profunda lesión osteolitica que causó la destrucción del seno maxilar derecho con reabsorción periosteal que perforó la base de la órbita derecha, presenta una severa lesión litica que destruyó los senos maxilares hasta el palatino posterior con reabsorción periosteal. Este caso es compatible con LTA (*Vide* Fig. 14). Los casos C-10 y C-16 son individuos varones de casi 50 años de edad que exhiben destrucción palatina con reborde ondulado, formando una "U" abierta y con reabsorción ósea. En cambio, C-18, hombre de 40-50 años de edad, muestra lesión litica profunda de los senos maxilares y alcanzan hasta el palatino posterior con reabsorción periosteal, afectando los alveolos dentarios y formando periodontitis.

5)- El caso C-28 (Reg. 053) procedente de Makat-tampu es una mujer de unos 30 años de edad que presenta una lesión litica del hueso palatino. Esta lesión presenta forma una "U" abierta con reborde ondulante, redondeado, homogéneo, suave y tiene reabsorción periosteal. Observamos que la infección sale de adentro hacia afuera y también comprometió a los cornetes medio e inferior. También este caso es indicador de LTA (*Vide* Fig. 15).

6)- El caso C-23 (Reg. 41) es una mujer de 45-55 años de edad que presenta destrucción de la espina nasal superior por traumatismo y lesión lítica en la cara basal izquierda del occipital y es dudoso entre el diagnóstico de PCM por la ausencia de reacción periosteal y material comparativo. Este ejemplo permitió diferenciar con lesiones líticas por LTA.

7)- El caso C-30 (Reg. 077) es un hombre de 30 a 35 años de edad. El cráneo exhibe 2 trepanaciones profundas. Una en el frontal derecho a 7 mm de la sutura coronaria, tiene forma circular y mide 20 mm de diametro, presenta una lámina ósea de crecimiento en el borde izquierdo; la segunda trepanación es muy grande y localizase en el parietal derecho.

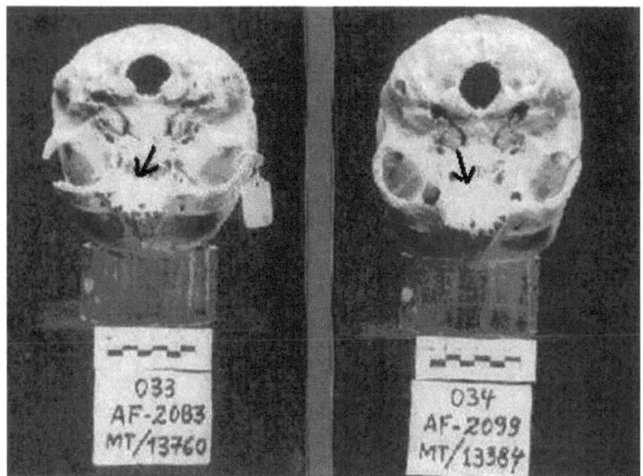

Fig. 14- Foto de C-16 (Reg. 033), lesión compatible de LTA, forma mucosa, Makat-tampu, época Inca, Norma basal. Nótese la destrucción de "U" abierta de borde ondulante, redondeado y suave con reabsorción ósea.

Fig. 15- Foto de C-17 (Reg. 053), con lesiones compatibles a LTA de forma mucosa, procedente de Makat-tampu, Horizonte Tardío, Norma basal. Nótese la destrucción de "U" abierta de borde ondulante, redondeado y suave con reabsorción ósea.

Tiene forma casi rectangular de esquinas curvas con crecimiento óseo. Mide 52 x 22 mm y 23 x 20 mm, respectivamente, alcanzando la sutura coronaria. Presenta un corte profundo curvo de 15 mm en la parte inferior de ambas trepanaciones. La técnica empleada es el raspado. Estas habrían sido ocasionados por problemas traumáticos. Además, presenta huellas de crecimiento óseo laminar indicando que el individuo sobrevivió un prolongado tiempo post-operatorio (*Vide* Fig. 16).

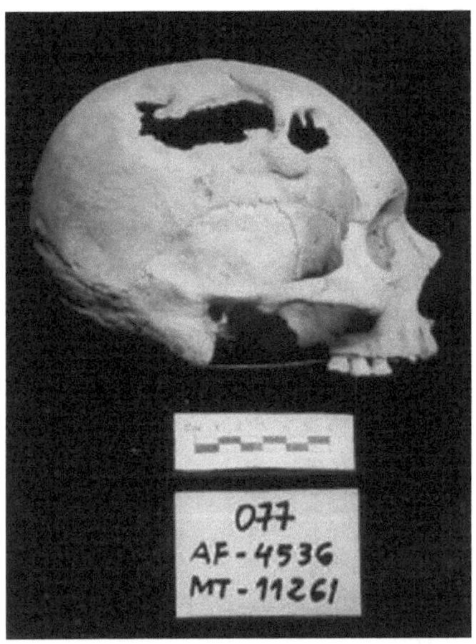

Fig. 16- Foto de C-30 (Reg. 077), trepanación craneana de hombre de 30-35 años de edad, procedencia de Makat-tampu. Período Inca. Nótese 2 severas perforaciones en el parietal derecho y frontal elaborado en la técnica del raspado y con crecimiento óseo. Norma lateral derecha.

8)- Otros sitios arqueológicos de la periferia de MT también fueron estudiados como Huarochiri: 5 individuos (3 mujeres y 2 hombres adultos), donde los casos C-32 y C-35 evidencian LTA, C-33 muestra traumatismo y artrosis cervical. En el cementerio de Ancón, aldea de pescadores, detectamos 5 individuos (3 hombres y 2 mujeres) con lesiones liticas TBC o sífilis (?), infección dentaria y traumatismo. Como es de esperar ningún caso de LTA. En Chilca, al sur de Lima, apareció 1 hombre de 25-30 años con traumatismo nasal. Finalmente en Zapán, en el valle del Chillón bajo, registramos una mujer de 50-60 años con enfermedad periodontal (C-43) y un hombre con traumatismo nasal (C-44). Lamentablemente, estos sitios periféricos carecen de contexto arqueológico (*Vide* Tabla 16; Anexo 2).

Tabla 16- Relación de cráneos patológicos de otros sitios arqueológicos alrededor de Lima, período Intermedio Tardío y Horizonte Tardío.

SITIO ARQUEOLOGICO	SEXO	EDAD (anos)	PATOLOGIAS
Huarochiri			
C-32, AF-3935, MAP/562	M	35-45	LTA
C-33, AF-3869, MAP/583	F	30-35	Artrosis cervical y trauma
C-34, AF-3876, MAP/588	F	30-35	PCM (?)
C-35, AF-3886, MAP/136	M	30-35	LTA y caries dentaria
C-36, AF-5547, 11/4770	M	35-40	TBC o Sífilis (?)
Ancón			Peridontitis
C-37, AF-5538, MAP/1276	M	30-35	TBC o sífilis (?)
C-38, AF-5550, MAP/160	M	45-50	Trauma nasal,
C-39, AF-5472, MAP/1329	F	45-50	meningocele (?)
C-40, AF-5440, MAP/833	F	18-25	No es patológico
C-41, AF-5475, MAP/842	M	35-40	Caries dentaria
Chilca			
C-42, AF-153, MAP/646 (344)	M	25-30	Traumatismo nasal
Zapán			Periodontitis
C-43, AF-4881	F	50-60	Periodontitis y
C-44, AF-3928, MAP 695	F	40-50	traumatismo

8- DISCUSION

Entre los problemas a discutir destacan los siguientes puntos: la cronología del material, la ocupación laboral, la patocenosis, la definición de LTA, el comportamiento epidemiológico, el diagnóstico diferencial, la cuestión iconográfíca y su inserción en el contexto social andino. Empezaremos la discusión respecto a la cronología del cementerio. Las excavaciones de ESPEJO NÚÑEZ en Makat-tampu entre 1944 y 45 ocurrió en el transcurso de la destrucción del sitio para la construcción de una factoría asociada a la expansión de Lima urbana. La práctica de arqueología de salvataje fue atinada y cierta. Según la estratigrafía descrita por ERICKSEN (1951), el sitio de MT fue ocupado desde el Horizonte Medio (culturas Nievería y Pachacamac), Período Intermedio Tardío (Ichimay y Chancay), hasta el Horizonte Tardío (Inca-Ichimay), y los cráneos recuperados proceden de la última ocupación y se caracteriza principalmente como un cementerio de agricultores localizados dentro de las estructuras de adobón y asociado de diversos fragmentos de cerámica del estilo Inca cuzqueño básicamente formas de aribalo o *puyño*, confirmando la ocupación Incaica. El valle en aquella época era un extenso bosque hasta las lomas (ROSTWOROWSKI, 1978) y probablemente podría haber sido un lugar de transmisión de LTA. Sin embargo, existen pocos estudios de paleoambiente para el período Inca en el Bajo Rímac, limitando nuestra interpretación.

El segundo punto es sobre la patocenosis. Este término introducido por GREMCK (1983) concierne al estudio del conjunto de enfermedades recurrentes, condiciones patológicas y estreses que caracterizan a un determinado grupo humano del pasado. Es una cohorte efectuada en el tiempo y espacio. El enfoque patocenótico es importante en la investigación paleopatológica moderna porque refleja las condiciones de vida, la adaptación humana al medio social y ambiental y el estrés producido por estos factores. La muestra paleopatológica de Makat-tampu revela que estos hombres manifestaban diversos problemas de salud tales como: caries dentaria, criba orbitaría, hiperostosis porótica, goela-de-lobo, LTA, TBC, trepanomatosis, periostitis y traumatismo. Sin embargo, esta patocenosis no ha sido levantada en su totalidad debido a la limitación del material y por la carencia de momias y esqueletos post-craneales.

El tercer el problema está relacionado a la ocupación laboral de los Makat-tampu. Para su discusión contamos con 2 tipos de evidencias. Uno, es el elevado porcentaje de caries dentaria y abscesos alveolares de estos individuos, y otro, la cultural material. Aunque el estudio dentario no ha sido tema de esta tesis, hemos observado una alta pérdida de estas piezas antemortem debido a la obliteración alveolar, quistes y caries dentaria, periodontitis, reabsorción alveolar y a los cambios en la estructura de la edad reflejada en el desgaste dentario. Al respecto, ERICKSEN (1951) describe:

> *"Large abcesses are common in the Makat-Tampu series, in some cases absorbing the dental processes until tooth roots were exposed outside the bone in life, in other instances absorbing holes as much as a centimeter in diameter into sinuses and palate".*

Por otro lado, COHEN (1989) refuerza que:

> *"High rates of dental caries, for example, are almost invariably associated with softh, sticky diets usually associated with agricultural diets. Rates of caries go up so uniformly with the adoption of agricultural that several scholars have inferred agricultural diets from high caries rates in the absense conforming food refuse".*

Asimismo, VALDIVIA (1980) señaló que hay diferencias morfológicas y patológicas en la cavidad oral de los antiguos hombres peruanos tanto de las tierras altas como los de la costa. Los primeros ingerían alimentos crudos, duros y resistentes, provocando una recia masticación, lo que les otorgaba mayor amplitud a sus arcos dentarios y al desarrollo de la musculatura facial. En cambio, los hombres costeños, a pesar de la fertilidad de sus tierras, tenían una dieta hipercalórica y estaban más sujetos a privaciones de diversos alimentos esenciales por causas sociales. Por tanto, este autor nos sugiere que los indígenas altoandinos tenían mejor calcificación dentaria que los del litoral, existiendo un determinismo dietético en relación con las variantes climático-fisiológicas del metabolismo en general, incluyendo el contenido químico del consumo de sus aguas.

ALLISON (1984), asimismo, sostuvo que las tasas altas de caries y perdidas dentarias antemortem se debía al factor cultural en relación a la preparación de los alimentos, higiene oral y nutrición, transcribiendo que:

> *"The Inca and Colonial period Indians have the highest incidence of missing teeth (antemortem), a finding that parallels the pattern of incidence of dental caries. Groups with high caries rates also displayed high rates of calculus involvement."*

Respecto a la cultura material, las excavaciones arqueológicas permitieron recuperar restos alimenticios de vegetales tales como semillas de algodón, calabaza, hojas de coca, fríjol, lúcuma, maíz (tuzas o corontas), pepas de pacae, papa, zapallo, fragmentos de carrizo, y huesos de pescado y camélidos (ERICKSEN, 1951). El material de Makat-tampu, por tanto, es indicador de una dieta hipercalórica de un pueblo básicamente agrícola y con diversos problemas de la cavidad oral.

Para discutir la definición patológica de LTA hemos sistematizado dos áreas de lesión ósea: la cavidad nasal y la cavidad oral. Observamos que los casos compatibles de LTA de forma mucosa presentan lesión lítica en el borde posterior de los palatinos con reabsorción periosteal, en unos casos erosionando la sutura interpalatina y en otros alcanza hasta la sutura cruciforme. Este borde de forma en "U" es ondulante, regular y con reabsorción periosteal, emergiendo desde los cornetes nasales que frecuentemente están ausentes hasta la cavidad oral. Debido a la consistencia laminar de los cornetes es difícil observar la reabsorción ósea en la abertura piriforme y en la mayoría de casos, los cornetes han desaparecido. Esta vascularización podría ser producto de las lesiones filtrativa, úlcero-vegetante y epistaxis de la mucosa naso-oro-faríngea, formando reacción periosteal en el paladar duro. En cambio, en la cavidad nasal, la infección bacteriana sobreagregada conduce a la destrucción total y/o parcial de los cornetes medio e inferior y afectando los senos maxilares y el paladar blando y duro. Sin embargo, este análisis paleopatológico a nivel macroscópico está limitado por la falta de exámenes radiográficos que permitirían resolver definitivamente este problema.

Otro problema es el comportamiento de LTA en la dinámica poblacional andina, aquí nos referimos a los aportes de KROEGER *et al.* (1991), LLANOS-CUENTAS & DAVIES (1992) y DAVIES *et al.* (1997a, 1997b) para uta (LC) y los de TEJADA (1973), LLANOS-CUENTAS (1991) y ALTAMIRANO *et al.* (1999) para espundia (LM). Veamos estos trabajos.

KROEGER *et al.* (1991: 309), expone que la LTA cutánea, pesquisada en 542 individuos del Ecuador, presenta una distribución corporal variada: brazos y piernas (76,9%), cara y cuello (12,0%), tronco (8,7%) y nariz (2,4%). A pesar que estos autores no mencionan las lesiones óseas de las VADS, esta baja proporcionalidad de la región nasal revela la probabilidad mínima de encontrar casos arqueológicos cuando se trabaja con material cefálico. Sin embargo, nos permite observar que la dinámica poblacional afectada por LC es alta en los brazos, piernas, cara y cuello.

LLANOS-CUENTAS & DAVIES (1992), refieren que el porcentaje acumulativo de personas infectadas por LC en diferentes edades en 4 aldeas endémicas del valle de Purísima (Ancash), 4 de Lurín y 2 del valle del Rímac (Lima) resultó una tasa de alta infección equivalente entre niños y adultos, las cuales tienen extremos entre Jarachacra y Langa. Este patrón está relacionado al riesgo por susceptibilidad. En Licahuasi, Canye y La Esperanza, el riesgo de susceptibilidad en niños fue 8 veces más que en adultos; mientras que en Huatiacaya (Lurín) el riesgo para adultos fue 4 veces mayor que en niños, existiendo patrones intermedios entre estos extremos. Así, aquellos datos sugieren la existencia de diferentes patrones de riesgo de exposición relacionado a la edad para poblaciones andinas en diferentes aldeas y/o valles, y diferencias en el estatus de inmunidad de las poblaciones vivientes en diferentes áreas endémicas. En el valle de Purísima el riesgo de incidencia de uta cae rápidamente conforme avanza la edad, en cambio, es diferente en el alto Lurín. Esto representa un riesgo relativo de infección intra-domiciliaria versus el riesgo de infección asociados con actividades agrícolas y puede muy estar relacionado con la edad. Por otro lado, las infecciones asintomáticas son frecuentes en este valle y que la inmunidad desarrollada en adultos no fue evaluada en dicha pesquisa. Asimismo, no hubo diferencias significativas entre niños (92%) y adultos (89%) con lesiones de uta (DAVIES *et al.* 1997a, 1997b).

En el comportamiento epidemiológico por la LTA forma mucosa observada en el CPqHEC/FIOCRUZ (ALTAMIRANO *et al.* 1999) y la epidemiología amazónica en los Departamentos de Madre de Dios y Cuzco, notamos una clara diferenciación sexual, siendo alta en hombres y baja en mujeres. Esta observación también fue registrada por TEJADA (1973) (*Vide* Tabla 17). Al parecer, esta diferenciación se debe a los factores de riesgo relativo y/o la diferenciación laboral por sexo. Esta diferencia porcentual en el género depende de un mayor entendimiento epidemiológico. Consideramos que el riesgo de adquirir la LTA en individuos varones de poblaciones amazónicas es alto en relación a las mujeres porque ellos practican el desmatamiento para la agricultura de tubérculos y hojas.

Tabla 17- Relación sexual y aproximación entre epidemiología y paleoepidemiología de LTA de forma mucoso-óseo (Brasil y Perú).

GENERO	Epidemiología amazónica: Madre de Dios y Cuzco (TEJADA 1973:30)		Epidemiología de LTA de CpqHEC/Fiocruz, RJ (ALTAMIRANO et al. 1999: 24) (N= 130)		Paleoepidemiología de LTA de Makat-tampu, Lima (N= 241)	
Masculino	201	91,8%	6	85,7%	4	80,0%

| *Femenino* | 18 | 8,2% | 1 | 14,3% | 1 | 20,0% |
| *Total* | 219 | 100,0% | 7 | 100,0% | 5 | 100,0% |

Para el comportamiento arqueológico de MT, no sabemos si se trata de *L. braziliensis* o *L. peruviana*. Por consiguiente, el porcentaje de 2,07% (4 hombres y 1 mujer) para lesiones sugestivas a LTA mucoso encontrado en MT nos hace pensar de una alta prevalencia ocurrida en aquella aldea prehistórica. Asimismo, en la muestra se observó que los hombres sufren mayor prevalencia de LTA que las mujeres. Sobre este resultado se discute la posibilidad que los agricultores de MT también corrieron el mismo riesgo relativo como los agricultores actuales de Ancash y Lima. Este sesgo se debe al riesgo ocupacional de MT configurándose hacia el patrón rural en función a la intensa y extensa actividad agrícola efectuada en el Bajo Rímac durante el período Incaico. Sin embargo, sin realizar estudios de PCR según el género para la muestra arqueológica no podremos comprobar este resultado paleopatológico. Es todavía más difícil y peligroso interpretar los otros tipos de leishmaniasis como la cutánea difusa (LCD), LC y LV porque estas no comprometen al tejido óseo y no existe una metodología paleopatológica al respecto.

8.1- DIAGNOSTICO DIFERENCIAL

El problema de la distinción osteológica de LTA forma mucosa con otras enfermedades que afectan a los huesos de la cara son trepanomatosis, paracoccidioidomicosis (PCM), tuberculosis osteo-facial (TBC), goela-de-lobo, hanseniasis o lepra, trauma y melanoma (PESSÕA & BARRETTO, 1948; MARSDEN, 1986; LLANOS-CUENTAS, 1991; ORTNER, 1992; ROTHSCHILD *et al.* 1998). Asimismo, la esporotricosis y amebiasis. En la clasificación de estas condiciones patológicas se requiere de gran entrenamiento y experiencia. En el Perú, la bartonelosis o verruga se encuentra en la misma área endémica de LTA y por tanto, también merece realizar su diagnosis diferencial. Sin embargo, hasta la fecha no se han reportado casos comprometiendo la estructura ósea.

Del punto de vista clínico, a través de los exámenes especializados (ORL y/o endoscópicos de las VADS), podemos afirmar que: la sífilis en la fase terciaria difiere íntimamente de la LTA por una destrucción más intensa de los tejidos óseos, en tanto la

LTA tiene mayor preferencia por los cartílagos, piel, mucosas y destrucción ósea menos severa; la PCM, por las características morfológicas de sus lesiones clásicamente úlcero-vegetante y la exacerbación del dolor y reflejo, en tanto que LTA ocurre inhibición del reflejo y dolor; la hanseniasis, presenta intensa infiltración como un dato clásico en la diferencia con LTA donde la infiltración es obligatoria, por tanto discreta; la TBC y el cáncer maligno se diferencian, principalmente, por su localización glótica, en tanto que LTA es en general de localización Sutra-glótica; ya el lupus eritema toso, en regla general, presenta lesiones similares a la forma vegetante de LTA (MOREIRA, 1994). Por otro lado, la esporotricosis también afecta al hueso y ya existen algunas referencias (HERSHKOVITZ *et al.* 1998).

A continuación serán colocadas estas enfermedades no para discutir detalladamente las características diferenciales en cada caso sino para comparar con los pocos casos arqueológicos, sabiendo que todavía no existe una metodología de patología ósea que permita concluir estos diagnósticos diferenciales, siendo esta pesquisa una tarea preliminar.

8.1.1- Bartonelosis

Nuestra discusión se inicia con la bartonelosis. Esta es una enfermedad autóctona de América causada por la bacteria *Bartonella bacilliformis*[38], y transmitida, también como la LTA, por el mismo mosquito titira *Lu. verrucarum*. En 1883, cuando se construía el ferrocarril más alto del mundo, Lima-La Oroya, ocurrió una elevada incidencia de mortalidad entre los trabajadores, surgiendo el estudiante Daniel A. Carrión del quinto año de medicina de la UNMSM, quien se inoculó la sangre de un paciente verrugoso, describiendo los síntomas hasta su muerte. Por este motivo, también es conocido como "Fiebre de La Oroya", "Mal de Carrión" o "Verruga Peruana" y los quechuas denominaban *Sirki, Kcepo* o *Ticti*.

Al discutir el DD con LTA notamos que existe una notable diferencia al respecto, principalmente porque la bartonelosis no afecta al hueso facial, más si es una infección

---

[38] La bartonelosis es producida por una bacteria gran-negativa, pleomórfica, semejante a un bacilo, que invade a las hemácias – la *Bartonella bacilliformes*. Hasta mediados de la década de 1980, su posición taxonómica de las bartonelas era incierta, unos apuntaban como bacteria (BARTON, 1909; WEISS, 1923, 1932; SOLANO *et alii*, 1994), y otros las colocaban entre las ricketssias (PESSOA & VIANNA-MARTINS, 1982). Hoy existe el consenso de ser una bacteria.

caracterizada por una erupción cutánea múltiple, nodular y verrugosa, afectando el sistema sanguíneo, linfático y nervioso. Los nódulos ectodérmicos son difusos y frecuentemente supurantes. Esta fase es precedida de un período febril y anemiante. Entre los campesinos adaptados a esta región endémica han desarrollado un sistema inmunológico eficaz durante la edad infantil.

ALLISON *et al.* (1974) demostró el origen autóctono de la verruga en una momia Nasca, perteneciente a la cultura Wari, siglos VII-VIII D.C. Este pesquisador interpretó que el individuo habría sido picado por el díptero cuando cruzaba el área endémica de la bartonelosis durante el curso de la invasión altiplánica en el Horizonte Medio. El cuerpo habría sido sacrificado y mutilado a nivel lumbar, incluso le habían extraído el corazón y los pulmones. La piel, que cubría la espalda, brazos y piernas, presentaba pequeños nódulos de forma de cabeza de alfiler o de arveja. Los exámenes por inmersión en la solución de Ruffer, coloreado con Giemsa y ampliación a 8,000 por microscopía electrónica mostró el bacilo con un singular flagelo polar (COCKBURN, 1988). En resumen, reiteramos que la bartonelosis es una enfermedad tegumentaria que no causa lesiones líticas de las cavidades de las VADS, por tanto, es dispensado del DD.

8.1.2- Hanseniasis

Esta enfermedad, causado por el bacilo de Hansen o *Mycobacterium leprae*, es muy contagiosa, caracterizado por síntomas cutáneos locales y manifestaciones generales que pueden acarrear deformaciones y mutilaciones. También es conocido como "elefantiasis de los griegos", "mal bruto", "mal de Lázaro", "mal de Hansen", "mal morfético" y "morfea". Es transmitido por el contacto de piel, uso de ropas de leprosos y no es una enfermedad autóctona de América.[39]

Para discutir el problema del DD en la osteopatología leprosa debemos tener en cuenta las siguientes nociones: casi la totalidad de estas lesiones se asientan en manos y pies; de 1,885 casos óseos de la época actual, se registraron 1,868 casos con lesiones en manos y pies (99,0%), y 17 casos con lesiones extradistales (0,9%); las lesiones óseas fuera de dichos segmentos son atípicas y raras; el elemento facial es afectado en

---

[39] – Durante 500 años D.C. la lepra ya existía entre los griegos y árabes. Se propagó en Europa durante las cruzadas en la Edad Media, provocando el aislamiento de los leprosos entre los siglos XII y XIII, surgiendo los leprosarios o lazaretos, mas frecuentemente fueron masacrados y apedrados por el pueblo en virtud del pavor que causaban (MØLLER-CHRISTENSEN, 1969).

relación a la madarosis y a la hipertrofia de los pabellones auriculares e independiente de orejeras (PESCE 1951). Los individuos afectados tienden a caer entre menos de 20 o más de 30 años de edad, preferentemente varones y comprometen al esqueleto apendicular entre 15 y 54% (ZIMMERMAN & KELLEY, 1982).

El caso C-3 de Makat-tampu (femenino de 30-40 años de edad) presenta criba orbitaría y una erosión difusa, externa, porosa y simétrica en el esplacnocráneo, neoformación ósea en los huesos frontal, malar y maxilar, siendo su DD de lepra lepromatosa. Esto no es hiperostosis porótica porque en este tipo de lesión afecta engrosando el hueso diploe del neurocráneo, lo que no ocurre en el C-3. Además, el problema de la hiperostosis porótica es complejo, varía según las áreas arqueológicas de estudio, asociado a múltiples etiologías anemiantes, como endoparásitos, bacterias y a las adaptaciones biológicas del hombre principalmente en áreas litoráneas (ALTAMIRANO, 1994b; MENDONÇA DE SOUZA, 1998). Sin embargo, reiteramos este es otro problema y no tema de la presente pesquisa.

Para el DD de hanseniasis, ORTNER (1992) expone un caso de lepra de un hombre de unos 20 años de edad, procedente del cementerio medieval de Chichester, Inglaterra, definiendo que esta compromete seriamente la estructura naso-maxilar con remodelación destructiva y profunda de la abertura piriforme, el maxilar superior y la perdida de los incisivos superiores e inferiores. Además, en la norma facial, la lepra es rara y cuando aparece destruye la abertura sagital del maxilar con bordes irregulares, profundos, microporosidades por vasculitis y por tanto, con fuerte reacción ósea periosteal. En cambio, en Makat-tampu el caso C-3 se aproxima a lepra lepromatosa y los casos compatibles de LTA presentan una destrucción litica diferente, afectando principalmente los cornetes nasales medio e inferior y el borde posterior del palatino con leve reacción periosteal.

Asimismo, existen 3 tipos de lepras: el tipo *lepromatoso*, con máculas sobre la piel y nódulos infiltrados, formando lepromas del tejido subcutáneo, en los cuales pulula el bacilo de Hansen. Esta forma permite atrofiar las manos, pies, espina nasal anterior y procesos alveolares del maxilar, así como osteítis e infección del palato. La atrofia e inflamación de las regiones nasal y paladar comprometen seriamente los huesos y la residencia del bacilo en la mucosa nasal. En casos avanzados hay perdida antemortem de los incisivos superiores (MØLLER-CHRISTENSEN, 1965; ZIMMERMAN & KELLEY, 1982). El tipo *tuberculoide*, igualmente caracterizado por máculas e infiltraciones donde se pone en evidencia el "grano lúpico" por vitropresión, mas cuyas lesiones no encierran bacilos; y el tipo de lepra *nerviosa*, caracterizada por neuritis y polineuritis, acarrea atrofias musculares y ulceraciones, mas las lesiones cutáneas asumen menor importancia que en las formas precedentes.

Por tanto, su presencia en la serie de MT puede ser indicador de material disturbado procedente de la Colonia. Mientras no tengamos la evidencia retrospectiva de la lepra precolombina, debemos entender que su importación se verificó en la época de Conquista, procediendo de la península ibérica, intensamente leprógena en aquel período. Los primeros leprocomios fundados en el Perú, entre 1550 y 1563, registran casos de españoles y no de indios, y más tarde de negros a partir de 1570 (PESCE, 1951; MØLLER-CHRISTENSEN, 1965, 1969). Idénticas comprobaciones también son aplicables en el Brasil.

8.1.3- Paracoccidioidomicosis

Blastomicosis es una designación genérica de las afecciones producidas por hongos blastomicetos[40] y producen graves lesiones granulomatosas y ulceraciones de la piel, mucosas, ganglios linfáticos, pulmones y huesos. Los más conocidos son: la Blastomicosis Norteamericana, también conocido como *enfermedad de Gilchrist*, causada por el hongo *Blastomyces dermatitis* y la Paracoccidioidomicosis (PCM) es una enfermedad autóctona de sudamérica causada por el *Paracoccidioides brasiliensis*. Siendo esta infección micótica de baja frecuencia en los andes centrales y manifestándose casi exclusivamente en áreas rurales tanto tropical como subtropical de América del Sur.

En la discusión del DD para PCM contamos con poca literatura. Así, HERSHKOVITZ *et al.* (1998), presentan el caso de un hombre negro de 47 años de edad, cuyo cráneo manifestó, a la altura del parietal izquierdo, una lesión litica circular de 10 mm de diámetro. Alrededor de la lesión exhibe dos zonas circunferenciales en el ectocráneo. La zona consiste de forámenes distribuidos irregularmente con frentes remodelados por reabsorción. Asimismo, se observan espículas ásperas (1 x 2 mm) de hueso remodelado en el frente de la reabsorción ósea. Siendo el tamaño total de la lesión de 22 x 24 mm. En base a este ejemplo vemos que PCM destruye el hueso craneal en

---

[40] - Es un grupo de hongos patogénicos que se desenvuelven tipicamente como los lévedos por gemación. Hoy son clasificados como los moniliares.

forma circular con reabsorción ósea periosteal, en cambio, LTA compromete los cornetes nasales y el palatino en forma escamosa con bordes irregulares y una leve reabsorción ósea periosteal. Sin embargo, en este caso específico no se menciona que PCM haya afectado la estructura naso-palatina.

En nuestra pesquisa paleopatológica hemos observado un caso que se aproxima al diagnóstico de PCM. Este procede de Huarochiri, C-34 (femenino de 30-35 años de edad), observamos dos lesiones líticas de forma circular en el neurocráneo: una en el frontal y otra en el parietal, con perforación de 10 x 8 mm con reborde dentado, espiculado y reacción ósea periosteal. Siendo compatible a la descripción patológica mencionada por HERSHKOVITZ y colegas. Este DD es tomado con reserva hasta no ser comprobado en futuras pesquisas con casos actuales. Sin embargo, falta estudiar el patrón de compromiso óseo de PCM.

Por otro lado, en 1979, ALLISON *et. al.* (1979) fueron los pioneros en encontrar el primer caso de PCM en una momia del norte chileno. Se trata de una mujer de 56 años de edad que murió hacia 290 D.C. con lesiones pulmonares y renales. Tales autores sugieren que esta persona haya adquirido la enfermedad durante una expedición al área tropical. Sin embargo, no tenemos información acerca de la destrucción de la región naso-palatina por PCM y menos no se habían encontrado casos paleopatológicos en la costa central.

8.1.4- Tuberculosis

Esta enfermedad ha ocasionado mucho debate entre los paleopatólogos en el curso de la segunda mitad del siglo XX en relación con la "artritis tuberculosa". Es también originario de las Américas.[41] En el vocabulario quechua se designa con la voz *Chaque-oncoy, Chullu-oncoy* o *sucyay-oncoy* (LASTRES & CABIESES, 1959). Esta infección afecta principalmente a la espina dorsal, denominada enfermedad de Pott, destruyendo los cuerpos interiores de las vértebras torácicas y lumbares, formando lesiones liticas, kyposis y expandiéndose luego a las costillas, esternón y la cadera -psoas- y es causada por el bacilo *Mycobacterium tuberculosis* (MOODIE, 1923). Siendo la columna

---

[41] - Tres esqueletos de mujeres adultas de más de 50 años de edad, hallados en la cámara funeraria central de La Galgada, Ancash, fueron encontrados con fuerte kiposis vertebral producto de TBC y tienen datación de 2,260 ± 187 A.C. (GRIEDER et al. 1986).

vertebral, el área más común de infección, principalmente la región tóraco-lumbar y causando lesiones liticas del cuerpo vertebral anterior (ALTAMIRANO, 1995b). Además, su DD parece ser más próximo a osteomielitis piogénica y blastomicosis que a LTA.

En MT no detectamos ningún el caso. En cambio, en Ancón podría ser el caso C-38 y en Huarochiri C-36. Estos cráneos presentan 2 áreas de lesiones líticas. Una en el arco superciliar derecho del frontal, que se extiende desde la sutura naso-frontal derecho, alrededor de orbita derecha hasta la eminencia lateral frontal derecha (45 x 33 mm.) y otra en el occipital lado izquierdo (30 x 26 mm) próximo a la sutura lambdática. El reborde de la lesión es irregular de aspecto gomoso, poroso, irregular y neoformación ósea. Esta superficie craneal expone escarificación, sin perforación total y con reabsorción ósea. Siendo diferente de LTA por el tipo de reborde irregular y presenta una reabsorción ósea uniforme (*Vide* Fig. 17). Sin embargo, al comparar con el DD de sífilis notamos mayor severidad en la perforación del tejido óseo.

ORTNER (1992), describe un cráneo masculino de 15 años de edad que tuvo TBC desde los 5 años. Observó que estaba comprometido la estructura naso-maxilar, destruyendo los huesos nasal, cornetes, septum nasal, maxilar y paladar. Además, afectó la dentición total superior y cuyos alveolos habían obliterado. Tanto la cavidad nasal como la oral exhiben lesiones profundas con ausencia reacción ósea periosteal. Este caso se encuentra en el Museo de Patología del Royal College of Surgeons of Edinburgh, Escócia.

Actualmente, las historias clinicas reportan que la TBC esqueletal se manifiesta en aproximadamente 1% de todos los casos, en cambio, en el pasado, según ZIMMERMAN & KELLEY (1982) durante la era pre-antibiotica, la prevalencia era alta entre 5-7%. En el antiguo Perú ocasionaba múltiples problemas en la salud pública y arrasaba con aldeas enteras junto con la neumonía (ALLISON, MENDOZA & PEZZIA, 1973).

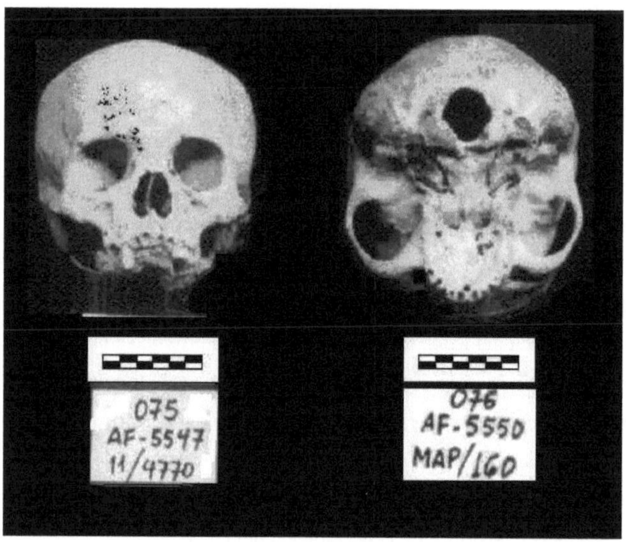

Fig. 17- Fotos de C-36 (Reg. 075) y C-38 (Reg. 076), TBC o sífilis (?) procedente de Huarochiri y Ancón, respectivamente. Mayor detalle ver fichas paleopatológicas.

El primer caso arqueológico bien documentado fue de una momia Wari de 8 años de edad, que vivió hacia 700 D.C. El infante murió de infección pulmonar, tuberculosis de hígado, riñón, pericarditis y absceso del psoas con el mal de Pott en las vértebras lumbares. El método empleado por Allison se basa en *acid-fast bacilli*. Luego fueron identificados más de una docena de casos tanto en el tejido óseo como el tejido blando (ALLISON *et al.* 1981) y en otra momia Nasca del Horizonte Medio por LOMBARDI (1994b).

En Atacama, Chile, la investigación de las pneumopatías en la serie Solcor-3, durante el Horizonte Tiwanaku, acusó la presencia de procesos activos en el esqueleto de la jaula torácica (costillas, escápula, esternón y vértebras) que posibilitó la muerte de algunos individuos. Entre los casos detectados se observó individuos con edad superior a los 30 años: 134 individuos de Solcor-3 y 31 esqueletos de Quitor-6 (10-15%) con periostitis costal de lesiones activas por pneumopatías en área de condiciones endémicas (MENDONÇA DE SOUZA & PRAT, 1998). Sin embargo, no se menciona lesiones líticas en el cráneo.

Comentamos que el área de Lima, también llamado la "ciudad de los tísicos" en la Colonia, mantiene una humedad elevada en invierno (>90%) produciendo diversos transtornos bronco-pulmonares y la alta prevalencia de TBC. Hasta la década de los 60s

116

se recomendaba a los enfermos de TBC viajar a climas secos para su lenta curación, tanto a Jauja como a los valles cálidos de Huarochiri y Canta. Por tanto, existe diferencia patológica entre TBC craneal y LTA de forma mucosa.

8.1.5- Traumatismo

Nuestro estudio indicó que 11 individuos de Makat-tampu tienen traumatismos principalmente la región naso-frontal (35,48% de la muestra). De los cuales 9 son hombres y 2 mujeres. También en Ancón, Huarochiri, Chilca y Zapán encontramos casos de trauma nasal. 2 ejemplos ilustran la frecuencia de golpear esta región. El Caso C-39 (Reg. 078) procedente de Ancón y el C-44 de Zapán. En el primer caso observamos dilatación de los canales lacrimales e infección profunda del seno frontal derecho e izquierdo con lesión litica oval de 8 x 5 mm para el drenaje de la infección, leve reabsorción ósea periosteal. Presenta un crecimiento anormal y rugoso del hueso lacrimal derecho. La sutura naso-frontal está fuertemente obliterado y en depresión o algún impacto a este nivel. La falta del análisis radiográfico dificulta una mejor interpretación. Estas lesiones son premortem (*Vide* Fig. 18). Este porcentaje confirma en parte la descripción de ERICKSEN (1951). Esta pesquisadora, quien estudió los cráneos de MT, reveló que el 77,7% de la misma muestra tenía trauma, transcribiendo el siguiente texto:

> *"The most common cases of traumatic damage are broken noses (especially among males) and the small dent-like lesions of the vault peculiar to blows with the star-headed war club. Some of these latter lesions show bony scar tissue as evidence of heaving healed; in one extreme case the entire right side of the skull had been crushed-the palate had broken and healed crookedly, and the zygomatic arch was broken away, its extremes healed and lumpy with scar tissue to indicate continued life of the individual after injury"* (ERICKSEN, 1951: 203).

En la serie de Makat-tampu no encontramos asociación entre los 5 casos con lesiones compatibles a LTA y traumatismos. Este dato puede conducirnos a formular dos discusiones:

1)- Consideramos que no existía intervención "terapéutica" en la muestra estudiada porque en los casos de LTA no hemos encontrado marcas de corte en el periostio del hueso nasal y menos del paladar. Así, surgen diversos interrogantes como: cómo verificar cirugía naso-palatina?, porqué irían a operar lesiones del paladar?, la mutilación no se refiere a los casos de ulceración nasal?, Estos problemas no son fáciles de resolver y la escasez del material limitan una mejor interpretación.

2)- La segunda hipótesis señala que estos traumas son indicadores de violencia. Así, notamos que el traumatismo nasal, encontrado en Ancón, Chilca, Huarochiri, Makat-tampu y Zapán, revela una característica peculiar de las antiguas poblaciones humanas del valle del Bajo Rímac de golpear esta parte blanda, letal y hemorrágica, produciendo cráneos en depresión (*Vide* Fig. 18). Ahora comentaremos estos dos puntos.

En la discusión de las marcas de corte y traumas que mutilaban el rostro como posible terapia severa para controlar las enfermedades cutáneas, hemos colectado la siguiente literatura:

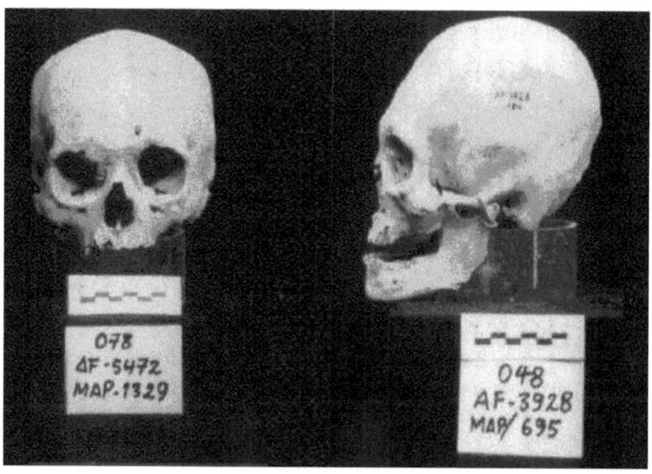

Fig. 18- Fotos de C-39 (Reg. 078) y C-44 (Reg. 048) traumatismo nasal procedente de Ancón y Zapán, respectivamente. Mayor detalle ver fichas paleopatológicas.

LASTRES & CABIESES (1959), destacados cirujanos peruanos, relatan que los "médicos" nativos andinos o *hampicamayoc* realizaban con muchas destreza y maestría delicadas operaciones quirúrgicas en el hueso frontal, parietal y temporal, llamados las trepanaciones craneanas. Esta tradición cultural deviene de la cultura Paracas (1,000 años A.C.) y siguió latente hasta la ocupación Incaica. Estos médicos describen que aquellos hombres cortaban el diploe del hueso craneal, alcanzando la piamadre y duramadre. Muchos individuos sobrevivieron a estas delicadas intervenciónes quirúrgicas. Además, indica que tanto hombres como mujeres trepanados estaban ligados a actividades bélicas. Como prueba de este conocimiento se ha descrito un caso de MT (*Vide* Ficha Caso 30).

Asimismo, VERANO (1987) encontró marcas de corte en el esternón y costillas de entierros humanos de la Huaca 1 de Pacatnamú e infirió que estaban relacionados a sacrificios humanos. Esto implicó la utilización de cuchillos u objetos punzo-cortantes en el antiguo Perú. Entre ellos destacan los cuchillos finos de metal llamados tumis o de piedra obsidiana. Por otro lado, ALTAMIRANO (1995a), observó diversas marcas de corte en cientos huesos de camélidos como técnicas de matanza y descuartizamiento para el sacrificio y ofrendas animales tanto en la costa norte como en la costa central. Esta discusión se complementa por la existencia de rituales andinos donde se empleaban, y continúan hasta hoy, el uso de tales instrumentos para el cortepelo, perforación de la oreja, adornos de la nariz, sacrificios humanos, la chilla[42], etc. Por tanto, la ausencia de marcas de corte en casos de MT puede conducirnos a creer en la falta de práctica de mutilación en el valle del Bajo Rímac. Sin embargo, todavía es precoz hacer conclusiones al respecto.

Por otro lado, para reforzar la segunda hipótesis recuperamos la referencia de ORTNER & PUTSCHAR (1985), reiterando que la gran mayoría de las fracturas de cráneo en depresión son indicadores de violencia. WALKER (1997) apunta que las fracturas por golpes en la cara ocurren frecuentemente durante las luchas interpersonales por motivos de status, estratégicos y simbólicos, siendo la región nasal la más afectada por impactos de objetos duros o punzo-cortantes. Asimismo, el traumatismo encéfalo-craneano agudo que compromete la cavidad nasal produce la fractura de la nariz, siendo bastante comunes en cráneos arqueológicos con signos de curación o cicatrización causado por lanzas, mazas (*porra*) y proyectiles de piedra (BROTHWELL, 1980), produciendo una reacción ósea periosteal pre-mortem.

Entre las poblaciones prehistóricas andinas, existe un patrón regular con localización en el hueso frontal. Indicaremos 2 ejemplos. Uno, para los habitantes del sitio Solcor-3, Atacama, durante el dominio Tiwanaku en el Horizonte Medio, 3 varones adultos entre 20-40 años de edad presentan una depresión pequeña de forma oval cuyas

---

[42] - Era una técnica de sacrificio de llama donde se realiza un corte a la altura del abdómen y luego se introduce la mano izquierda para arrancar el esófago, tráquea y pulmones. Se realizaba en las fiestas oficiales del imperio de los Incas.

dimensiones varían entre 0,8-1,8 cm de ancho por 0,4-2,5 cm de altura, y los bordes de esta depresión carecen de complicación inflamatoria o reacción ósea periosteal periférica (LESSA, 1999). La autora indica que la tensión social durante el Horizonte Tiwanaku produjo riñas inter y extra-grupales para el control del poder y establecer una alianza política entre Atacama y Tiwanaku (BURBANK, 1992; LESSA *op. cit*). El segundo caso es el sacrificio de 60 adolescentes y jóvenes adultos hombres encontrados en la Pirámide de la Luna, valle de Moche, hacia el siglo VI D.C. Ellos poseen trauma curado y trauma perimortem. Exhiben lesiones en proceso de cicatrización en el momento de la muerte, así como evidencias de mutilación, desmembramiento y descarnamiento de alguna de las víctimas (VERANO, 1998). Sin embargo, este investigador no indica si tales cráneos tenían o no reacción ósea periosteal. Al parecer, en la costa norte el patrón cultural de la mutilación de la nariz y la boca era un ritual de carácter social y simbólico (TELLO, 1938; DONNAN *op. cit.*). Por las esquirlas fusionadas al hueso nasal y rajaduras naso-frontal, los casos de MT se aproximan más a los casos de Atacama y no a los Mochicas. Siendo incuestionable la evidencia de violencia en el valle del Rímac durante el Horizonte Inca.

8.1.6- Treponematosis

Uno de los problemas más difíciles de resolver en el DD de la LTA es la trepanomatosis. Esta es una designación genérica a un conjunto de enfermedades infecciosas producidas por la espiroqueta *Treponema pallidum*[43] y su principal forma de transmisión es el contacto sexual (originada en el Viejo Mundo?). En el antiguo Perú se conocía como *Huanti* y era otra cepa diferente. Producen graves lesiones granulomatosas y ulceraciones de la piel, mucosas, ganglios linfáticos, arteria aorta, nervios y huesos. Las manifestaciones en la especie humana se subdividen en 4 modalidades: *pinta o pian*, infección exclusivamente cutánea que causa decoloración de la piel; *buba o framboesia*, infección con manifestación cutáneo-mucosa en forma de tumoraciones y ulceraciones, que puede comprometer gravemente los huesos; *sífilis*

---

[43] - Fue descubierta por Schaudinn y Hoffmann en 1905. Es una espiroqueta que posee entre 8 a 10 espirales altamente dinámico. La enfermedad es cíclica y posee 3 fases: el período primario caracterizado por el chancro de inoculación en el órgano sexual externo y su adenopatia satélite; el período secundário aparecen eritemato-maculosas o roseóla, por placas mucosas o por sifilides cutáneas; y el período terciario, tardío, distinguese por las gomas, ulceraciones, lesiones arteriales y nerviosas.

endémica, manifestación orogenital que causa alguna lesión ósea; y *sífilis venérea*, forma cutáneo-mucosa, de transmisión exclusivamente sexual que puede manifestarse también de forma congénita, por la contaminación del neonato por la madre enferma y afecta severamente al esqueleto (MENDONÇA DE SOUZA, 1998).

ORTNER & PUTSCHAR (1985) estudiaron 10 cráneos del sitio arqueológico Norris Farm, Illinois, encontrando un patrón paleopatológico concerniente a características de treponematosis con severa destrucción de la región naso-palatina.

En esqueletos de momias peruanas también han sido encontrados desde fines del siglo XIX, deslindando la existencia de la lúes terciaria (JONES, 1876; TELLO, 1908). El patrón patológico de la sífilis congénita en el período terciario es la destrucción gomosa del hueso nasal, frontal y parietal, de bordes irregulares y la periostitis de huesos largos, siendo el signo patognomónico la silla de montar en el hueso nasal (WILLIAMS 1932; WEISS 1984).

En Makat-tampu no encontramos casos de treponematosis ni de TBC (?). Mas, en Huarochiri parece aproximarse el caso C-36 (masculino de 35-40 años de edad) y en Ancón el C-38 (masculino de 30 a 35 años de edad)(*Vide* Fig. 17). Estos casos presentan lesiones liticas y borde de goma, escarificación y neoformación ósea irregular. VALDIVIA (1988), estudió un cráneo sifilítico procedente de Ancón.[44] Se trata de un hombre de 44 años de edad. La arcada dentaria presenta reabsorción ósea asimétrica, con un reborde desaparecido casi totalmente, perdida prematura de las piezas dentarias y el otro reborde está prominente y en partes cicatrizadas, dando forma redondeada al hueso. Ausencia de incisivos centrales formando un diastema y anodoncia parcial de los laterales. Este cráneo registra una extensa perforación naso-palatina, de forma oval de 3 x 2 xm, con su eje mayor en dirección anteroposterior. La nariz es típica de silla de montar con su borde inferior dentado en forma de gotera, dando un aspecto de lavado. Además, las alas del esfenoides y las apófisis mastoideas no han sido desarrolladas en relación al cráneo. Incluso, presenta hiperostosis generalizada, siendo más acentuada en la parte medio-izquierdo del hueso frontal.

---

[44] - Cráneo N° 7682, procedencia Ancón, cultura Chancay, época III, 1,200-1,470 D.C. y posee deformación tabular erecta. Actualmente se encuentra en el Departamento de Antropología Física del MNAAH, Lima. Esta enfermedad venérea hizo su aparición en Italia, entre 1494-95, probablemente importado de América. Los franceses la denominaron de "mal napolitano" y/o "peste española"; y a su vez los peninsulares llamaron a esta dolencia de "mal francés" (VALDIVIA, 1988).

Asimismo, este pesquisador refuerza que la sífilis congénita o venérea produce lesiones en el cráneo, huesos faciales, perforación del paladar, del tabique nasal, hipoplasia del maxilar, incisivos con síndrome de Hutchinson, etc. De 4,400 casos de sífilis terciaria, 229 casos exponen lesiones del esqueleto nasal que representa el 5,2% (VALDIVIA 1988: 396). Así, el DD entre LTA y sífilis revela que esta última afecta severamente el paladar y maxilar formando lesiones líticas y fosas ovales profundas de reborde fino, con reacción ósea periosteal (TELLO, 1908; WILLIAMS, 1932), en cambio, LTA destruye el borde posterior de los palatinos en forma ondulante (la espina nasal posterior) hasta la sutura cruciforme con reacción periosteal o vasculitis.

8.1.7- Labio leporino

ZIMMERMAN & KELLEY (1982), refieren que el labio leporino es una malformación congénita que produce un defecto en el techo la boca sin unir los labios ni las encías. La lesión puede ocurrir en las porciones medial o lateral del paladar. Es decir, compromete la región naso-buco-palatina iniciándose principalmente desde la parte inferior de las narinas, abarcando desde una simple depresión hasta la fenda total. Existen 2 tipos: simple y complejo. El primero es cuando circunscribe solamente el labio superior, y el segundo, cuando exhibe una cisura o abertura ósea alveolar o velopalatina, llamado "boca-de-lobo" o "goela-de-lobo", que algunas veces presenta un considerable pasaje que puede ser uni o bilateral. En MT encontramos el caso C-27 (femenino de 25-30 años de edad) que presenta el borde suave y definido en forma sinuosa (*Vide* Fig. 19). Este presenta un pasaje profundo de 5-8 mm de espesor. Macroscópicamente al distinguir "goela-de-lobo" de LTA notamos que el reborde es regular, profundo, de superficie suave y ausencia de vasculitis en el paladar duro.

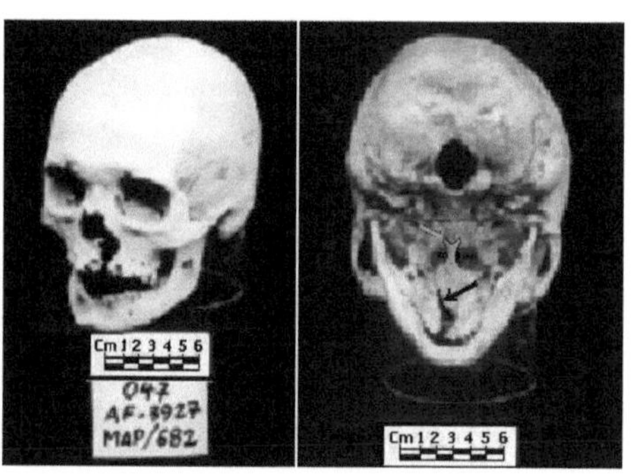

19a)- En la norma anterior nótese la profunda abertura entre las cavidades nasal y oral, sin reabsorción ósea, y **19b)-** En la norma basal esta fenda patológica comprometió seriamente el techo del paladar.

Fig. 19- Foto del caso C-27 (Reg. 047), de "goela-de-lobo" procedente de Makat-tampu, Horizonte Tardío.

Creemos que en MT el labio leporino era frecuente debido a las prácticas culturales de los matrimonios masivos endogámicos realizados en las pachacas que estrechaban la consaguinidad del *ayllu* durante el *servinacuy*. Por tanto, es plausible que su número haya sido mayor en esta parte del valle del Rímac. Para reforzar esta evidencia ilustramos que los mochicas ya conocían esta patología en el siglo IV D.C. (*Vide* Fig. 20). En la cual se observa la lesión a nivel del labio superior y no hueso maxilar.

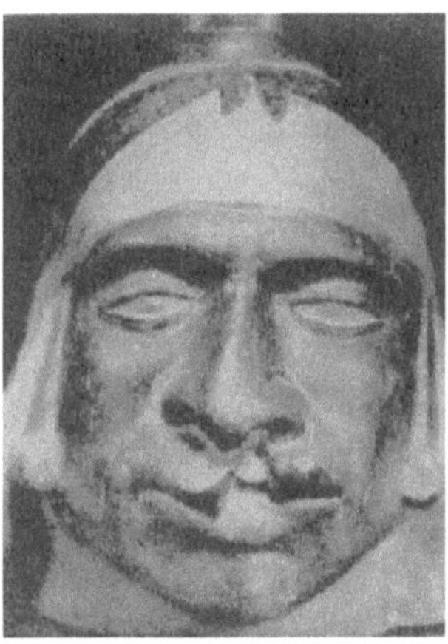

Fig. 20- Un caso indirecto de labio leporino procedente de la cultura Moche, fase IV, elaborado entre los siglos IV-VI D.C., período Intermedio Temprano.

8.1.8- Meningocele

Otra de las patologías que puede confundir a la LTA es Meningocele. También conocido como meningo-encefalocele nasal. Es una tumoración del seno nasal sesil que ocurre en el foramen cecum de la base de la nariz. Es una infección que se origina en la parte interna del seno nasal, es decir, afecta de adentro hacia afuera y produce una lesión lítica con reacción ósea entre las suturas naso-frontal y naso-lacrimal. En la muestra estudiada no hemos encontrado ningún caso. Existe, además, poca bibliografía paleopatológica al respecto. Sin embargo, este tipo de lesión ósea está fuera del límite anátomo-patológico de LTA mucoso. Para reforzar esta evidencia, LASTRES & CABIESES (1959) registran una cerámica proveniente de Chimbote, del valle de Santa, cultura Moche III, con clara infección de esta patología y se trata del caso de un individuo varón adulto (*Vide* Fig. 21).

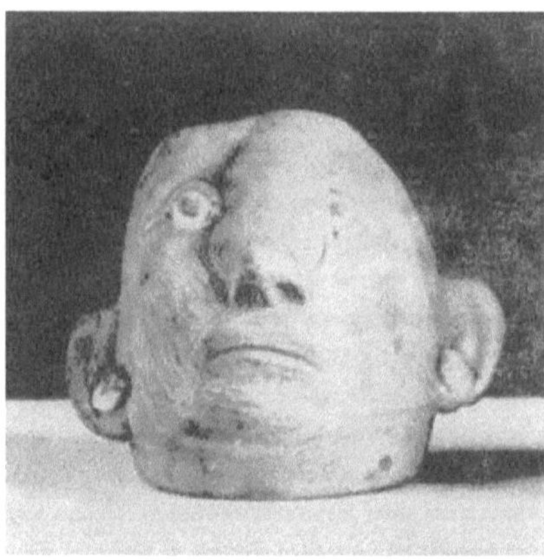

Fig. 21- Caso de meningocele en la cerámica Moche, fase III, siglo V-VI D.C. Nótese la severa inflamación de la parte superior de la nariz.

8.1.9- Tumores malignos

Existen 2 grupos de tumores malignos que afectan severamente al hueso: Mieloma múltiple, mieolomatosis o melanoma y Carcinoma metastático. El primero es el más común tumor maligno que afecta al hueso. Este tumor es derivado principalmente de células hematopoyéticas de la médula del hueso. Afecta cerca del doble de veces en hombres que en mujeres con un pico de incidencia que afecta a individuos entre 40 y 60 años de edad. Algún hueso que contiene médula hematopoyética puede estar comprometiendo particularmente las costillas, vértebras, cráneo y pelvis. En casos severos puede afectar la epífisis proximal del fémur y del húmero.

La presencia de esta enfermedad puede ser muy distintivo con numerosas lesiones líticas o perforaciones circulares pequeñas y difusas que varían entre 5 mm a 50 mm en diámetro. Esclerosis del hueso adyacente a la lesión está conspicuamente ausente. ZIMMERMAN & KELLEY (1982) y ROTHSCHILD *et al.* (1998) observaron el caso de un esqueleto completo de hombre blanco de 50 años de edad.[45] Este cráneo presenta lesiones líticas de mieloma múltiple y cuyas características macroscópicas son perforaciones esferoidales, de bordes suaves y trabéculas de entrada y salida. Las pequeñas cavidades extensivas se encuentran en las costillas, escápula, espina, pelvis y sacro. En cambio, en casos de mieloma solitario es imposible el diagnóstico definitivo en restos de esqueleto seco. Además, si las lesiones son grandes y más variadas, un diagnóstico alternativo de carcinoma metastático puede ser considerado.

El cáncer metastático es el segundo de los tumores malignos que compromete seriamente los huesos. Carcinomas de mama, próstata, tireoide, riñón y pulmón son particularmente propenso a metástasis de hueso (COLEY, 1960). Más específicamente, el cáncer de próstata produce una respuesta osteoblástica, el cáncer mamario resulta tanto en lesiones liticas como osteoblásticas, y los renal, pulmón y tireoide producen generalmente lesiones osteoliticas. En muchos casos, el centro esquelético de las metástasis se encuentra alrededor del órgano canceroso en cuestión (por ejemplo, pelvis, sacro y vértebras lumbares comprometiendo por carcinoma de próstata). Asimismo, las regiones esqueléticas más susceptibles son la columna vertebral, pelvis, costillas, proximal de húmero y fémur y el calvario (ZIMMERMAN & KELLEY *op. cit.*).

Los huesos afectados presentan ausencia total de remodelación ósea en las formas mieloma y un contraste para la forma irregular de trabéculas y apoyando frentes del hueso cortical aislado y "reabsorción" aglutinándose en la confluencia y "superficie de campo de golf". Las lesiones liticas presentan formas grandes, irregulares y altamente destructivo, y no existe regeneración de tejido óseo adyacente a las lesiones. Esta enfermedad parece más frecuente en individuos viejos (especialmente después de 50 años de edad), afectando en porcentajes iguales tanto a hombres como mujeres.

Formaciones de osteoma puede observarse en la serie de Makat-tampu, aparecen en los casos C-25 y C-29. Ambos son varones adultos. El primero tiene 40-50 años de edad y el otro de 35-40 años de edad. Más, no hemos detectado casos de mieloma múltiple o carcinoma metastático.

---

[45] - Este individuo proviene de la colección Terry, esqueleto N° 787, procedente de St. Louis, Missouri, y cuenta con 1,600 individuos. Se encuentra depositado en el National Museum of Natural History, Smithsonian Institution, USNM, Washington, D.C.

La relatividad de pequeños forámenes circulares y "frentes de reabsorción" de leucemia son diferentes de aquellas lesiones de "espacio-ocupado" por mieloma múltiple. El tamaño uniforme de las perforaciones es una característica tradicionalmente atribuido a mieloma múltiple. Ejemplos de lesiones de tamaño uniforme son indicadores de cáncer metastático, en cambio, lesiones de tamaño variable están relacionadas a individuos con mieloma múltiple. Estos datos indican una certeza en el uso del tamaño de las porosidades y su distribución para el diagnóstico diferencial (ZIMMERMAN & KELLEY, 1982; ROTHSCHILD *et al.* 1998). Entonces, para el DD entre tumores malignos y lesiones sugestivas de LTA no existen tales porosidades homogéneas, sino destrucción ósea con reabsorción ósea periosteal.

Existen otros casos como las pseudopaleopatologías que también poderla afectar la misma estructura naso-palatina para el DD de la LTA. Sin embargo, hemos tenido mucho cuidado en descartar tales anormalidades que son afectados por agentes tafonómicos tales como bióticos y/o abióticos, siguiendo el estudio metodológico de GOMIDE (1999). La investigación paleopatológica es un proceso constructivo y esta discusión se basó en las enfermedades infecciosas hasta hoy conocidas que afectan al hueso facial.

8.2- EVIDENCIAS DEL ARTE MOCHICA

Para complementar la discusión paleopatológica ósea hemos analizado una pequeña muestra de 90 imágenes del arte mochica concerniente a las mutilaciones faciales que incluyen a LTA. Reiteramos, sin embargo, no haber observado directamente las piezas alfareras con representación de mutilación y patologías faciales, constituyendo una limitación al presente estudio.

Entre los siglos I-VIII D.C. floreció en la costa norte del Perú la cultura Mochica o Moche, que logró representar realisticamente su vida cotidiana y religiosa a través del arte plástico de la cerámica (KUTSCHER, 1954; HOCQUENGHEM, 1987; CASTILLO, 1989). Fue una sociedad adaptada a la ecología litoránea, desértica e interandina. El contexto iconográfico Moche refiere que las imágenes responden a un amplio espectro mitológico concerniente a su origen que organizaba su calendario agropecuario y pesquero (DONNAN, 1975, 1978). Este contexto comprendía un conjunto de temas, escenas, detalles y abstracciones que expresaban la vida cotidiana y ritual de los antiguos peruanos.

Esta sociedad estaba organizada en diversas familias especializadas en el trabajo y a la vez se estructuraban en varias clases sociales rígidas. Observamos dos grandes grupos antagónicos: La elite y el pueblo. El primer grupo estaba conformado por los sacerdotes, militares y comerciantes. Cada subgrupo, a la vez, estaba jerarquizado por especialidades. La clase sacerdotal controlaba el poder central y moraba en los templos de barro. Los militares tenían 3 rangos: general, capitán y soldado. En cambio, los comerciantes o *tratantes* viajaban a grandes distancias tanto por tierra a base de camélidos como por mar a través de balsas. Llegaron hasta la floresta amazónica para obtener plumas exóticas, guacamayos, monos, madera y coca (ALTAMIRANO, 1995a).

El pueblo estaba conformado por diversos grupos especializados como los agricultores, alfareros, artesanos, cazadores, colonizadores, *chicheros*[46](**46**), danzantes, músicos, pastores de llamas, pescadores, recolectores de moluscos y mariscos, tejedores, etc. Estos grupos eran grandes familias, tribus o *ayllus* que tenían que tributar sus productos a los grupos dominantes para mantener los rituales, el culto a los antepasados y la salud de ellos. Cada grupo tenía un jefe, curaca o cacique que siempre tenía su suplente, llamado la segunda persona (DONNAN, 1978).

La cosmología también se dividía en dos dimensiones simbólicas. El mundo de los vivos y el mundo de los muertos. Ambos espacios tienen sus propios integrantes. Solamente el sacerdote o *curandero*, inhalando el cacto san pedro (*Trichocereus pachanoi*) o el guarguar o *micha* (*Datura sanguinea*), podía ingresar al mundo de los muertos a través del estado de éxtasis en los ritos de libación, curación y de pasaje.

Así, el mundo de los vivos o *Kay Pacha* era un mundo caótico e inestable, por tanto, se practicaban diversos rituales y ofrendas de animales, específicamente camélidos y conchas marinas o *mullu* (*Spondylus princeps*), que permitía rememorar su calendario mítico-agrícola. Por este motivo invocaban a sus muertos o ancestros próximos a las montañas sagradas o *huacas,* depositando tales ofrendas (ALTAMIRANO, 1995a).

El mundo de los muertos o *Uku Pacha* estaba simbolizado en las prácticas rituales nocturnas, escenas marinas, estrellas, Luna, pesca, sapos y serpientes. Era un mundo ordenado. Para los pescadores mochicas, las almas viajaban a través del mar guiadas por

---

[46] - Eran grupos humanos que vivían solamente de la preparación de bebidas alcohólicas a base de maíz (*Zea mays*) llamado jora. Ellos intercambiaban su producto con otros grupos sociales a través del trueque.

lobos marinos o por caballitos de totora[47] para alcanzar la Luna y las estrellas. Los Moche practicaban el rito de arrancar las cejas para ser *mochados*[48] a las montañas sagradas o *apus*.

La patocenosis de esta sociedad, según las representaciones de la cerámica, expone las siguientes enfermedades: acondroplasia, acromegalia, ceguera, exoftalmos, exostosis, dolores en el pecho, labio leporino, LTA, meningocele, paralisis facial, pie bott, TBC, trepanomatosis, signo de Romaña (tripanosomiasis) y verruga, entre otros, asi como diversos traumatismos: amputación de miembros, mutilación facial y fracturas cranianas (LASTRES, 1943, 1951; LASTRES & CABIESES, 1959). Tales pesquisadores defendían que la LTA era una de las dolencias más representadas de los mochicas. Este problema siguió latente hasta la década de los 90s, en el cual empieza a ser cuestionado tal caracterización.

El análisis iconográfico define en el primer nivel de estudio la identificación entre mutilación facial, LTA y bartonelosis. Así, definimos iconográficamente a la LTA a través de la observación anátomo-patológica de los signos y lesiones. Los individuos "utosos" presentan lesiones en la nariz, labios y mejillas, siendo el borde sinuoso, engrosado y suave. En la nariz, esta erosión cutáneo-mucosa afectó a una o las dos narinas, en el caso de comprometer ambas narinas, surge la destrucción severa del tabique cartilaginoso nasal. En la boca observamos que el labio superior también presenta el borde sinuoso en la porción central y afectando a los dientes incisivos (*Vide* Fig. 22). Esta definición se desprende del análisis de 3 ejemplares que caracterizan a la LTA de forma mucosa. Estos se encuentran, uno, en el Museo Etnográfico de Berlín, el cual fue estudiado por VIRCHOW en 1895 y dignosticado erronemente como sífilis y luego lepra, y los otros dos son del Museo de Historia Americano de la Smithsonian Institution, Washington D.C., estudiados por MOODIE (1923, 1929) y por URTEAGA-BALLON (1991). Entre las patologías que pueden ser para el DD son la esporotricosis, amebiasis y labio leporino. Sin embargo, la cerámica mochica es impresionante por su

---

[47] - Eran las canoas marinas confeccionada de enea o junco llamado totora. Todavía existen pescadores en el valle de Moche que elaboran estas embarcaciones primitivas. Simboliza la Luna y el transporte de las almas de los pescadores hacia las estrellas.

[48] - El término quechua mochar, de ahí mochica, significa el acto y efecto de lanzar besos al dios de las montañas. Es una acción simbólica que incluía el arrancamiento de las cejas y era soplado en dirección de los seres sobrenaturales o Apus.

realismo y expresionismo. Lo cual es casi imposible confunfir el diagnóstico anatomo-patológico.

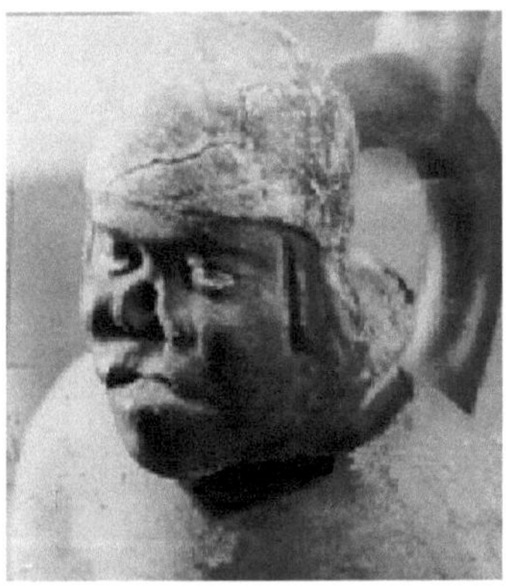

Fig. 22- Foto de cerámica Moche, fase IV, siglos IV-VI D.C., con representación antropomorfa de LTA forma mucosa, presenta destrucción total nasal y el labio superior con bordes sinuosos y engrosados. Pieza del Museo Etnográfico de Berlín observada por VIRCHOW en 1895 que diagnosticó erróneamente de lepra.

Las figuras mutiladas, en cambio, aparecen con marcas de corte bien definidos de forma triangular en la nariz y rectas en el labio superior, exhibiendo otras huellas de corte en el entrecejo y labio inferior. La amputación de los miembros superiores e inferiores es incuestionable. Además, el carrillo izquierdo presenta una gran descarnamiento (*Vide* Fig. 23). Asimismo, en el tocado se expone un diseño circular. Existen hombres cuyos pies fueron amputados y están montados en llamas (*Lama glama*); individuos mutilados solos y en diversas posiciones (agachado, arrodillado, echado y sentado); poseen una vestimenta sencilla; carecen de sandalias; presentan un *quilcacaxo*[49]; un tocado simple o *chullu*; muestran diversas figuras geométricas en el pecho (espirales de 4, 5 y 7 puntas, rectangular con penachos, triangular y forma de hacha-moneda) y están próximos a las montañas.

---

[49] - Era una vara de madera que tenía unos 30-50 cm de longitud y cuya función todavía se encuentra en cuestión. TELLO (1938: 239-246) defendía que el bastón sostenido por el enfermo servía para arrastrarse debido a la amputación de los pies. En cambio, WEISS (1984: Figs. 12a, 13b) señalaba su uso para la siembra y cosecha de la papa. Y finalmente, ESPINOZA (1993) refiere que este bastón era símbolo de poder entre los huarochiranos. Así, comentamos que la asociación entre utosos y el cetro indicaría un símbolo de status y herramienta de ayuda en las labores agrícolas, principalmente en la sierra de Lima, Ancash y La Libertad.

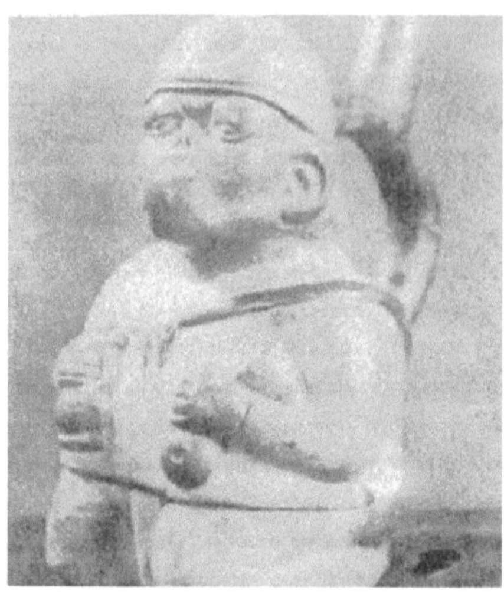

Fig. 23- Representación de mutilación facial, cerámica Moche IV, siglos IV-VI D.C. Observese la presencia de 2 profundos cortes en el entrecejo, a la altura de la glabela; presenta párpados edematosos; nariz de corte triangular y recto; la boca mutilada y con posible paralisis facial; y el labio inferior con un corte central y vertical; y el carrillo izquierdo expone un gran despellejamiento que se extiende desde la boca hasta la oreja; carece de pies; y un diseño circular en la frente.

Además, carecen de pintura facial; presentan vestimenta simple compuesta por un manto de color blanco o crema, denominado *poncho*, que cubre todo el cuerpo y decorado con dos o tres franjas rojas que recorren paralelamente cerca a la orla. Estas imágenes, por tanto, caracterizan a hombres y mujeres pobres.

Asimismo, la verruga se representa en forma de granulaciones nodulares regularmente difusas en todo el cuerpo; el rostro exhibe líneas paralelas ondulantes y/o reticuladas. TELLO (1938), describe un ceramio Moche IV de un enfermo atacado de una enfermedad eruptiva de la piel que debe producirle escozor, desnudo y actitud quejumbrosa, sobre la piel se pasa con la mano derecha algún objeto o sustancia medicinal. La escasez de este tipo de representación ha limitado una mejor descripción. A pesar de este problema, se desprende que tanto LTA como bartonelosis presentan identidades iconográficas propias.

En el segundo nivel de análisis, el método iconográfico propiamente dicho, observamos diversos grupos tales como: amputados y mutilados, que pueden ser individuales y colectivos (76,6%), hombres y llamas cadavéricos o esqueletizados (14,4%), sacrificios humanos al dios de las montañas (13,3%), partes corporales (5,5%)

y rostros utosos (3,3%). Indicando un porcentaje bajo en relación al contexto social de la iconografía. Estos se encuentran en escenas de luchas, danzas, cerros y dioses (*Vide* Tabla 18). La elevada frecuencia de mutilación facial y amputación corporal condujo a la formulación de dos hipótesis alternativas:

1)- Estas víctimas de mutilación del rostro serían consecuencia de la curación de heridas por uta, sífilis o verruga. Es decir, el efecto de mutilación en áreas precisas que coincide con la región mucoso facial y la amputación de brazos y piernas no descarta la idea de ser un leishmaniásico que recibió este severo tratamiento. Esta hipótesis es tradicional y deviene desde 1895 (VIRCHOW, 1895b; ASHMEAD, 1900; VELEZ LOPEZ, 1913b; PALMA, 1913), influenciando a diversos parasitólogos que ilustran sus publicaciones con piezas mutiladas. Sin embargo, estos médicos desconocían a la cultura Mochica como un todo, sus creencias, deidades, rituales, ofrendas y sacrificios, campo de la arqueología contexual y simbólica.

Tabla 18- Análisis iconográfico de la cerámica Mochica con representación antropomorfa de mutilación, de LTA y otras patologías.[50]

Representación antropomorfa	*TIPO DE MUTILACION*	*DISEÑO PECTORAL*	*DETALLE*	*TOTAL*	
	Total de nariz, labio superior y amputación de pies	Mayoria ausente, espiral de 4 y 5 cuerdas	Echado, ojos cerrados, pendiente tubular, tatuaje facial punteado y sentado sobre rodillas.	31	34,4%
	Triangular de ambas narinas, labios, carrilllo y amputación de pies	> Ausente. Circular en el tocado simple. Sin tatuaje.	Posee una cerámica y un mate o "ishku puru". Cortes en el entrecejo y labio inferior. arrodillas	15	16,6%
Individuo mutilado	Total de nariz, labio superior izq. y amputación de pies	Espiral de 7 cuerdas y forma de hacha-moneda (1)	Sin tatuaje ni pintura Facial y párpados edematosos. 2 sobre llamas.	5	5,5%
	Total de nariz, labio superior y brazo derecho.	Cuadrangular y triangular	Sentado sobre rodillas, tatuaje facial achurado y sin pendiente.	4	4,4%

---

[50] - La totalidad de estos ceramios Moche proceden de la fase IV, entre los siglos IV-VI D.C. Faltan ser incluídos el labio leporino, sacrificios humanos, amputados, rebelión de objetos, mujer mítica y otros.

	Triangular en la porción media del labio superior.	Ausente. Es un ciego, tocando tinya.	Con turbante simple que envuelve toda la cabeza.	2	2,2%
Enfermo de LTA	Parcial/ Total de ambas narinas y labio superior.	Desconocido, sin pintura ni tatuaje facial.	Erosión total de borde engrosado, sinuoso y suave. Tocado simple.	3	3,3%
Colectiva	Jaguar, papas y sacrificio humano, rostros mutilados.	Presente	Sacrificios humanos al dios de las montañas, cerros y Aia-paec.	9	10,0%
Colectiva	Utoso y sifilitico en relación a acto sexual, cópula simbólica.	Hombre echado sobre mujer y debajo de ellos un lobo marino	Rostros edematoso de utoso y sifilitico, blanco y negro, respectvamente	3	3,3%
Esqueletizado	Humano cadavérico	Ausencia de tatuaje y pintura	Rostros y cuerpo descarnados, sin ojos, dentición notable.	10	11,1%
	Llama cadavérica	Ausente	Cráneo completo, sin ojos, dentición notable.	3	3,3%
Parte de individuo	Pies y manos	Presencia y ausencia de tatuaje	Cercenado, edematoso, símbolos de grecas.	5	5,5%
TOTAL	----	----	----	90	100%

2)- Podría ser una característica cultural de un determinado grupo social agrícola Mochica en honor al dios de las montañas llamado Aia-paec o "Mellizo terrestre" cuya característica más notable era exhibir los colmillos de jaguar. Además, los brazos, piernas, sacrificios humanos y cadavéricos o *qarqanchas* estaban ligados a actividades agrarias (WEISS & ROJAS, 1961). Esta asunción se refuerza por un documento del siglo XVI escrito por AVILA en 1598 (AVILA, 1975; TAYLOR, 1987), revelandonos que entre los huarochiranos y yauyinos durante la dominación Inca practicaban la mutilación facial y amputación en honor a Ñamsapa, hijo de Pariacaca, que posiblemente tenía "fenda-de-lobo", que era una marca sagrada llamado Wari-willka y por tanto los hombres imitarían la imagen de este dios andino durante los ritos de pasaje. Sin embargo, en MT no hemos detectado marcas rituales de estas mutilaciones faciales.

En el tercer nivel del análisis iconográfico observamos que la representación de mutilaciones y amputaciones, que incluyen a la uta y verruga, están ligados a un tema narrativo. Este mito se inicia por el caos generado por la figura de una mujer adulta, llamada "Mujer Mitica", que emerge de las profundidades de las quebradas y montañas durante las noches: la chaupiyunga. Ella ocasionaba trastornos en la sociedad, alterando el orden ecológico y germinando las enfermedades. Asimismo esta deidad da vida a los objetos y armas que se rebelan contra los hombres. Por eso, fue denominado la "rebelión de los objetos" por UHLE en 1903 (QUILTER, 1990, 1997). Luego, esta mujer es capturada por el dios antropomorfo radiante que simboliza a la divinidad solar. Para restablecer ese orden cósmico se requería de sacrificios humanos, rituales y ofrendas. Estas ceremonias eran realizadas por los sacerdotes y curanderos en la plaza central de las Huacas del Sol y la Luna en el valle de Moche.

Las figuras en el pecho de los mutilados estarían representando a las diferentes comunidades o grupos familiares relacionados a actividades agrícolas. Este breve análisis sirvió para plantear dos hipótesis:

1)- Tales representaciones mitológicas evocan la identidad social propia de los Mochicas, permitiendo la reconstrucción del mito narrativo concerniente a la leishmaniasis y bartonelosis, y su relación con la vida religiosa de las antiguas poblaciones agrícolas Mochica (*Vide* Tabla 19).

Tabla 19- Reconstrucción hipotética de un mito mochica relacionado con la uta.

TEMA, ESCENA y ACTOS	DESCRIPCION
"REBELION DE LOS OBJETOS"	Las armas antropomorfizadas, dirigidas por la Mujer Mítica, tomam vida y emergen del mundo subterráneo o "Uku Pacha". Esta diosa al parecer es la que produce las enfermedades.
CAPTURA DE LA MUJER MÍTICA	Este personaje y sus compañeros rebeldes compuesta por armas y objetos humanizadas son capturados por el Dios Radiante o Sol.
CASTIGO RITUAL	Los guerreros capturados son despojados de sus adornos y luego desnudados, atados con sogas por el cuello y manos, acto seguido, la amputación y mutilación de sus cabezas y miembros. Es un ritual donde se elaboran los Huacos retratos.
EXILIO	Viaje de la Mujer Mítica a pie o sobre una llama de color marrón-manchado hacia áreas cálidas y desérticas (La chaupiyunga).
SUFRIMIENTO	Cojos, ciegos, mancos y jorobados que viven en las quebradas cálidas, realizan trabajos forzados en la agricultura de papas, camotes, cocales y otros frutales.

APARICION DE LTA (uta)	Hombres y mujeres adultos con marcas en las caras, caída de los incisivos superiores en área desértica. Otros exhiben marcas de mutilaciones faciales como consecuencia de este castigo. Estas lesiones serían la marca de los dioses.
APARICION DE BARTONELOSIS (verruga)	Los individuos marcados también reciben outra marca de los dioeses que son los zarpullidos cutáneos. Este tiene mucha relación la verruga. Los mochicas creían que estaba relacionado con agua de los canales. Y estos canales eran representados por la serpiente bicéfala o anfisbena.
SACRIFICIOS HUMANOS	Ocurren en las montañas y dirigido por Aia-Paec. Aparece la Mujer Mítica realizando el ritual de soplar o "mochar" al dios de las montañas. Hombres y mujeres son arrojados desde lo alto de los cerros. El dios Jaguar está relacionado con los tubérculos.
DANZA DE INDIVIDUOS ESQUELETIZADOS	Los espiritus de los sacrificados viven en estas áreas endémicas. Ocurre la conversión cadavérica o *qarqancha* y la antropomorfización de la papa. Este ritual era la fiesta de los muertos o qarqanchas.
COPULA DIVINA E INICIO DA AGRICULTURA	Relación Sexual entre el dios Radiante y la diosa Tierra o "Pachamama". Dialéctica y orden universal de la cosmología. Aparición de bebés utosos, verrugosos y la papa.

2)- Aquellas lesiones traumáticas y mutilaciones severas pueden haber sido consecuencia de castigos punitivos ligados a principios morales de la población Mochica. Es decir, servían para el control de los problemas sociales como el asesinato, estupro, incesto, ingreso a lugares sagrados, pasar de una clase social a otra, robo, violencia familiar, etc. del antiguo campesino peruano.

Este mito, para concluir, es uno de los diversos que existió en el complejo mundo mochica[51] y estaría latente entre los siglos I-VII D.C., transmitiendose en forma oral y representativa. Por otro lado, el simbolismo de LTA está relacionado también a la característica dual del pensamiento andino. Veamos el ceramio Moche IV, publicado por TELLO (1938) que simboliza a la LTA, la papa y los sacrificios humanos. Allí se exhibe una cópula entre dos personajes, un hombre (arriba) y una mujer (abajo). El

---

[51] - La arqueología simbólica Mochica es rica en detalles. Así, existen otros 12 mitos de esta sociedad relacionados a la lucha de dioses, que dan principio a la pesca, caza, colecta, diversas plantas domésticas, el pastoreo, la muerte, los ritos de pasaje, comercio y muchos otros (DONNAN, 1975, 1978; HOCQUENGHEM, 1987; CASTILLO, 1989).

hombre viste un tocado simple con decoración de pequeños triángulos sucesivos, pendientes tubulares, gruesos y cortos, un *uncu*[52] con decoración de bandas verticales rojas y cremas cubriendo todo el cuerpo, viste un paño corto o taparrabo y está descalzo. La mujer, en cambio, carece de atuendos, brazos y piernas, vistiendo una túnica simple o *poncho* de color blanco o crema, emulando al símbolo femenino de la tierra, la fertilidad. Debajo de esta cópula aparece un lobo marino (*Otaria byronia*), consideramos de sexo femenino por la presencia de un lobezno a su derecha y en oposición aparece un lobo marino macho. De este coito emergen cabezas humanas granulosas, unas son blancas y otras negras, a modo de papas antropomorfizadas con uta en la nariz y edemas en los párpados.

Nuestra interpretación revela que el significado simbólico de tal *huaco* concierne a personajes que representan la naturaleza: el hombre simboliza al sol, fuente de energía eterna y fertilizador; la mujer connota a la tierra o *pachamama*, fuente de energía y reproducción, la loba marino indicaría el mar o *uku pacha*, conductora y produce movimiento, y finalmente la cópula simboliza el acto sagrado principal que da origen a las papas blancas y negras con LTA y verruga (el pueblo agrícola o *hatunruna*). Este simbolismo ecológico habría sido captado por el antiguo hombre peruano y perpetuado en la cerámica mochica (*Vide* Fig. 24).

Asimismo, en la representación de papas también ocurre la dicotomia macho/hembra. Unos tienen connotación de la "papa macho" mostrando pintura facial de líneas paralelas que exhiben diseños en "S", insectos y lagartijas, y con lesiones de uta y verruga. En cambio, la "papa hembra" se observa pariendo niños con rostros de utosos que emergen de las yemas simbolizando vulvas de mujer (WEISS, 1984). Asimismo, la papa macho está relacionada a la papa blanca, mientras que la papa hembra a la papa negra. Esta dualidad puede observarse claramente en un ceramio escultórico y pictórico donde se contraponen la serpiente y el águila, originando el primero a papa blanca (macho) y el otro a papa negra (hembra).

---

[52] - Es un tejido fino hecho de fibra de alpaca. Carece de manga y solamente tiene una abertura en el centro para introducir la cabeza y era utilizado por nobles. Es lo contrario del poncho.

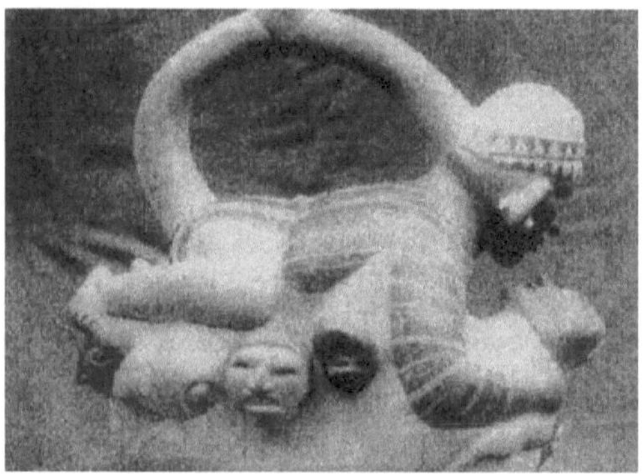

Fig. 24- Representación de cópula simbólica, donde emergen papas antropomorfas con rostros de leishmaniásicos.

Sobre este aporte iconográfico de los Moches se desprende que la uta estaba ligada a un calendario agrario y una mitología concerniente al dios de las montañas Aia-paec y al personaje humilde del pie amputado, que construyó canales y caminos en tiempos míticos. Sin embargo, esta discusión continua sin ser resuelta hasta no ser confrontada con material óseo humano mochica. Asimismo, el arte mochica siempre fue y sigue siendo un valioso aporte para entender la complejidad de la paleopatología andina. De todos modos, esta iconografía arqueológica, enlazada a la paleopatología ósea de MT y la patología moderna de LTA nos sirvieron para la confrontación de la hipótesis central de esta tesis.

8.3- INSERCIÓN DE LTA EN LA PREHISTORIA ANDINA

Según la revisión de literatura no existían trabajos de paleopatología ósea concerniente a LTA en la prehistoria peruana. Su antigüedad estuvo refrendada por la copiosa iconografía de la cultura Mochica, siglos I-VII D.C. Mas esta evidencia indirecta no era suficiente y las interpretaciones de LTA estaban erradas. Así, nuestro estudio de LTA se concentró en el valle bajo del Rímac durante la instalación administrativa del imperio Inca, siglos XV-XVI. En aquellos tiempos, este territorio albergaba unos 150,000 habitantes (ROWE, 1946). Tales pueblos indígenas estaban asentados en la vera de los ríos y canales donde construyeron sus casas de adobón con techos de caña o quincha. Este valle era el más rico de la costa central debido a la cantidad de restos arquitectónicos de barro, canales y campos de cultivo descritos detalladamente por E. MIDDENDORF en 1894.

Los incas, al mando de Tupac Yupanqui, conquistaron a los valles del Rímac, Chillón y Lurín hacia 1470 aproximadamente, incorporando al dios Pachacamac en el panteón Tawantinsuyo. Para el control del valle, instalaron 4 *tambos*, siendo Makat-Tampu uno de aquellos centros administrativos. Seguidamente, miles de hombres y sus familias fueron trasladados al valle de Lima y convertidos en esclavos o *mitmaq* para la ejecución de labores agrícolas. Ergo, MT podría haber sido un lugar de migración. La craneometría efectuada por ERIKSEN (1951) señaló que estos grupos procedían de la región chaupiyunga del valle Chillón (Macas y Zapán). No obstante, en la mayoría de los sitios de pescadores y agricultores del Rímac aparece un tipo de cerámica ampliamente difusa denominado Huancho. Las poblaciones humanas ligadas con esta cerámica procedían de la sierra de Lima, probablemente de Yauyo y Huarochiri que llegaron juntos con los Incas. De todos modos, se demuestra el modelo social y político del control de grupos *mitmaq* tanto horizontal como vertical para el dominio de su extenso territorio (ESPINOZA, 1990; *Vide* anexo 3). Por tanto, los grupos asentados en el bajo Rímac, incluyendo los hombres de MT, formaron parte de la esfera administrativa Inca para cultivar las tierras del sol, anteriormente propiedades de Pachacamac (NEWMAN, 1947; BUENO, 1992).

Asimismo, este valle comprendía a los señoríos de Armatambo, Carabayllo, Chucuito, Herbay, Huancho, Limatambo, Lati, Vitarte, Maranga, Ñaña y Puruchuco, que anteriormente estaban organizados en comunidades o *marcas* bajo el control político de los Ichimay (ROSTWOROWSKI, 1978; BUENO, 1992). En este valle vivían poblaciones mayormente agricultores y también tenían pescadores, artesanos y comerciantes al servicio de un señor (RAMIREZ-HORTON, 1982). Estos grupos a la llegada de los españoles tenían una organización sociopolítica en *pachacas*.[53] A la vez, estaba dividida en territorios o *marcas*, cada territorio era relativamente autosuficiente, tenía su propio centro público y templo o *huaca*, donde se realizan diversas actividades económicas y religiosas. Cada sector del valle tenía su acequia principal y otros

---

[53] - Pachaca es un término quechua que significa poblaciones de aproximadamente 1,000 habitantes. Eran los distritos incaicos y se conformaban tanto por mitmaccuna o yacuaz (grupos foráneos) y huariccuna (grupos nativos de estas tierras). Divididos en territórios o "marcas".

subsidiarios bajo el control de un "señor de pachaca" con la correspondiente población campesina (SHADY, 1982). Los curacas locales rendían tributo a Taulichusco, quien era el "Señor del valle" o *huaranga* con residencia en Pachacamac y administraba la provincia de Lima durante el imperio Inca.

Los hombres yungas se dinamizaban hacia las lomas, chaupiyungas y florestas donde tenían campos de cultivo, corrales, chozas y criaban llamas (ROSTWOROWSKI, 1992). El contexto biocultural de la marca de MT confirma que eran grupos agrícolas y subían a las quebradas donde tenían chacras y controlaban rebaños de camélidos. Así, la vida cotidiana transcurría ligada al control de una serie de canales, considerados ríos, como los de Maranga, Surco y Huatica que irrigaban otras marcas. Ellos administraban el agua desde la bocatoma, distribución, reparación y hasta la limpieza de las acequias. La importancia de los canales rebasaba el aspecto económico y muchos entierros humanos fueron depositados próximos a estas estructuras hidráulicas como en Maranga.

Este sistema de canales se inició desde fines del período Intermedio Temprano, cultura Maranga (siglos VI-VII) que aunado del incremento demográfico en el valle, permitió la construcción de la ciudadela de Cajamarquilla entre el valle medio del Rímac y Jicamarca. Esto condujo, conjuntamente con el sitio de Pachacamac, a la macro-articulación económica de la costa y sierra central durante el Horizonte Medio (SHADY, 1982; BUENO, 1992). Sin embargo, había una vieja rivalidad política por el dominio del Bajo Rímac que se intensificó en la época Inca entre los señoríos de Lima (Ichimay) y los de Canta y Yauyos (ROSTWOROWSKI, 1978). Y así, MT fue un ocupado continuamente hasta el Horizonte Tardío (siglos XV-XVI).

El estudio paleopatológico del cementerio de MT confirmó que aquellas poblaciones humanas sufrieron diversos trastornos traumáticos por violencia, produciendo lesiones encéfalo-craneanas a nivel naso-frontal, fracturas nasales osificadas y trepanaciones observados en cráneos de individuos varones adultos. Según el contexto arqueológico estudiado, la alta prevalencia de lesiones traumáticas en cráneos y la información etnohistórica se desprende que el control del agua y la tierra para la agricultura era estresante y producía tensión social. En estas sociedades agrarias del Bajo Rímac, el agua era un recurso indispensable para la densa población humana asentada allí, ocasionando luchas comunitarias para el dominio de la tierra y el elemento líquido.

Por la presencia de hiperostosis porótica y criba orbitaria se desprende que había casos anémicos en la muestra estudiada. La etiopatogenia de ambos indicadores inespecíficos de anemia es compleja y se relaciona a poblaciones prehistóricas ligadas a los mares, tanto pescadores como agricultores por ferroprivación. Diversas hipótesis han dominado en la literatura paleopatológica, tales como: la alimentación a base de peces, mariscos y moluscos, deficientemente conservados; el almacenamiento de aguas "no tratadas" en vasijas de cerámica durante largos períodos; el elevado consumo de maíz produciendo falta de hierro; la malaria, etc., unos conteniendo bacterias y otros parásitos produciendo diversas enfermedades diarreicas y anémicas (ALTAMIRANO, 1994b; MENDONÇA DE SOUZA, 1995, 1998). Sin embargo, la LTA no había sido considerado en la literatura paleopatológica como agente etiológico de la hiperostosis porótica. Asimismo, este indicador de anemias se concentra en poblaciones litoráneas del Mediterráneo, del Brasil, México y Perú, lugares donde las leishmaniases son endémicas.

Por otro lado, en esta área rural y aldeana del Bajo Rímac, el rol de los animales reservorios como los cuyes y perros, conviviendo dentro de sus casas, y roedores, mosquitos y flebotomineos en la periferia de sus aldeas próxima a las zonas agrícolas de trabajo, molestaban frecuentemente a los agricultores causando la uta. Por tanto, la LTA como una enfermedad parasitaria y anémica también debe ser incluida como hipótesis etiológica y refuerza la hipótesis del modelo rural y peri-urbano.

Respecto a las lesiones líticas en la región naso-palatina compatibles a LTA de forma mucosa, el análisis paleopatológico de MT permitió detectar 5 casos (C-6, C-10, C-16, C-18 y C-28) que corresponden al 2,07% de la muestra de adultos. La característica esencial de esta lesión osteolítica es que ella emerge del interior del hueso palatino, de la parte posterior de los cornetes nasales medio e inferior, siendo el reborde óseo de forma ondulante, suave, homogénea y con reabsorción periosteal. Este "bajo" porcentaje conduce a pensar erróneamente que había pocos individuos con esta infección. Sin embargo, un análisis detallado sobre la dinámica poblacional de esta patología, causada por *L.* (V.) *braziliensis*, que afecta básicamente la piel y mucosas en poblaciones modernas de áreas rurales y forestales conduce a defender la alta prevalencia de LTA (KROEGER *et al.* 1991; LLANOS-CUENTAS, 1991; RODRIGUEZ, 1992).

El problema del "bajo" porcentaje paleopatológico de LTA puede ser explicado por 2 factores: uno, por la limitación del material que no registra las lesiones de esta naturaleza en el hueso seco, sólo en el nivel crónico, metastático y avanzado; y dos, detrás de este 2,07% se teje una complejidad de la dinámica poblacional que afectó la

LTA a los niños y jóvenes a través de lesiones cutáneas en los brazos y piernas, cuyo material desafortunadamente está perdido. Sobre esta reflexión se desprende que este porcentaje no necesariamente indica que las lesiones de esta naturaleza sean raras en la muestra arqueológica de MT, sino conduce a creer que su prevalencia era alta. Además, el contexto arqueológico revela que esta población agrícola era migrante *mitmaccuna* procedente de la sierra de Lima, desplazándose constantemente a las áreas de transmisión de LTA que se inicia a partir Chosica y Cocachacra, valle Medio del Rímac, para el intercambio de la coca y ají. Planteamos, asimismo, que estos individuos adultos se desplazaban a la selva amazónica para el trueque de plumas de guacamayo, monos y plantas medicinales, produciéndose la picada de los flebotominos. Esta discusión se insertaría dentro del patrón rural y forestal.

Para discutir la hipótesis de las mutilaciones faciales como acto curativo de LTA, el análisis de los cráneos de MT no evidenció marcas de corte en el esplacnocráneo. Este problema también está limitado por la carencia de tejido cutáneo en la muestra estudiada. Sin embargo, diversos estudios describen cortes en el diploe del hueso craneal, atravesando la piamadre, duramadre y aracnoides con instrumentos cortantes de obsidiana y cobre, y utilizaban como anestésicos y antisépticos el algodón, quina, guanarpo y coca para efectuar las famosas trepanaciones (LASTRES & CABIESES, 1959; WEISS, 1984). En MT tenemos el ejemplo del caso C-30, hombre de 30-35 años de edad, que sirve para confirmar que diversos individuos sobrevivieron a estas intervenciones "médicas". Tales operaciones delicadas, elaboradas por médicos andinos o *hampicamayoc*, se realizaban con mucha maestría. Además, indica que tanto hombres como mujeres trepanados habían recibido antes un severo traumatismo encéfalo-craneano debido a las luchas campesinas. Finalmente, nuestro estudio abarcó solamente una parte reducida del inmenso territorio dominado por el imperio Tawantinsuyo, contribuyendo al mejor conocimiento de la historia antigua del valle Bajo del Rímac.

Asimismo, nada sabemos sobre la paleopatología ósea de LTA en períodos anteriores a la dominación Inca. Sin embargo, se rescata el valioso aporte de las representaciones de enfermedades en los huacos de los Moches que fueron elaborados casi un milenio de años antes de los Incas. Actualmente existe material óseo humano bien registrado tanto del período Mochica cuanto Inca para proseguir este importante estudio. Finalmente, la interdisciplinariedad de la paleopatología es intrínseca a su buen desenvolvimiento, remitiéndonos a una visión holística en la búsqueda de análisis más finos como las técnicas de la paleoepidemiología molecular que puedan explicar la relación de procesos del pasado con los procesos de presente, a través de los cuales será posible deslumbrar el futuro próximo, meta de cualquier área del saber. Esperamos seguir hurgando en la reconstrucción de la paleoepidemiología de la LTA tanto en el Perú como en el Brasil.

9- CONCLUSIONES

1)- Partiendo de estudios tomográficos actuales en 7 casos verificados de LTA de forma mucosa en el CPq-HEC (Fiocruz), hemos definido un modelo de diagnóstico patológico para esta enfermedad tropical que compromete seriamente las cavidades nasal y oral.

2)- Según los parámetros y diagnósticos comparativos utilizados en esta tesis, la serie esqueletal del sitio Makat-tampu, Lima, reveló que 2,07% presentaron características compatibles a LTA de forma mucosa. Existiendo dos grupos de estas lesiones:
- En la cavidad oral, exponen destrucción parcial y/o total del borde posterior del hueso palatino que puede ser leve o profundo en forma de "U" abierta, forma ondulante hasta la sutura cruciforme con reabsorción ósea e infección sobreagregada. Incluso, afectó la espina nasal posterior, la base del esfenoides y los alvéolos dentarios.
- En la cavidad nasal, presentan destrucción parcial y/o total de los cornetes nasales inferior y medio, ausencia de vómer, comprometiendo el seno maxilar por infección secundaria con reacción ósea periosteal.

3)- Este "bajo" porcentaje de paleopatología ósea sugiere que la prevalencia de LTA en Makat-tampu habría sido alta ya que esta enfermedad parasitaria afecta básicamente la piel y mucosas. Esta infección posiblemente habría sido adquirida por el antiguo hombre del valle Bajo Rímac durante su constante desplazamiento entre los pisos ecológicos de la región yunga y la floresta amazónica. Asimismo, este resultado es reforzado por la evidencia iconográfica del arte mochica, a pesar de su distancia cronológica y espacial, la etnohistoria y la investigación filológica.

4)- Los datos expuestos sugieren que los Makat-tampu conformaron un grupo agrícola que vivió en el valle del Bajo Rímac durante el imperio de los Incas (siglos XV-XVI) y próxima al área de transmisión de LTA. Este hecho sugiere la posibilidad de haber desarrollado el patrón epidemiológico rural, confirmando la hipótesis de la presente tesis.

5)- La ausencia de señales de traumatismo facial (mutilación) en individuos con lesiones sugestivas de LTA forma mucosa se debe probablemente a dos hechos: 1)- que los enfermos de Makat-tampu no dejaron marcas de corte en el tejido óseo, a diferencia de las trepanaciones craneanas; y 2)- no había cirugía para LTA en este segmento poblacional del período Inca ya que sus evidencias se remontan al período Mochica.

6)- La alta frecuencia de traumatismos encéfalo-craniano de los Makat-tampu es consecuencia de la fuerte tensión social causada por el dominio Inca en el valle del Rímac, produciendo una alta violencia por conflictos inter-campesinos por el control del agua y la tierra.

7)- Finalmente, las interpretaciones anátomo-patológicas de LTA de los huacos mochicas habían sido erradas, siendo la mayoría producto de mutilaciones para su distinción social. Además, solamente algunas cerámicas o *huacos* (3,3%), son representaciones simbólicas de tal enfermedad, confirmando su enorme antigüedad en el Perú precolombino.

10- REFERENCIAS BIBLIOGRAFICAS

ACEVEDO, M. (1967). Encuesta epidemiológica de leishmaniasis en el Bajo Apurimac. Tesis de Bachiller, Facultad de Medicina Humuna, UNMSM., Lima. 47 pgs.

ALA-VEDRA, J.T. (1952). El botón de oriente en el Ecuador. *Contribución al IV Congreso de Medicina y I de Cirugía Ecuatorianos.* I Jornada Pediatrica Ecuatoriana, Imprenta de la Universidad Guayaquil, pp. 1-23. Ecuador.

ALCEDO, A. de (1786). Diccionario Geográfico-Histórico de las Indias Occidentales de América. Madrid.

ALLISON, M.J. (1974). Infectious diseases in Pre-columbian inhabitants of Peru. *Am. Journ. Phys. Anthrop.* 41: 468.

ALLISON, M.J. (1979). Paleopathology in Peru. *Natural History* 88 (2): 74-82.

ALLISON, M.J. (1984). Paleopathology in Peruvian and Chilean populations. In: *Paleopathology at the Origins of Agriculture* (eds.), Cohen, M.N. & Armelagos, G.J. pp. 515-530. Academic Press, Inc. London LTD.

ALLISON, M.J., GERSZTEN, J.E., MUNIZAGA, J., SANTORO, C. & MENDOZA, D. (1981). Tuberculosis in Pre-Columbian Andean population. En: *Prehistoric Tuberculosis in the Americas* edited by J. Buikstra, pp. 49-61. Northwestern University Archaeological Program, Evanston, Illinois.

ALLISON, M.J., GERSZTEN, J.E., SHADOMY, J., MUNIZAGA, J. & GONZALES, G. (1979). Paracoccidiodomycosis in a mummy. *Bulletin New York, Academy of Science* 55: 670-683.

ALLISON, M.J., MENDOZA, D. & PEZZIA, A. (1973). Documentation of a case of Tuberculosis in Pre-Columbian America. *American Review of Respiratory Diseases* 107: 985-991.

ALLISON, M.J., PEZZIA, A., GERSZTEN, J.E. & MENDOZA, D. (1974). A case of Carrion´s disease associated with human sacrifice from the Huari culture of southern Peru. *American Journal of Physical Anthropology* 41: 295-300.

ALMENARA, G. (1916). Anatomía patológica de las leishmaniasis dérmicas. Lima. Imprenta del Centro Editorial.

ALTAMIRANO, A.J. (1994a). Origen y desarrollo de la leishmaniasis o Uta en los Andes Centrales. En: *III Congresso Latinoamericano de Antropologia Biológica e II Reunião da Sociedade Brasileira de Paleopatologia.* pp. 18, RJ.

ALTAMIRANO, A.J. (1994b). Relación entre la Hiperostosis Porótica y las Anemias en las Antiguas Poblaciones Humanas de la Costa Central. *Magistri et Doctores.* Boletín Bimestral de la Escuela de Post-Grado de la UNMSM., Año 2 (9): 17-20. Agosto. Lima.

ALTAMIRANO, A.J. (1995a). Función Ritual de Camélidos en la Costa Norte: Ofrendas de Pacatnamú. Lima. Disertación para optar el Grado Académico de Magister en Arqueología, P.U.C. del Perú.

ALTAMIRANO, A.J. (1995b). Tuberculose entre os índios Guajajara, Brasil. Monografia apresentada ao Curso de Especialização em Paleopatologia e Paleoepidemiologia. Rio de Janeiro. ENSP. 34 pags.

ALTAMIRANO, A.J. (1998). Estudo paleoepidemiológico da Leishmaniose Tegumentar na Sociedade Moche, séculos I-VIII D.C., Peru. En: *Anais da IV Jornada Científica de Pós-Graduação da Fiocruz*, de 23 a 25 de março de 1998, Pp. 219, RJ.

ALTAMIRANO, A.J., MARZOCHI, M.C.A. & MOREIRA, J. (1999). Comprometimento ósseo pela forma mucosa da Leishmaniose Tegumentar Americana. Avaliação radiológica e tomográfica na definição de padrões para pesquisas arqueológicas. En: *Anais da V Jornada Científica de Pós-Graduação da FIOCRUZ*, pp. 24, RJ.

ANTUNES, C.M.F., MAYRINK, W., MAGALHÃES, P.A., COSTA, C.A., MELO, M.N., MICHALICK, M.S.M., WILLIAMS, P., OLIVEIRA-LIMA, A., VIEIRA, J.B.F. & SCHETTINI, P.M. (1986). Controlled field trails of a vaccine against New World cutaneous leishmaniasis. *Int. Journ. Epidemiol.* 15: 572-580.

ARAGÃO, N. B. (1922). Transmissão da leishmaniose no Brasil pelo *Phlebotomus intermedius*. Rio de Janeiro: *Revista Brazil Médica* 36: 129.

ARCE, J. (1916). Las leishmaniasis dérmicas del Perú. *Boletín de la Sociedad Geográfica* No. 32: 15-68, Lima.

ARISTOTELES (1970). Metafísica. Ediciones Gredos, Madrid.

ARSENAULT, D. (1992/1993). El personaje del pie amputado en la cultura Mochica del Perú: un ensayo sobre la arqueología del poder. *Latin American Antiquity* 4 (3): 225-228.

ASHFORD, R.W., DESJEUX, P. & DERAADT, P. (1992). Estimation of population at risk of infection and number of cases of leishmaniasis. *Parasitology Today* 8: 103-104.

ASHMEAD, A.S. (1900). Pre-Columbian lupus Uta and its surgical treatment by amputation of nose and upper lip, as represented on the huacos pottery of Perú. *The Saint Louis Med. and Surg. Journal*, nov.: 14.

ASHMEAD, A.S. (1906). The huacos muni-grave potteries of old Perú; a study in pre-columbian pathology. *The Medical Fortnighthy*. Saint Louis.

ASHMEAD, A.S. (1910). Utosic syphilis and some other things of interest to paleo-american medicine, as represented on the huacos potteries of old Perú. *American Journal of dermatology*, october.

ASTON, D.L. & THORLEY, A.P. (1970). Leishmaniasis in central of Brazil: results of a Montenegro skin test survey among Amerindians in the Xingu National Park. *Trans. Roy. Trop. Med. Hyg.,* 64: 671-678.

AVILA, Fco. de [1598] (1975). Dioses y Hombres de Huarochiri. Segunda edición, Siglo XXI, México City.

BASS, W.M. (1971). Human Osteology: A Laboratory and Field Manual of the Human Skeleton. Special Publications, Missouri Archaeology Society, Special Publication 2, Columbia, Missouri.

BARRAL, A., PEDRAL-SAMPAIO, D., GRIMALDI Jr., G, MOMEN, H., McMAHON, D., RIBEIRO DE JESUS, ALMEIDA, R., BADARÓ, R., BARRAL-NETTO, M. & CARVALHO, E.M. (1991). Leishmaniasis in Bahia, Brazil: evidence that *Leishmania amazonensis* produces a wide spectrum of clinical disease. *Am. J. Trop. Med. Hyg.* 44: 536-546.

BARRAL, A., BADARÓ, R., BARRAL-NETTO, M., GRIMALDI Jr., G, MOMEN, H., & CARVALHO, E.M. (1986). Isolation of *Leishmania mexicana amazonensis* fom bone marrow in a case of American visceral leishmaniasis. *Am. Journ. Trop. Med. Hyg.* 35: 732-734.

BARRAL, A., PETERSEN, E.A., SACKS, D.L. & CARVALHO, E.M. (1983). Late metastatic leishmaniasis in the mouse. A model for mucocutaneous disease. *Am. Journ. Trop. Med. Hyg.* 32: 277-285.

BARRAL-NETTO, M., BADARÓ, R. & BARRAL, A. & CARVALHO, E.M. (1986). Imunologia da leishmaniose tegumentar. *Rev. Soc. Bras. Med. Trop.* 19: 173-191.

BARRETO, M. (1987). La marca de la uta. *Revista SI* 1 (2), Lima.

BASS, W. (1986). Human Osteology: A Laboratory and Field Manual of the Human Skeletal. Second edition. Columbia, Missouri.

BATISTINI, G. & HERRER, A. (1945). Intradermorreacción en Leishmaniasis tegumentaria en el Perú. *Bol. Fac. Med. Humana* 4: 101-116. Lima.

BENFER, R. (1984). The Challengers and Rewards of Sedentism: The Preceramic Village of Paloma, Perú. In: *Paleopathology at the Origins of Agriculture.* M.N. Cohen & G.J. Armelagos, eds. Pp. 531-558. Orlando Fla.: Academic Press.

BERGSMA, D. (1978). Birth Defects Compendium. 2ª ed. Alan R. Liss, New York.

BIAGI, F. (1953). Algunos comentarios sobre las leishmaniasis y sus agentes etiológicos. *Leishmania trópica mexicana,* nueva subespecie. *Rev. Mexicana de Medicina* 33: 1-6.

BITTENCOURT, A.L., COSTA, J.M., CARVALHO, E.M. & BARRAL, A. (1993). Leishmaniasis recidiva cutis in American cutaneous leishmaniasis. *Int. Journ. Dermatol.* 32: 802-805.

BLACK, F.L. (1994). Infecção, Mortalidade e Populações Indígenas: Homogeneidad Biológica como possivel razão para tantas mortes. En: *Saúde e Povos Indígenas* (Santos, R.V. y Coimbra Jr., C.E.A. eds.), pp. 63-87. Fiocruz, Rio de Janeiro.

BLANCAS, F. (1960). Notas sobre flebotomos peruanos. Enumeración de las especies de flebotomos encontrados en el Perú y descripción de una nueva especie: *Phlebotomus gorbitzi* N. sp. (Diptera, Psychodidae). *Rev. Med. Exp.* 13: 125-133. Lima.

BONAVIA, D. (1992). Perú, Hombre e Historia. De los origenes al siglo XV. Ediciones Edubanco. Fundación del Banco Continental para el Fomento de la Educación y la Cultura. Lima.

BOWDRE, J.R., CAMPBELL, J.L., WALKER, D.H. & TART, D.E. (1981). American mucocutaneous leishmaniasis. Culture of a *Leishmania* species from periheral blood leukocytes. *Am. Journ. Clin. Pathol.* 75: 435-438.

BROCHADO, J.P. (1989). A Expansão dos Tupi e da cerâmica da tradição policrômica amazônica. *Dédalo.* SP. USP, v. 27: 65-82.

BROOKS, S.T. (1955). Skeletal Age at Death: The Reability of Cranial and Pubic Age Indicator. *Am. Journ. Phys. Anthrop.* 13: 567-97.

BROTHWELL, D.R. (1980). Desenterrando Huesos. La excavación, tratamiento y estudio de restos del esqueleto humano. México. Fondo de Cultura Económica.

BUENO, A.M. (1992). Arqueología de Huarochiri. En: *Huarochiri Ocho mil años de historia.* Tomo 1: 12-66. Municipalidad de Santa Eulalia de Acopaya, Huarochiri, Lima.

BUENO, A.M. (1997). El proceso precerámico y los primeros centros urbanos. *Actas y Trabajos Cientificos del XI Congreso Peruano del Hombre y la Cultura Andina* 1: 253-290. Lima.

BUENO, C. (1764). El conocimiento de los tiempos. Epheméride del año 1764. Oficina de la calle de La Coca, Lima. 82 pags.

BUIKSTRA, J. & COOK, D.C. (1980). Paleopathology: an American Account. *Annual Review of Anthropology* 9: 433-470.

BUIKSTRA, J. & COOK, D.C. (1992). Paleopatologia. En: *Paleopatologia, Paleoepidemiologia. Estudos Multidisciplinares.* Coordenadores A.J.G. de Araújo y L.F. Ferreira. ENSP/Fiocruz, RJ. pp. 41-85.

BUIKSTRA, J. & UBELAKER, D. (1994). *Standards for data collection from human skeletal remains.* Arkansas: Arkansas Archaeological Survey.

BURBANK, V. (1992). Sex, Gender and Difference. Dimensions of Aggresion in an Australian Aboriginal Community. *Human Nature*, 31: 251-278.

BURGER, R.L. (1993). Emergencia de la Civilización en los Andes. Ensayos de Interpretación. UNMSM., Lima.

BURSTEIN, Z., CORNEJO, J. & PESCE, H. (1963). Estado actual del conocimiento de la leishmaniasis tegumentaria en el Perú. Libro Resúmenes. *VII Congreso Internacional de Med. Trop. y Malaria*, Rio de Janeiro, pp. 205-206.

BUSVINE, J.R. (1980). The Evolution and Mutual Adaptation of Insects, Microorganisms and Man. In: *Changing Disease Patterns and Human Behaviour*. Editado por N.F. Stanley & R.A. Joske. Academic Press. Pp. 55-68.

CACERES, A. (1989). *Lutzomyia* spp. (Diptera: Psychodidae) del valle de Marca-Recuay (Ancash-Perú). *Revista Peruana de Entomología* 32: 29-32. Lima.

CACERES, A. (1993). Distribución geográfica de *Lutzomyia verrucarum* (Townsend 1913) (Diptera, Psychodidae, Phlebotominae), vector de la bartonellosis humana en el Perú. *Rev. Inst. Med. Trop. São Paulo* 35: 485-90. SP.

CAMINO, L. (1992a). Cerros, plantas y lagunas poderosas. La medicina al norte del Perú. CIPCA- Piura.

CAMINO, L. (1992b). Lenguaje, conocimiento y mito: análisis del saber empírico sobre la leishmaniasis en minorías etnicas y grupos mestizos. Lima. *Revista Peruana de Epidemiología* 5 (1): 32-35.

CARDICH, A. (1997). Un bosquejo de la prehistoria de Sudamérica y el surgimiento de la civilización andina. *Actas y Trabajos del XI Congreso Peruano del Hombre y la Cultura Andina* 1: 35-61. Lima.

CARINI, R. & PARANHOS, U. (1909). Identification de l'Ulcera de Bauru avec le Bouton d'Orient. *Bull. Soc. Path. Exot.* 2: 255-257.

CARNERI, I., NUTELS, N. & MIRANDA, J.A. (1963). Epidemia de leishmaniose tegumentar entre os índios Waurá do Parque Nacional do Xingú (Estado do Matto Grosso, Brasil). *Revista do Instituto de Medicina Tropical de São Paulo*, 5: 271-272.

CARVALHO-FILHO, E.M. (1986). Imunidade celular na leishmaniose tegumentar. Universidade Federal da Bahia, Salvador. Tese, 110 pgs.

CASTES, M., AGNELLI, A., VERDE, O. & RONDON, A.J. (1983). Characterization of the cellular immune response in American cutaneous leishmaniasis. *Clin. Immunol. Immunopathol.* 27: 176-186.

CASTES, M., CABRERA, M., UJILLO, D.T., CONVIT, J. (1988). T-Cell subpopulations, expression of interleukin-2 receptor, and production of interleukin-2 and gamma interferon in human American cutaneous leishmaniasis. *Journ. Clin. Microbiolog.* 26: 1207-1213.

CASTIGLIONI, A. (1947). History of Medicine. p. 1029. Alfred A. Knopf. Inc., New York.

CASTILLO, L.J. (1989). Personajes Míticos, Escenas y Narraciones en la Iconografía Mochica. Fondo Editorial de la Pontificia Universidad Católica, Lima.

COCKBURN, A. (1988). Diseases of Mummies of Peru. In: *Mummies, Disease, and Ancient Cultures*, editado por A. & E. Cockburn, pp. 135-174. Cambridge University Press.

COHEN, M.N. (1989). Health and Rise of the Civilization. Yale University Press.

COHEN, M.N. & ARMELAGOS, G.J. (1984). Paleopathology at the Origins of Agriculture. (ed.) Academic Press, Inc. London LTD.

COIMBRA Jr., C.E. & SANTOS, R.V. (1992). Paleoepidemiologia e epidemiologia de populações indígenas brasileiras: possibilidades de aproximação. En: *Paleopatologia e Paleoepidemiologia. Estudos Multidisciplinares.* (A.J.G. Araújo y L.F. Ferreira, orgs.). Panorama ENSP/ Fiocruz, pp. 169-184. R.J.

COIMBRA Jr., C.E. & SANTOS, R.V. (1994). Epidemiologic profile of Amazonian Amerindians from Brazil, with Special emphasis on the Xavante from Mato Grosso and on Groups from Rondônia. A report to the World Bank. ENSP, Fiocruz, RJ.

COIMBRA, Jr., C.E., SANTOS, R.V. & Do VALLE, A.C.F. (1996). Cutaneous Leishmaniasis in Tupí-Mondé Amerindians from brazilian Amazonia. *Acta Tropica* 61: 201-211. Elsevier Science.

COLEY, B.L. (1960). Neoplasm of Bones. 2ª ed. Paul G. Hoeber, New York.

COMAS, J. (1976). Manual de Antropología Física. Universidad Autónoma de México, México. 710 pgs.

CONVIT, J. & PINARDI, M.E. (1974). Cutaneous leishmaniasis. The clinical and immunological spectrum in South América. p. 159-169. In: Ciba Foundation, *Trypanosomiasis and Leishmaniasis with special reference to Chagas' disease.* Associated Scientific Publishers, Amsterdam.

CORDY-COLLINS, A. (1991). Archaism or tradition? The decapitation theme in Cupisnique and Moche Iconography. *Latin American Antiquity* 3 (3): 206.

CORNEJO, A.C. (1989). Guía de prácticas de Parasitología. UNMSM. Programa Académico de Medicina Humana, Asignatura de Parasitología, Lima.

CORNEJO, B.M. (1975). La Investigación Cientifica en la salud en la Universidad Nacional de Trujillo. Consejo Nacional de Ciencia y Tecnologia. Pp. 113-123. Lima.

CORNEJO, J. (1951). Contribución al estudio de la leishmaniasis tegumentaria en nuestro medio. Lima.Tesis de Bachiller de la Facultad de Medicina Humana, UNMSM.

CORNEJO, J. (1962). Sobre la epidemiología LTA en el Perú. Em: *Atas e Trabalhos do Congresso de Malarialogia.* Rio de Janeiro.

COSTA, C.L. (1998). Leishmaniose Tegumentar Americana: Uso de técnicas da biologia molecular (PCR) no diagnóstico de infeção natural em roedores de coleção do

Museu Nacional - UFRJ. *IV Jornada Científica de Pós-Graduação da Fiocruz.* 23 a 25 de março de 1998 (1): 255. RJ.

COSTA, J.M.L. (1992). Leishmaniose Tegumentar Americana: Origens e Histórico no Brasil. *Acta Amazónica* 22 (1): 71-77.

CUZZI-MAYA, T. (1990). Leishmaniose Tegumentar Americana: Análise imunohistoquímica de lesões cutâneas. Tese. *Departamento de Anatomia Patológica.* Faculdade de Medicina da Universidade Federal do Rio de Janeiro, R.J., p. 68.

CUZZI-MAYA, T., SCHUBACH, A., OLIVEIRA-NETO, M., SARTORI, A., CHICARINO, J.M.O.C. & OLIVEIRA, A.V. (1989). Immunofluorescence (IF) and immunoperoxidase (IP) methods in the diagnosis of cutaneous leishmaniasis. In: *XVI Reunião anual sobre pesquisa basica em doença de Chagas, Mem. Inst. Oswaldo Cruz,* novembro. Caxambu, p. 84.

DAVIES, C.R., LLANOS-CUENTAS, E.A., PYKE, S.D.M. & DYE, C. (1995). Cutaneous leishmaniasis in the Peruvian Andes: an epidemiological study of infection and immunity. *Epidemiology and Infection,* 114: 297-318.

DAVIES, C.R., LLANOS-CUENTAS, E.A., SHARP, S., CANALES, J., LEON, E., ALVAREZ, E., RONCAL, N. & DYE, C. (1997a). Cutaneous Leishmaniasis in the Peruvian Andes: Factors associated with variability in clinical symptoms, Response to treatment and Parasitic isolation rate. *Clinical Infection Disease,* 25: 302-10.

DAVIES, C.R., LLANOS-CUENTAS, E.A., CAMPOS, P., MONGE, J., VILLASECA, P. & DYE, C. (1997b). Cutaneous Leishmaniasis in the Peruvian Andes: Risk factors identified from a village cohort study. *Am. Journ. Trop. Med. Hyg.* 56 (1): 85-97.

DEANE, L.M., RANGEL, E.F., PAES-OLIVEIRA, M., GRIMALDI Jr., G., MOMEN, H., SOUZA, N., WERMELINGER, E. & BARBOSA, A. (1986). Experimental infection of *Lutzomyia longipalpis* fed on a patient with cutaneous leishmaniasis to *Leishmania mexicana amazonensis. Mem. Inst. Oswaldo Cruz,* 81: 133-134.

DEANE, M.P., CHAVES, J., TORREALVA, J.W. & TORREALVA, J.F. (1966). Aislamiento de leishmanias de la médula ósea y de la sangre de un paciente con LTD. *Gaceta Médica de Caracas* 74: 367-371.

DEY, P., RADHIKA, S., RAJWANSHI, A. & RAY, R. (1992). Fine-needle aspiration cytology of leishmania lymphadenitis. *Diagn. Cytopathol.* 8: 551-552.

DELGADO, Q.A. (1992). Las Protozoosis. Facultad de Medicina Humana. Manual de Parasitología y Micología, UNMSM., Lima.

D'HARCOURT, R. (1939). La Medicine dans L'ancient Perou. La medicine a travers le temps et l'espace. Maloine, Paris.

DONNAN, Ch.B. (1975). The Thematic Approach to Moche Iconography. *Journal of Latin American Lore,* vol. 1 (2): 147-162. Latin American Center, University of California, Los Angeles, California.

DONNAN, Ch.B. (1978). Moche Art of Peru. Precolumbian Symbolic Communication. Museum of Cultural History, University of California, Los Angeles, California.

DONNAN, Ch.B. (1985). Early Ceremonial Architecture in the Andes. (ed.). Washington D.C., Dumbarton Oaks research Library and Collection.

DONNAN, Ch.B. & CASTILLO, L.J. (1994). Los Mochicas del Norte y los Mochicas del Sur. En: *Vicús*, editado por K. Makowski et al., Banco de Crédito, Lima, pp. 143-182.

DUJARDIN, J.C., BAÑULS, A.L., LLANOS-CUENTAS, A., ALVAREZ, E., DE DONCKER, S., JACQUET, D., LE RAY, D., AREVALO, J. & TIBAYRENC, M. (1995a). Putative *Leishmania* hybrids in the Eastern Andean valley of Huanuco, Peru. *Acta Tropica* (Basel) 59: 293-307.

DUJARDIN, J.C., BAÑULS, A.L., VICTOIR, K., DE DONCKER, S., AREVALO, J., LLANOS-CUENTAS, TIBAYRENC, M. & LE RAY, D. (1995b). From population to genome: ecogentics of *Leishmania (Viannia) braziliensis* and *L. (V.) peruviana*. *Annals of Tropical Medicine and Parasitology*, vol. 89 (1): 45-53. Liverpool School of Tropical Medicine.

D'UTRA & SILVA, O. (1915). Sobre a leishmaniose tegumentar e seu tratamento. *Mem. Inst. Oswaldo Cruz,* 7: 213-248.

ERICKSEN, M.F. (1951). A Preliminary report on Late period Crania from the Central Coast of Peru. *Conferencias de Ciencias Antropológicas,* Vol. I: 201-216. Homenaje al IV Centenario de la UNMSM, Lima.

ESCOMEL, E. (1911). Espundia. *Bulletin de la Societé Pathologie Exotiqué* tomo IV, Paris.

ESCOMEL, E. (1919). La uta y la espundia. Lima. *Actas y Trabajos del V Congreso de Medicina Latinoamericana*, tomo V: 256-260.

ESCOMEL, E. (1920). La uta y la espundia en la alfarería del Perú prehistórico. En: Ciencia y Arte de la Prehistoria peruana. *Anales de la Facultad de Medicina* 2: 185-189. Lima.

ESCOMEL, E. (1939). La edificación urbana y la defensa contra los dípteros hematofagos en la época pre-colonial. En: *XXVII Congreso Internacional de Americanistas*, tomo I: 129-132. Lima.

ESPINOZA, J.R., SKINNER, A., DAVIES, C.R., LLANOS-CUENTAS, A., AREVALO, J., DYE, C., McMASTER, W.R., AJIOKA, J.W. & BLACKWELL, J.M. (1995). Extensive polymorphism at the Gp63 locus in field isolated of *Leishmania peruviana*. In: *Molecular and Biochemical Parasitology* 72: 203-213. Elsevier.

ESPINOZA, W.S. (1990). Los Incas. Economia, Sociedad y Estado en la era del Tahuantinsuyo. Amaru Editores, Lima.

ESPINOZA, W.S. (1997). Las llactas en el Imperio de los Incas. *Actas y trabajos del XI Congreso Peruano del Hombre y la Cultura Andina* 1: 362-372. Lima.

FALQUETO, A. & SESSA, P.A. (1997). Leishmaniose Tegumentar Americana. N° 89: 750-761. In: R. Veronesi y R. Focaccia. *Tratado de Infectologia*. São Paulo.

FARFAN, J.M.B. (1941). Breve vocabulario patológico quechua. Apéndice a "J.B. Lastres - La Medicina en la obra de Guamán Poma de Ayala". *Revista del Museo Nacional* 1: 163-164. Lima.

FATTOUROUSSO, V. & RITTER, O. (1968). La uta en el Perú. *Actas y Trabajos del I Congreso Nacional de Salud Pública, Medicina e Higiene*, tomo 1. Lima.

FELINTO DE BRITO, M.E., BRANDÃO, S.P., SALLES, N.R., CUPOLILO E., GRIMALDI, Jr. G., MOMEM, H. (1993). Human Cutaneous Leishmaniasis due to a new enzymatic variant of *Leishmania (Viannia) braziliensis* ocurring in Pernambuco, Brazil. *Mem. Inst.Oswaldo Cruz* 88: 499-500. Rio de Janeiro.

FERRAZ, S.M. (1977). Análise paleopatológica de um cemitério indígena. *Nheengatu: Cadernos brasileiros de arqueologia e indigenismo* 1 (2): 7-38., *Inst. Sup. Cul. Bras.* Rio de Janeiro.

FRAIHA, H. (1983). Leishmanioses tegumentares. En: *Saúde na Amazônia* (A.C. Linares, org.), pp. 37-43. Associação Nacional de Programação Econômica e Social. SP.

FRANCO, A.M.R. (1997). First World Congress on Leishmaniasis-World Leish 1. *Mem. Inst. Oswaldo Cruz* 92 (6): 867-870. Rio de Janeiro.

FUNG, R. (1988). The Late Preceramic and Initial Period. In: *Peruvian Prehistory: An Overview of Pre-Inca and Inca society.* R.W. Keatinge, ed. New York: Cambrifge University Press. pp 67-96.

GARCIA GONZALEZ, R., SANZ, I., SAUS, C. & CALLEJA, J.L. (1990). Localized lymphadenitis due to leishmania. Diagnosis by fine needle aspiration cytology. *Postgrade Medicine Journal* 66: 326.

GENOVES, S. & MESSMACHER, M. (1959). Valor de los patrones tradicionales para la determinación de la edad por medio de las suturas en cráneos mexicanos, indígenas y mestizos. Cuaderno 7, *Serie Antropológica del Instituto de Historia,* UNAM, México.

GOMIDE, M.S.M. (1999). Sistematização de critérios para diagnóstico diferencial entre Paleopatologias e sinais de alterações análogas: Fundamentos Teórico-Metodológicos. Tese de doutorado em saúde pública, ENSP, Fiocruz, RJ.

GRAY, W. (1979). Anatomia Humana. Warwick Roger & Peter Williams (editores), 35ª Edición. Editorial Koogan Guanabara. RJ.

GREMCK, M.D. (1983). Les maladies à l'aube de la civilisation occidentale. Paris: Payot.

GREVELINK, S.A. & LERNER, E.A. (1996). Leishmaniasis. *Journ. Am. Acad. Dermatol.* 34: 257-272.

GRIEDER, T., BUENO, A., SMITH Jr., E. & MALINA, R. (1986). La Galgada, Peru: A Preceramic Culture in Transition. University of Texas Press, Austin Texas.

GRIMALDI Jr., G. & TESH, R.B. (1993). Leishmaniasis of the New World: Current concepts and implications for future research. *Clinical Microbiology Review* 6: 230-250.

GRIMALDI Jr., G., TESH, R.B. & McMAHON-PRATT, D. (1989). A review of geographical distribution and epidemiology of leishmaniasis in the New World. *Am. Journ. Trop. Med. Hyg.* 41: 687-725.

GUERRA, M.O.P., FURTADO, T., BARROS, G.C., SESSA, P.A. & CARIAS, V.R.D. (1985). Infecção sub-clínica na leishmaniose tegumentar americana. *Anais Bras. Dermatol.* 60: 365-369.

GUTIERREZ, Y., SALINAS, G.H., PALMA, G., VALDERRAMA, L.B., SANTRICH, C.V. & SARAVIA, N.G. (1991). Correlation between histopathology, immune response, clinical presentation, and evolution in *Leshmania braziliensis* infection. *Am. Journ. Trop. Med. Hyg.* 45: 281-289.

HANSEN, A. (1897). Naturaleza no leprosa de las lesiones representadas en la antigua alfarería peruana. *Mitt und Verhand du International wiss. Lepra Conference zu Berlin.* I Bd., 4° Abt., pp. 71-75.

HASHIGUSHI, Y. & GOMEZ, E. (1995). Una breve revisión de la leishmaniasis en el Ecuador. Estudios sobre la Leishmaniasis en el Nuevo Mundo y su Transmisión con Referencia al Ecuador. Kochi, Japan. pp. 4-16. Kochi City.

HERRER, A. (1948). Nota preliminar sobre leishmaniasis en perros. Lima. *Revista de Medicina Experimental* 3: 62-74.

HERRER, A. (1957). Existieron en el Perú la verruga y la uta con anterioridad a la conquista?. *Revista Histórica de Huarochiri* 1: 97-99. Lima.

HERRER, A. (1977). Reseña de Entomología Médica en el Perú I: Principales aspectos entomológicos en la bartonelosis, trypanosomiasis y leishmaniasis. Lima. *Revista Entomológica* 20: 19-24.

HERSHKOVITZ, I., ROTHSCHILD, B.M, DUTOUR, O. & GREENWALD, C. (1998). Clues to Recognition of Fungal Origin of Lytic Skeletal Lesions. *Am. Journ. Phys. Anthrop.* 106: 47-60.

HOCQUENGHEM, A.M. (1987). Iconografía Mochica. Lima. Fondo Editorial de la Pontificia Universidad Católica del Perú., 280 pags.

HODDER, I. (1982a). Symbols in action: Ethnoarchaeological studies of material culture. University of Cambridge Press, Cambridge.

HODDER, I. (1982b). Contextual Archaeology. Cambridge University Press, Cambridge.

HOFFMAN, J.M. (1987). Review of "Forensic Osteology: Advances in the Identification of Human Remains" by K.J. Reichs, editor, and "The Human Skeleton in Forensic Medicine" by W.M. Krogman and M.Y. Iscan. *American Anthropologist* 89: 729-731.

HRDLICKA, A. (1914). Anthropological work in Peru in 1913, with notes on pathology of the ancient peruvians. Smithsonian Miscellaneous Collections, Washington DC. 61: 57-59.

HRDLICKA, A. (1952). Practical Anthropometry, 4th. ed. por T.D. Stewart. The Wistar Institute of Anatomy and Biology, Philadelphia.

IRIARTE, F.E. (1960). Algunas apreciaciones sobre los Huanchos. En: *Antiguo Perú, espacio y tiempo*. Pp. 259-263. Librería Editorial Juan Mejía Baca. Lima.

JARCHO, S. (1990). Transatlantic transmition of infectious diseases: The applicability of paleopathology. *Bulletin of New York Academy of Medicine* 66: 660-663.

JIMENEZ DE LA ESPADA, M. (1897). Origen utoso de las lesiones representadas en los antiguos huacos antropomorfos peruanos. *Sociedad Antropológica.* Berlín. 6 de octubre.

JONES, J. (1876). Explorations of the Aboriginal Remains of Tennessee. *Smithsonian Institution Contributions to Knowledge* 22. Washington.

JONES, T.C., JOHNSON, J.W.D., BARRETTO, A.C., LAGO, E., BADARÓ, R., CERF, B., REED, S.G., NETTO, E.M., TADA, M.S., FRANCA, F., WIESE, K., GOLIGHTLY, L., FIFKRIG, E., COSTA, J.M.L., CUBA, C.C. & MARSDEN, P.D. (1987). Epidemiology of American cutaneous leishmaniasis due to *Leishmania braziliensis braziliensis. Journ. Infect. Disease* 156: 73-83.

KAULICKE, P. (1979). Algunas consideraciones acerca del material óseo de Ushkumachay. *Arqueologia Peruana.* Seminario de investigaciones arqueológicas en el Perú. Lima.

KEEN, J.A. (1950). A study of the differences between male and female skulls. *Am. Journ. Phys. Anthrop.* 8: 65-78.

KLOTZ, O. & LINDENBERG, H. (1923). The pathology of leishmaniasis of the nose. *American Journal of Tropical Medicine* 3: 117-141.

KROEGER, A., MANCHENO, M., RUIZ, W. & ESTRELLA, E. (1991). Malaria y Leishmaniasis cutánea en el Ecuador. Un estudio interdisciplinario. Aspectos históricos, epidemiológicos, antropológicos, entomológicos y métodos de control. Museo Nacional de Medicina del Ministerio de Salud Pública. Quito.

KROGMAN, W.M. (1962). The Human Skeleton in Forensic Medicine. Charles C. Thomas, Springfield.

KUTSCHER, G. (1954). Cerámica del Perú septentrional: figuras ornamentales en vasijas de los Chimues antiguos. Biblioteca Iberoamericana. Berlín.

LAINSON, R. (1983). The American Leishmaniasis: some observations on their ecology and epidemiology. *Trans Roy. Soc. Trop. Med. Hyg.* 77: 569-596.

LAINSON, R. & SHAW, J.J. (1972). Leishmaniasis in the New World: taxonomic problems. *Brit. Med. Bull.* 28: 44-48.

LAINSON, R. & SHAW, J.J. (1973). Leishmaniasis in Brazil: IX. Considerations on the *Leishmania braziliensis* complex: importance of sandflies of the genus *Psychodopygus* (Mangabeira) in the transmission of *L. braziliensis* in North Brazil. *Trans. Roy. Soc. Trop. Med. Hyg.* 67: 184-196.

LAINSON, R. & SHAW, J.J. (1978). Epidemiology and Ecology of leishmaniasis in Latin American. London. *Nature* 273 (566): 595-600.

LAINSON, R. & SHAW, J.J. (1979). The rol of animals in the epidemiology of South America Leishmaniasis. London/New York/San Francisco. *Biology of the Quinetoplastida* Vol. II: 1-98. Academic Press.

LAINSON, R. & SHAW, J.J. (1987). Evolution, classification and geographical distribution, p. 1-120. In: Peters W., Killick-Kendrick, *The leishmaniasis in biology and medicine.* Academic Press, London.

LAINSON, R. & SHAW, J.J. (1998). New World Leishmaniasis - The neotropical Leishmania species. In: Topley & Wilson´s *Microbiology and Microbial Infections. Parasitology* Vol. 5: 241-268. Ninth Edition. Francis EG Cox, Julius P Kreier & Derek Wakelin (eds.). London and New York.

LAMAS, G. (1982). A preliminary zoogeographical division of Peru, based on butterfly distributions (Lepidoptera, Papilionoidea). In: *Biological Diversification in the Tropics*, ed. Prance, T.P. pp. 336-357. New York: Columbia University Press.

LARCO HOYLE, R. (1938-39). Los Mochicas. 2 vols. Editorial Rímac. Lima.

LARCO HOYLE, R. (1948). Cronología Arqueológica del Norte del Perú. Trujillo, Hacienda Chiclín, Perú; *Sociedad Geográfica Americana.* Buenos Aires.

LASTRES, J.B. (1943). Representaciones patológicas en la cerámica peruana. *Revista del Museo Nacional* 2. Lima.

LASTRES, J.B. (1951). La Medicina en la Epoca Inca. Historia de la Medicina Peruana, tomo V (1), UNMSM. Lima.

LASTRES, J.B. & CABIESES, F. (1959). La Trepanación del Cráneo en el Antiguo Perú. *Anales de la Facultad de Medicina* 42 (3): 258-320. UNMSM, Lima.

LATHRAP, D.W. (1970). Upper Amazonic. Thames and Hudson, London.

LATHRAP, D.W. (1977). Our Father the Cayman, Our Mother the Gourd: Spinden revisited, or a Unitary Model for the emergence of Agriculture in the New World. In: *Origins of Agriculture* (Charles A. Reed, eds.): 713-751. Mouton Publishers, The Hague.

LATHRAP, D.W. (1985). Jaws: The control of power in the early nuclear American ceremonial center. In: *Early Ceremonial center in the Andes.* C.B. Donnan editor, pp. 241-268. Dumbarton Oaks, Washington D.C.

LAVORERIA, D.E. (1902). El arte de curar entre los antiguos peruanos. *Anales de la Universidad de Lima,* tomo XXIX. Lima.

LEFFORD, M.J. (1981). Lepromin as an indicator and inducer of protective immunity. *Lepro. Rev.* 52: 221.

LESSA, A.L. (1999). Estudo de Lesões Traumáticas Agudas como indicadores de tensão social na população do Sítio-Cemitério Solcor-3, San Pedro de Atacama, Chile. Tese de Mestrado en saúde pública. ENSP/ FIOCRUZ, RJ.

LINDENBERG, A. (1909). L'ulcère de Bauru ou le Bouton d'Orient au Brésil. *Bull. Soc. Pathol. Exot.* 2: 252-254.

LOAYZA, R. 1586 (1889). Memorial de las cosas del Perú tocantes a los Indios. Madrid, 5 de Mayo. Publ. por el Marquéz de Fuenzalida del Valle. En: *Colecciones de Documentos Inéditos para la Historia de España.* Madrid, t. 94: 592-601.

LOMBARDI, G.P. (1992). Autopsia de una momia Nasca: Estudio paleopatológico. Tesis para optar el titulo de médico-cirujano. Fac. Med. Alberto Hurtado. Universidad Peruana Cayetano Heredia. 59 pags. Lima.

LOMBARDI, G.P. (1994a). La paleopatología en el Perú. *Magistri et Doctores* (2) 9: 12-13. Boletín de la Escuela de Post Grado. UNMSM. Lima.

LOMBARDI, G.P. (1994b). Detección de *Micobacterium tuberculosis* en una momia de la cultura Nasca con mal de Pott. Premio anual de Medicina 1993. "Francisco Tejada y Semiramis Reategui". Lima.

LOPES, U.G., MOMEM, H., GRIMALDI Jr., G., MARZOCHI, M.C.A., PACHECO, R.S. & MOREL, C.M. (1983). Schizodeme and zymodeme characterization of *Leishmania* in the investigation of foci of visceral and cutaneous leishmaniasis. *Journal of Parasitology*, 70: 89-98.

LOPEZ, M., INGA, R., CANGALAYA, M., ECHEVARRIA, J., LLANOS-CUENTAS, A., ORREGO, J. & AREVALO, J. (1993). Diagnosis of *Leishmania* using the Polymerase Chain Reaction: A simplified procedure for field work. *Am. Journ. Trop. Med. Hyg.* 49 (3): 348-356.

LUMBRERAS, H. & GUERRA, H. (1985). Leishmaniasis in Perú. Elsevier, New York. Leishmaniasis by K.P. Chang and R. Bray (eds.), pp. 297-311.

LLANOS-CUENTAS, E.A. (1991). Tratamiento de leishmaniasis mucosa: análisis de los factores asociados con la respuesta terapéutica a los antimoniales pentavalentes. Tesis doctoral, UPCH, Lima.

LLANOS-CUENTAS, E.A. & DAVIES, C.R. (1992). Epidemiological Studies on Andean Cutaneous Leishmaniasis and their significance for Designing a Control Strategy. *International Development Research Centre*. Mérida, nov. 25-29, 1991. Ed. by P. Wijeyaratne, T. Goodman & C. Espinal, pp. 286-303.

LLANOS-CUENTAS, E.A., RONCAL, N., VILLASECA, P., PAZ, L., OGUSUKU, E., PEREZ, J.E., CACERES, A. & DAVIES, C.R. (1999). Natural infections of *Leishmania peruviana* in animals in the peruvian Andes. *Trans. R. Soc. Trop. Med. Hyg.* 93 (1): 15-20.

MAKOWSKI, K.H. (1994). La figura del oficiante en la iconografia mochica: Shamán o Sacerdote?. *En el nombre del Señor Shamanes, demonios y curanderos del Norte del Perú*. Luis Millones y Moisés Lemlij (eds.). Lima.

MARINKELLE, C.J. & RODRIGUEZ, E. (1981). Leishmaniasis in Brazil. XI Observations on the morphology of *Leishmania* of the *braziliensis* and *mexicana* complexes. *Trans. Roy. Soc. Trop. Med. Hyg.* 79: 9-13.

MARSDEN, P.D. (1986). Mucosal leishmaniasis ("espundia" Escomel, 1911). *Trans. Roy. Soc. Trop. Med. Hyg.* 80: 859-876.

MARSDEN, P.D., LLANOS-CUENTAS, E.A., LAGO, E.L., CUBA, C.C., BARRETO, A.C., COSTA, J.M. & JONES, T.C. (1984). Human mucocutaneous in Três Braços, Bahia - Brazil. An area of *Leishmania braziliensis braziliensis* transmission III: Mucosal disease presentation and initial evolution. *Rev. Soc. Bras. Med. Trop.* 17: 179-186.

MARZOCHI, M.C.A. (1992). Leishmaniose no Brasil: As leishmanioses tegumentares. *Journ. Bras. Medicina* 63: 82-102.

MARZOCHI, M.C.A., COUTINHO, S.G., SABROZA, P.C. & SOUZA, W.J.S. (1980). Reação de imunofluorescência indireta e intradermorreação para leishmaniose tegumentar americana em moradores na área de Jacarepaguá, RJ. Estudo comparativo dos resultados observados em 1974 e 1978. *Rev. Inst. Med. Trop. Sâo Paulo* 22: 149-155.

MARZOCHI, M.C.A. & MARZOCHI, K.B.F. (1994). Tegumentary and Visceral Leishmaniasis in Brasil- Emerging Anthropozoonosis and possibilities for their control. Rio de Janeiro. *Cadernos de Saúde Pública* 10 (Supl. 2): 359-375.

MARZOCHI, M.C.A. & MARZOCHI, K.B.F. (1995). História epidemiológica da Leishmaniose Tegumentar por *Leishmania (Viannia) braziliensis* no Brasil. *III Congresso Brasileiro de Epidemiologia* 1: 43. Resumos. Salvador, Bahia.

MARZOCHI, M.C.A., SCHUBACH, A.O. & MARZOCHI, K.B.F. (1999). Leishmaniose Tegumentar Americana. São Paulo. Cap. 9. Eds. Atheneu. Benjamin Cimerman & Sergio Cimerman.

MATOS, R. & RICK, J. (1980). Los recursos naturales y el poblamiento precerámico de la punas de Junín. *Revista del Museo Nacional* 44: 23-64. Lima.

MAYRINK, W., COSTA, C.A., MELO, M.N., DIAS, M., LIMA, A.O., MICHALICK, M.C. & WILLIAMS, P. (1979). A field trial of a vaccine against American dermal leishmaniasis. *Trans. Roy. Soc. Trop. Med. Hyg.* 73: 385-387.

McKERN, T.W. & STEWART, T.D. (1957). Skeletal Age Changes in Young American Males. Headquarters, Quartermaster Research and Development Command, Technical Report EP-45. Natick, Mass.

MEINDL, R.S. & LOVEJOY, C.O. (1985). Ectocraneal Suture Closure: A Revised Method for the Determination of Skeletal Age at Death Based on the Lateral-anterior Sutures. *American Journal of Physical Anthropology* 68: 57-66.

MENDONÇA DE SOUZA, A. (1997). Dicionário de Arqueologia. Associação de Docentes da Universidade Estácio de Sá (ADESA), Rio de Janeiro.

MENDONÇA DE SOUZA, S.M.F. (1995). Estresse, doença e adaptabilidade: Estudo comparativo de dois grupos indígenas pré-históricos em perspectiva biocultural. Tese de doutorado em saúde pública, ENSP/ Fiocruz. Rio de Janeiro.

MENDONÇA DE SOUZA, S.M.F. (1998). Anemia e Adaptabilidade em um Grupo Costeiro Pré-Histórico: uma Hipótese Patocenótica. Em: *Pré-História da Terra Brasilis*, org. por M.C. Tenório, UFRJ. Rio de Janeiro. pp. 171-188.

MENDONÇA DE SOUZA, S.M.F. & PRAT, J.G. (1998). Paleoepidemiologia da Tuberculose nas Americas (sumário). *Anais da I Bienal de Pesquisa da FIOCRUZ*, Rio de Janeiro.

MENDONÇA DE SOUZA, S.M.F., ARAUJO, A. & FERREIRA, L.F. (1994). Saúde e doença em grupos indígenas pré-históricos do Brasil: Paleopatologia e Paleoparasitologia. En: *Saúde e Povos Indígenas* (R.V. Santos y C.E. Coimbra Jr.,eds.), pp. 21-42. Editorial Fiocruz, Rio de Janeiro.

MENDONÇA, S.C., COUTINHO, S.G., AMENDOEIRA, R.R., MARZOCHI, M.C.A. & PIRMEZ, Z.C. (1986). Human American cutaneous leishmaniasis (*Leishmania b. braziliensis*) in Brazil: lymphoproliferative responses and influence of teraphy. *Clinical Experiment Immunology* 64: 269-276.

MERBS, Ch. F. (1992). A New World of Infectious Disease. *Yearbook of Physical Anthropology* 35: 3-42. Wiley-Liss, Inc.

MERCHANT, V. & UBELAKER, D. (1977). Skeletal Growth of the Protohistoric Arikara. *American Journal of Physical Anthropology* 46 (1): 61-72.

MIDDENDORF, E.W. [1894] (1973). Perú. Observaciones y estudios del país y sus habitantes durante una permanencia de 25 años. T. II. La Costa. UNMSM. Lima.

MIGLIAZZA, E.C. (1982). Linguistic prehistory and the refuge model in Amazonia. Archaeological and Ethnographic Evidence compatible with the model of forest fragmentation. In: Prance G.T. (eds.), *Biological diversification in the tropics.* New York: Columbia University Press, pp. 497-519.

MILNER, G.R. (1992). Disease and Sociopolitical System in Late Prehistoric Illinois. En: *Disease and Demography in the Americas* por J.W. Verano y D.H. Ubelaker (eds.), pp. 103-116. Washington D.C.

MINISTERIO DE SAUDE (1991). Guia de Controle de leishmaniose tegumentar americana. FNS, Dermatologia Sanitária. MS. Brasília D.F.

MINISTERIO DE SAUDE (1994). Controle, Diagnóstico e Tratamento da Leishmaniose Visceral (Calazar). Normas Técnicas. FNS, Brasilia D.F.

MINISTERIO DE SAUDE (1997). Relatório da Oficina de Trabalho de Leishmanioses. FNS., Centro Nacional de Epidemiologia, Coordenação Nacional de Dermatologia Sanitária. Brasília D.F.

MIRANDA, H. (1988). Andean Cutaneous Leishmaniasis in the Highlands of the department of La Libertad in Peru. In: *Research on Control Strategies for the Leishmaniasis*, Walton BC, Wijeyaratne PM & Moddaber F (eds.). Canada: IDRC, pp. 148-49.

MOODIE, R.L. (1923). Paleopathology. Smithsonian Institution, Washington D.C.

MOODIE, R.L. (1925). La Paléopathologie au Pérou; lesiones craniennes prehistoriques. *Biologie Médicale.* Paris.

MOODIE, R.L. (1927). Injuries to the head among the Pre-Columbian Peruvians. *Studies in Paleopathology XXI. Ann. Med. Hist.* 9: 277-307.

MOODIE, R.L. (1929). Surgery in Pre-Columbian Peru. *Studies in Paleopathology XXIII. Ann. Med. Hist.* (New Series) 1: 698-728.

MØLLER-CHRISTENSEN, M.D. (1965). New knowledge of leprosy through paleopathology. *Int. Journ. Leprosy* 33: 603-610.

MØLLER-CHRISTENSEN, M.D. (1969). The history of syphilis and leprosy -an osteo-archaeological approach. In: *Abbotempo* 1: 20-25. Abbott Universal Ltd.

MONTENEGRO, J.B. (1926). A cútis reação na leishmaniose. *An. Fac.Med. São Paulo* 1: 323-330.

MOREIRA, J. (1906). Botão endêmico dos países quentes. *Brasil Médico* 18: 100-101.

MOREIRA, J.S. (1994). Estudo da Laringite Leishmaniótica. Dissertação de mestrado. Departamento de Cirugía, Pontificia Universidade Católica de Rio de Janeiro. 118 pags., RJ.

NEWMANN, M. (1947). Indian skeletal material from the central coast of Peru. *Peabody Museum papers in American Archaeology and Ethnology*, vol. 27 (4). Cambridge.

OLIVEIRA, M.P. (1977). Leishmaniasis recidiva cutis. *Anais Brasileiro de Dermatologia* 52: 353-359.

OMS. (1990). Lucha contra las leishmaniasis. Informe de un Comité de expertos de la Ginebra. Série de Informes Técnicos 793.

OMS. (1997). First World Congress on Leishmaniasis. Estambul. Resumos.

OPAS. (1994). Las condiciones de la salud en las Américas. Vol. II, Publicación Científica 149: 370-381. Washington D.C.

ORTNER, D.J. (1992). Skeletal Paleopathology: Probabilities, Possibilities and Impossibilities. En: *Disease and Demography in the Americas* por J.W. Verano y D.H. Ubelaker (eds.), pp. 5-14. Washington D.C.

ORTNER, D.J. & AUFDERHEIDE, A.C. (1991) Paleopathology: Current Syntesis and Future Options. Washington, D.C.: Smitshsonian Institution, (Orgs.).

ORTNER, D.J. & PUTSCHAR, W.G.J. (1985). Identification of Pathological Condition in Human Skeleton Remains. Washington D.C.: Smithsonian Institution Press.

PALMA, R. (1908). La uta en el Perú. Lima. *Congreso Nacional de Salud Pública*, tomo 1, Medicina e Higiene.

PALMA, R. (1913). Huacos antropomorfos mutilados del Perú. *Congreso Internacional de Americanistas*, Proceeding of the XVIII Session, tomo II: 276-279. Londres.

PANOFSKI, E. (1955). Meaning in the visual arts. Garden City.

PANOFSKI, E. (1972) (1979). Estudios de Iconología. Madrid: Alianza Editorial.

PEARSON, R.D., WHELLER, D.A., HARRISON, L.H. & KAY, H.D. (1983). The immunobiology of leishmaniasis. *Review of Infectology Disease* 5: 907-927.

PEREZ, J.E. & LAMAS, G. (1988). Un supuesto vector de Leishmaniasis ("uta") en el norte peruano a fines del siglo XVIII. *Boletin de Lima* 57: 61-64. Lima.

PEREZ, J.E., VILLASECA, P., LLANOS-CUENTAS, A., CAMPOS, M. & GUERRA, H. (1988). Técnicas para colectar "titiras" (Lutzomyia spp.,m Diptera: Psychodidae) en ambientes altoandinos peruanos. *Revista Peruana de Entomología* 30: 77-80. Lima.

PESCE, H. (1951). Lepra en el Perú Precolombino. *Conferencia de Ciencias Antropológicas I*. Actas y trabajos pp. 171-187. Homenaje al IV Centenario de la Fundación de la UNMSM. Lima.

PESSÔA, S.B. & BARRETTO, M.P. (1948). Leishmaniose Tegumentar Americana. Ministério de Educação e Saúde, Serviço de Documentação, RJ. 527 pp.

PESSÔA, S.B. & VIANNA, A. (1946). Parasitología Médica. (1a. Edición). Rio de Janeiro. Editorial Guanabara Koogan.

PESSÔA, S.B. & VIANNA, A. (1959). Parasitología Médica. (7a. Edición). Rio de Janeiro. Editorial Guanabara Koogan.

PESSÔA, S.B. & VIANNA, A. (1974). Parasitologia Médica. RJ. (9a. edición). Rio de Janeiro. Editorial Guanabara Koogan.

PESSÔA, S.B. & VIANNA, A. (1978). Parasitologia Médica. RJ. (10a. edición). Rio de Janeiro. Editorial Guanabara Koogan.

PETERS, W., EVANS, D.A. & LAHRAM, S.M. (1983). Importance of parasites identification in cases of leishmaniasis. *Journal Rev. Soc. Med.* 76: 540.

PIZARRO, P. 1571 (1917). Relación del Descubrimiento y Conquista de los reinos del Perú, etc. Arequipa. Publ. por M. Fernández Navarrete en *" Colecciones de Documentos Inéditos para la historia de España"*. Madrid, tomo V, pp. 232.

PULGAR VIDAL, J. (1948). Geografía del Perú: Las ocho regiones naturales del Perú. Lima, Peisa.

PUPO, J.A. (1926). Leishmaniose Tegumentar. Epidemiologia, profilaxia e tratamento da Leishmaniose Americana. *Ciência Médica* 4: 387-409.

QUILTER, J. (1989). Life and Death at Paloma: Society and Mortuary Practices in a Preceramic Peruvian Village. Iowa City: University of Iowa Press.

QUILTER, J. (1990). The Moche Revolts of the Objects. *Latin American Antiquity* 1 (1): 42.

QUILTER, J. (1997). The Narrative Approach of the Revolt of the Objects. *Latin American Antiquity* 8 (2): 113.

RABELLO, E. (1923a). Formes Cliniques de la Leishmaniose Tégumentaire. In: *XII Congrès des Dermatologists et Syphiligraphes de Langue Française*, Strasbourg, juillet.

RABELLO, E. (1923b). Les origenes de la Leishmaniose Tégumentaire au Brésil. In: *XII Congrès des Dermatologists et Syphiligraphes de Langue Française*, Strasbourg, juillet.

RABELLO, E. (1925). Contribuição ao estudo da Leishmaniose Tegumentar no Brasil I: História, sinonimia. *Anais Brasileiros de Dermatologia e Sifilografia* 1: 3-29.

RAMIREZ-HORTON, S. (1982). Retainers of the lords or merchants: a case of mistaken identify?. En: *El Hombre y su ambiente en los Andes.* Senri Ethnological Studies No. 10 National Museum of Ethnology. Osaka, Japón.

RAMOS, R.T., GRIMALDI Jr., G. & OLIVEIRA-NETO, M.P. (1982). Isolation of leishmania from peripheral blood cells in cuaneous and mucutaneous leishmaniasis in Brazil. In: *IX Reunião Anual Sobre Pesquisa basica em Doença de Chagas*, Caxambú. Annals Abstracts, Instituto Oswaldo Cruz, R.J.

RAVINES, R. (1982). Panorama de la arqueología andina. Instituto de estudios peruanos. IEP. Lima.

REY, L. (1973). Parasitologia. Rio de Janeiro. Ediciones Guanabara Koogan.

RIDLEY, D.S., MARSDEN, P.D., CUBA, C.C. & BARRETO, A.C. (1980). A histological classification of mucocutaneous leishmaniasis in Brazil and its clinical evaluation. *Trans. Roy. Soc. Trop. Med. Hyg.* 74: 508-514.

RODRIGUEZ, M. (1992). Health Polity for Leishmaniasis Control: The experience of Peru. Oficina de Epidemiología General del Ministerio de Salud, Lima. Pp. 32-51.

ROJAS, E. & SCORZA, J.V. (1989). Xenodiagnóstico con *Lu. youngi* en casos venozolanos de leishmaniasis cutánea por *Leishmania braziliensis*. En: *Memorias do Instituto Oswaldo Cruz* 84: 29-34.

ROJAS, E. & SCORZA, J.V. (1995). *Leishmania braziliensis*: isolation from lesions by inoculation of hamsters with and without addition of salivary gland lysate from *Lutzomyia youngi*. En: *Revista de Saúde Pública* 84: 29-34.

ROSTWOROWSKI, M. (1978). Señoríos Indígenas de Lima y Canta. *Instituto de Estudios Peruanos*, Lima.

ROSTWOROWSKI, M. (1992). Historia del Tawantinsuyu. Instituto de Estudios Peruanos. Lima.

ROTHSCHILD, B.M., HERSHKOVITZ, I. & DUTUOR, O. (1998). Clues Potentially Distinguishing Lytic Lesions of Multiple Myeloma from those of Metastatic Carcinoma. *Am. Journ. Phys. Anthrop.* 105: 241-250.

ROTHSCHILD, H., FRIEDENWARD, J.S. & BERNSTEIN, C. (1934). The relation of allergy to immunity in tuberculosis. *Bull. John's Hospital Hopkins* 54: 232.

ROWE, J.H. (1946). Inca culture at the time of the spanish Conquest. *Handbook of South American Indians*, vol. 2: 183-330.

ROWE, J.H. (1962). Stage and periods in archaeological interpretation. *Southwstern Journal of Anthropology* 18: 40-54.

RUFFER, A. (1913). Studies in paleopathology in Egypt. *Journ. Path. Bact.* 18: 149-161.

SABROZA, P., KAWA, H., CAMPOS, W.S.Q. (1995). Doenças transmissíveis: ainda um desafio. In: Minayo, M.C.S. (orgs.). *Os muitos Brasis: Saúde e População na Década de 80*. Editora Hucitec- Abrasco. São Paulo- Rio de Janeiro.

SAIZ, M., LLANOS-CUENTAS, A., ECHEVARRIA, J., RONCAL, N., CRUZ, M., TUPAYACHI, M., LUCAS, C., WIRTH, D.F., SCHEFFTER, S., MAGILL, J. & PATTERSON, J.L. (1998). Detection of Leishmaniavirus in human biopsy samples of leishmaniasis from Peru. *Am. Journ. Trop. Med. Hyg.* 58 (2): 192-94.

SAMAJA, J. (1996). Epistemología y Metodología. Elementos para una teoría de la Investigación Cientifica. Edición Eudeba. 2da. Reimpresión. Buenos Aires.

SAMANEZ, L. J. (1901). Acerca de la Uta Cíclica. Lima: *La Crónica Médica* 16: 70-77.

SAMUELSON, J., LERNER, E., TESH, R. & TITUS, R. (1991). A mouse model of *Leishmania braziliensis braziliensis* infection produced by co-injection with sandfly saliva. *Journal Experimental Medical* 173: 49-54.

SANTILLAN, F. [1572] (1879). Relación del origen, descendencia política y gobierno de los Incas. Publ. por M. Jiménez de la Espada en "Tres relaciones de las antiguedades peruanas". Madrid. pp. 195.

SCHUBACH, A. (1997). Avaliação da Persistência do parasito na pele de pacientes com Leishmaniose Tegumentar Americana. *Tese de doutorado no Curso de Pós-Graduação em Biologia Parasitária*. Instituto Oswaldo Cruz, FIOCRUZ, RJ. p. 184.

SCHUBACH, A., OLIVEIRA-NETO, M.P., PARANHOS, M.A.S., SOUZA, M.B. & CONCEIÇÃO, N. (1988). Estudos iniciais de um foco de leishmaniose tegumentar em zona rural do estado do Rio de Janeiro. In: *XXIV Congresso da Sociedade Brasileira de Medicina Tropical*, Manaus, 21. *Rev. Soc. Bras. Med. Trop.*, Fevereiro/Março.

SCOTT, P. (1996). The TH cell development and regulation in experimental cutaneous leishmaniasis. In: Romagnani, S., *Th1 and Th2 cells in health and disease. Chem. Immunol. Basel* 19: 98-114. Karger.

SERGENT, E., SERGENT, E., PARROT, L., DONATIEN, A. & BÉGUET, M. (1921). Transmission du clou de Biskra par le phlébotome (*Phlebotomus papatasi*). *C.R.Acad. Science* 173: 1030-1032.

SHADY, R. (1982). La cultura Nievería y la interacción social en el mundo andino en la época Huari. *Arqueológicas* 19: 5-108. Museo Nacional de Antropología y Arqueología. Lima.

SILVEIRA, F.T., LAINSON, S.R., SHAW, J.J. & RIBEIRO, R.S.M. (1984). Leishmaniose cutânea na Amazônia. Registro do primeiro caso humano de infecção mista, determinada por duas espécies distintas de leishmanias: *Leishmania braziliensis e Leishmania mexicana amazonesis. Rev. Inst. Med. Trop. São Paulo* 26: 272-275. São Paulo.

SOUZA, A.Q., FAÇANHA, M.C., POMPEU, M.L., VASCONCELOS, I.A.B., BORGES, FILHO, G.M., MOMEN, H. & VASCONCELOS, A.W. (1989). Visceral leishmaniasis in Ceará caused by *Leishmania braziliensis braziliensis*. *Mem. Inst. Oswaldo Cruz* 84: 35.

SPLENDORE, A. (1912). Leishmaniose con localizzacione nelle cavità mucosa (nuova forma clinica). *Bull. Soc. Pathol. Exot.* 5: 411-438.

STEWARD, J.H. & FARON, L.C. (1959). Native Peoples of South America. McGraw-Hill, New York.

STEWART, T.D. (1948). Medics legal aspects of the skeleton I. Age, sex, race and stature. *Am. Journ. Phys. Anthrop.* 6: 315-28.

STEWART, T.D. (1950a). Deformity, Trephining and Mutilation in South American Indians Skeletal Remains. En: *Handbook of South American Indians,* vol. 6, Bureau of American Ethnology Bulletin 143. Washington.

STEWART, T.D. (1950b). Pathological Changes in South American Indians Skeletal Remains. En: *Handbook of South American Indians,* vol. 6, Bureau of American Ethnology Bulletin 143. Washington.

STEWART, T.D. (1951). Three in one: Physical Anthropology, genetics and statistics. In: *Journal of Heredity* XLII: 255-260.

STEWART, T.D. (1979). Essentials of Forensic Anthropology, Especially as Developed in the United States. Charles C. Thomas, Springfield.

STIGLISH, G. (1913). Diccionario Geográfico del Perú. Lima.

TAKAOKA, S. (1926). Estudo topographico sobre a prevenção contra a "leishmaniose americana". *Bol. Soc. Med. & Cir. São Paulo* 11: 32-47. São Paulo.

TALLADA, N. RAVENTOS, A., MARTINEZ, S., COMPANO, C. & ALMIRANTE, B. (1993). Leishmania lymphadenitis diagnosed by fine-needle aspiration biopsy. *Diagnosis Cytophatology* 9: 673-676.

TAMAYO, M. (1909). La Uta en el Perú. *IV Congreso Científico Latinoamericano y I Congreso Panamericano*, Santiago, del 25 de dic. al 5 de enero de 1909.

TAYLOR, G. (1987). Dioses y Hombres de Huarochiri. Lima. Pontificia Universidad Católica del Perú, Lima.

TEJADA, A. (1973). Leishmaniasis Tegumentaria en el Perú. Investigación epidemiológico-clínica de la Leishmaniasis Tegumentaria en los Departamentos del Cuzco y Madre de Dios. Tesis de doctorado. U.N.M.S.M., Programa Académico de Medicina Humana, Lima.

TEJADA, A., PALACIOS, O. & MIRANDA, J. (1993). Leishmaniasis Tegumentaria en el Perú. Prevalencia en el valle del Rímac. *Rev. Theorema* 3 (2): 8. UNMSM, Lima.

TELLO, J.C. (1908). La antiguedad de la sífilis en el Perú. Lima. Tesis doctoral en la Facultad de Medicina Humana, UNMSM. Imprenta San Martí.

TELLO, J.C. (1921). Introducción a la historia antigua del Perú. UNMSM, Lima.

TELLO, J.C. (1931). Un modelo de escenografía plástica en el arte antiguo peruano. Lima. *Wiracocha* vol. 1 (1): 89-112, *Revista Peruana de Estudios Antropológicos.*

TELLO, J.C. (1938). Arte Antiguo Peruano. Album fotográfico de las principales especies arqueológicas de cerámica Muchik existentes en los Museos de Lima. *Inca II, Revista de Estudios Antropológicos,* Organo del Museo de Arqueología de la UNMSM, Lima.

TURK, J.L. & BRYCESON, A.D.M. (1971). Immunologic phenomena in leprosy and related diseases. *Advances Immunology* 13: 209-266.

TODD, T.W. & LYON Jr., D.W. (1924). Endocraneal Suture Closure: Its Progress and Age Relationships. Part I, Adult Males of White Stock. *Am. Journ. Phys. Anthrop.* , vol. 7 (3): 325-384.

TODD, T.W. & LYON Jr., D.W. (1925). Endocraneal Suture Closure: Its Progress and Age Relationships. Part II, Ectocraneal Closure in Adult Males of White Stock. *Am. Journ. Phys. Anthrop.* , vol. 8 (1): 23-45.

TOSI, J. (1960). Zonas de vida natural en el Perú. Instituto Interamericano de Ciencias Agricolas de la OEA. Lima.

TOWNSEND, G.H.T. (1913). La titira es transmisora de la Verruga. *Crónica Médica de Lima* 30: 210-211. Lima.

UBELAKER, D.H. (1982). The development fo American paleopathology. In: *A History of American Physical Anthropology* 61: 125-130.

UBELAKER, D.H. (1989). Human Skeletal Remains. Excavation, Analysis and Interpretation. Manual on Archaeology 2. Smithsonian Institution. Taraxacum, 2[a] edition. Washington D.C.

UBELAKER, D.H. (1991). Human Skeletal Remains. Excavation, Analysis and Interpretation. Manual on Archaeology 2. Smithsonian Institution. Taraxacum, 2[a] printed. Washington D.C.

UGAZ, J. D. (1886). Etiología, topología y tratamiento de la Uta (Lupus) en el Perú. Lima. *La Crónica Médica* 3 (30): 211-212 y (31): 260-272.

URTEAGA-BALLON, O. (1991). Medical ceramic representation of nasal leishmaniasis and surgical amputation in Ancient Peruvian Civilization. In: *Human Paleopathology, Current Synthesis and Future Options.* Ed. by D. J. Ortner and A. C. Aufderheide, pp. 95-104. Washington D.C.

URTEAGA-BALLON, O. (1993). Was there Medical ceramic representation of nasal leishmaniasis or Carrion's Disease?. In: *The Cambridge World History of Human Disease*. K.F. Kiple, ed., Cambridge University Press.

VALIM, C. (1993). Transmissão da *Leishmania* (Viannia) *brazilienzis* no Ceará. Características da Transmissão en Diferentes Formações Paisagísticas com particular Referência ao local de Transmissão para o Homem. Tese de mestrado na ENSP, Fiocruz, Rio de Janeiro.

VALDIVIA, P.O. (1986). Hampicamayoc. Medicina folklórica y su subestrato aborigen en el Perú. UNMSM. Lima.

VALDIVIA, V.L. (1980). Causas diferenciales de la constitución dento-maxilar entre antiguos peruanos del litoral y los Andes. En: *Actas y Trabajos del III Congreso Peruano del Hombre y la Cultura Andina*, tomo V: 807-8. Lima.

VALDIVIA, V.L. (1988). Odontoantropología Peruana. Ministerio de la Presidencia. Consejo Nacional de Ciencia y Tecnología. Lima.

VALDIZAN, H. & MALDONADO, A. (1922). La Medicina Popular Peruana. UNMSM., Lima.

VELEZ LOPEZ, L. (1909). Representaciones de lesiones sifilíticas en huacos. *La Crónica Médica*, Nov., Lima.

VELEZ LOPEZ, L. (1913a). La uta es producida por la *Leishmania peruviana*. En: *La Crónica Médica de Lima*, No. 589: 436. Lima.

VELEZ LOPEZ, L. (1913b). Las mutilaciones en los vasos antropomorfos del antiguo Perú. *Congreso Internacional de Americanistas*, proceeding of the XVIII session, Londres, 1912, tomo 2: 276-279.

VERANO, J.W. (1987). Cranial Microvariation at Pacatnamu: A study of Cemetery Population Variability. Ph.D. Dissertation in Anthropology, University of California, Los Angeles.

VERANO, J.W. (1992). Prehistoric Disease and Demography in the Andes. In: *Disease and Demography in the Americas* por J.W. Verano y D.H. Ubelaker (eds.), pp. 15-24. Washington D.C.

VERANO, J.W. (1998). Paleopathological analysis of sacrificial victims at the Pyramid of the Moon. In: *III Congreso Mundial de Estudios sobre Momias*, Arica, 18 al 22 de mayo, pp. 21, resúmen de ponencia.

VERANO, J.W. & UBELAKER, D.H. (1992). Disease and Demography in the Americas. Smithsonian Institution, Washington D.C. (Orgs.).

VIANNA, G. (1911). Sobre uma nova espécie de *Leishmania* (Nota Preliminiar). *Brazil Méd.* 25: 411.

VIANNA, G. (1914). Sobre o tratamento da Leishmaniose Tegumentar. *Anais Paulista de Medicina e Cirurgia* 2: 510-515.

VIDAL, H. & OGATA, T. (1980). Estudio de tres esqueletos de Lauricocha. En: *Actas y Trabajos del III Congreso Peruano del Hombre y la Cultura Andina*, tomo V: 775-91. Lima.

VILLASECA, P., LLANOS-CUENTAS, A., PEREZ, E. & DAVIES, R. (1993). A Comparative field study of the relative importance of *Lutzomyia peruensis* and *Lutzomyia verrucarum* as vectors of cutaneous leishmaniasis in the peruvian Andes. *American Journal of Tropical Medicine and Hyg.* 49 (2): 260-269.

VILLELA, F., PESTANA, B.R. & PESSÔA, S.B. (1939). Presença de *Leishmania braziliensis* na mucosa nasal sem lesão aparente em casos recentes de leishmaniose cutânea. *Hospital* 16: 953-960.

VIRCHOW, R. (1895a). Sobre las cerámicas antropomorfas de los antiguos peruanos. Sesión extraordinaria, por el Jubileo del Prof. Georges Lewin del 22 de Nov. de 1895. *Sociedad de Dermatologia de Berlín*. Berlín.

VIRCHOW, R. (1895b). Naturaleza sifilítica de las mutilaciones representadas en los huacos peruanos de Chira (Math. Scott.). En: Tello 1909: 95 y D'Harcourt 1939: 92. Lima.

VIRCHOW, R. (1897a). Naturaleza leprosa de las lesiones representadas en diferentes huacos peruanos del Museo de Berlín. *Mitt. und Verhand de Internat. Wiss. Lepra-Conferenz zu Berlín*. Berlín.

VIRCHOW, R. (1897b). Origen patológico, quizá leproso, de las mutilaciones representadas en los huacos del antiguo Perú. *Sociedad Antropológica* de Berlín. 6 Oct.

WALKER, P.L. (1997). Wife Beating, Boxing, and Broken Noses: Skeletal Evidence for the Cultural Patterning of Violence. In: *Troubled Times - Violence and Warfare in the past* (D.L. Martin e D.W. Frayer orgs.). India: Gordon and Breach Publishers.

WALTON, C.B., SHAW, J.J. & LAINSON, R. (1977). New World Leishmaniasis: a Review of the Epidemiological Changes in the last three decades. Washington D.C. Proceed. XV International Congress of Entomology, pp. 505-522.

WALTON, C.B, CHINAL, L.V. & EGUIA, O.E. (1973). Onset of espundia after many years of occult infection with Leishmania braziliensis. *Am. J. Trop. Med. Hyg.* 22: 696-98.

WARREN, K.S. & MAHMOUD, A.F. (1992). Tropical and Geographical Medicine. Academic Press. London/ Toronto.

WARWICK, R. & WILLIAMS, P.L. (1979). Gray Anatomia. RJ. 35ª ed. Guanabara Koogan.

WEISS, P.H. (1928). La espundia es una Leishmaniasis Tegumentaria. *Crónica Médica de Lima*. 45: 200-210.

WEISS, P.H. (1943). Epidemiología y Clínica de las leishmaniasis tegumentarias en el Perú. Lima: *Revista Médica Experimental* 2: 209-248.

WEISS, P.H. (1951). Geografía de las enfermedades en el Perú en relación con las zonas climáticas. *Actas y Trabajos de la I Conferencia de Ciencias Antropológicas.* UNMSM. Lima. Pp. 140-167.

WEISS, P.H. (1970). Introducción a la Paleopatología Americana. En Texto de *Patología*, La Prensa Médica Mexicana, Editorial Fournier, México D.F.

WEISS, P.H. (1981). La Trepanación Ritual Suprainiana. *Boletín de la Sociedad Mexicana de Historia y Filosofía de la Medicina* 36: 193-211. México D.F.

WEISS, P.H. (1984). Paleopatología Americana. Lima. *Boletín de Lima* 33: 17-52.

WEISS, P. & ROJAS, P. (1961). La asociación de la uta y la verruga peruana en los mitos de la papa (*Solanum tuberosum*) figurados en la cerámica Mochica. *Revista del Museo Nacional* XXX. Lima.

WERNER, K. J. & BARRETO, P. (1981). Leishmaniasis in Colombia: a review. *American Journal Tropical Medical and Hygiene* 30: 751-761.

WILLIAMS, H.U. (1932). The Origin and Antiquity of Syphilis: the Evidence from Diseased Bones. *Archives of Pathology* 13: 779-814, 931-983.

WOBST, M. (1977). Stylistic behavior and information exchange. En: Research essays in honour of James B. Griffin edition by Charles E. Cleland. *Anthropological Papers* 61: 317-352. University of Michigan, Ann Arbor.

WONG-UN, J.A. (1997). Valores Comunitarios y Control de Endemias: Cultura, Control Social y Salud en los Campesinos del Norte Andino Peruano. Tesis de mestrado en salud pública. ENSP/ FIOCRUZ, RJ.

ZIMMERMAN, M.R. & KELLEY, M.A. (1982). Atlas of Human Paleopathology. Praeger Publishers CBS Educational and Professional Publishing a Division of CBS Inc. New York.

ANEXO 1- CASUÍSTICA DE LTA DE FORMA MUCOSA DEL CPq-HEC/FIOCRUZ, RIO DE JANEIRO, CON DESTRUCCION OSTEO-FACIAL(54)

Caso 01.- LTA de forma mucosa.

1. *Identificación*: Nombre: <u>A.M.A.</u> Residencia actual: <u>Heden, São João de Miriti</u> Municipio: <u>RJ</u> Estado: <u>RJ</u> Pais: <u>Brasil</u>

2. *Datos Clínicos*:

2.1.1. *Evolución de la lesión cutánea*: Cicatriz atrófica en el muslo derecho de 10 x 18 mm. Infección nula que abrió y cerró naturalmente algún tiempo después. Los forúnculos comenzaron a los 14 años de edad. Tenía sarampión por vuelta de los 14 años. Trabajó en labores agrícolas, después fue operario de maderas, y en Rio de Janeiro vivió del cultivo de caña de azúcar y moró en casa de campo. El saneamiento básico era agua de pozo y desagüe de fosa colectiva.

2.1.2. *Evolución de la lesión mucosa*: Empezó con tos y dolor torácico. Siente anorexia y prostreco. La pared posterior de la faringe exhibe color rojo-verdeada, tornandose expectoral. Ausencia de lesiones cutáneas. Presenta costras, epistaxis y diabético. Hace más o menos 3 años viene presentando costras y epistaxis y retiene todavía diabetes. Tiene quejas en la nariz. Nariz entupida. Siente algunas veces dolor y no es cefalea. Tipo úlcero-vegetante.

2.1.3. *Radiografia del Torax*: Anabrosis costal senil en vários puntos calificables, plunes libres, disturbios del área cardíaca y posible bronquitis bacteriana.

2.1.4. *Tomografia craneal*: Placa C, Imagen 32. Norma basal (06/05/1996). Cavidad nasal de forma oval, oscura y silla turca. No aparece las fosas mastoideas. Imagen 33. Aparecen los alveolos dentários de los molares, cavidad nasal anterior formado, distanciamiento de la cavidad turca. Aparece ligeramente la fosa mastoidea derecha. Imagen 34. Reducción de la cavidad nasal anterior en medio de la arcada dentária. Fosas mastoideas normales. Imagen 35. Fosa nasal anterior adelgazada y distanciamiento de la fosa pituitária. Aparecen las fosas mastoideas de forma irregular. Desde la Imagen 36 hasta 42 comienza la destrucción parcial y longitudinal de los cornetes inferior y medio. Imagenes 36-37. Tiene la espina nasal posterior intacta. Aparecen las fosas maxilares. Corneto inferior y posterior con destrucción total. Imagenes 39-40. Fosas maxilares normales y fosas nasales posteriores del corneto inferior profundo con destrucción. Perforación total. Fosas mastoideas notables y de forma irregular. Imagenes 41-46. Cornetos medios y superior. Aparecen los senos maxilares y el seno esfenoidal con ligera destrucción.

Norma anterior. Imagen 2. Senos etmoidales con proceso crónico infeccioso y ulcerado. Imagen 3. Aparecen 2 pequeños senos profundos: etmoidal y nasal. Imagenes 4-8. Nitidez de las 3 fosas etmoidal, maxilar y corneto nasal inferior. Imagenes 9-13. Senos maxilares izquierdo-derecho y fosas nasales medias con destrucción parcial.

Caso 02.- LTA de forma mucosa.

1. *Identificación*: Nombre: <u>C.T.S.</u> Naturalidad: <u>Bahia (BA)</u>

Residencia actual: <u>Bairro Açude I, RJ</u> Pais: <u>Brasil</u>.

2. *Dados Clínicos*:

2.1.1. *Evolución de la lesión cutánea*: Cicatriz atrófica múltiple en la cabeza, cuello, hombro izquierdo, pierna anterior izquierda y miembro superior izquierdo y derecho. Hace 14 años empezó el tratamiento para LTA. Infección nula que abrió y cerró sola algún tiempo después. Trabajó en la agricultura en Minas Gerais y vivió en casa de campo. Bebía agua de pozo y tenía desagüe de fosa colectiva. Los forúnculos comenzaron entre los 14 ó 15 años de edad.

2.1.2. *Evolución de la lesión mucosa*: Empezó con tos y problemas en la laringe. Realizó traqueotomía por secuela de laringe por estenosis cicatricial. Infiltrado subglótico que al ser biopsiado mostró lesión activa. Pared posterior de la faringe color amarillo-verdeada, tornandose expectoral. Sin lesiones cutáneas. Hace más o menos 3 años viene apuntando costras y epistaxis. Tiene quejas en la nariz. Destrucción del labio superior com retracción cicatricial, caída del puente de la nariz com retraso del vestíbulo de las narinas. Destrucción de la úvula y retrazo cicatricial de los pilares. Tipo úlcero-vegetante.

2.1.3. *Radiografía del Tórax*: Anabrosis costal senil en vários puntos calificables, disturbios del área cardíaca y posible bronquitis bacteriana.

2.1.4. *Tomografía craneal*: Los RX de los senos paranasales, frontal, células etmoidales y senos maxilares de transparencia normal y paredes integras. Placa C. Imagen 32. Norma basal normal (29/01/1993). En 1998 presentó destrucción osea del vómer y cornetes inferior y medio. Asimismo, de la cavidad oral, paladar duro infiltrado y ligera destrucción del borde posterior.

Caso 03.- LTA de forma mucosa.

1. *Identificación*: Nombre: <u>M.F.C.C.</u> Naturalidad: <u>Bahia (BA)</u> Residencia actual: <u>Barrio Vila da Cava, Nova Iguaçú</u> Estado: <u>RJ</u> Pais: <u>Brasil</u>

2. *Datos Clínicos*:

2.1.1. *Evolución de la lesión cutánea*: Moró en casa de campo en Adrianópolis, al pie de la sierra de RJ. Agua de pozo y desagüe de fosa. Fue picada por el mosquito a los 19 años de edad en el brazo, hombro derecho y la pierna izquierda. Lesión cutánea de difícil cicatrización. Tuvo viruela y hepatitis en la infancia. Realizó cirugia de varices en octubre de 1991. El tipo de LTA es úlcero-vegetante.

2.1.2. *Evolución de la lesión mucosa*: Empezó co tos y dolor torácica. Heridas y epistaxis nasal, con catarro y edema nasal desde enero de 1993, con pus y costras. Tiene problemas en la nariz. Pared posterior de la faringe color amarillo-verdeada, tornandose expectoral. Sin lesiones cutáneas. Evolucionó a obstrucción nasal, costras y epistaxis. Siente algunas veces dolor y cefalitis. Lesión de la mucosa oral en la altura del 3er. Molar superior derecho. Caída de la pirámide nasal, produciendo depresión central leve y madura. Anemia de cicatriz ligada a LTA de tipo mucosa tardía, sinusitis y otitis médica.

Según el exámen otorrinolaringológico (ORL) el día 04/06/93 observamos lesión de tipo úlcero-vegetante y úlcero-destructiva de las cavidades nasales, a nivel de los molares superiores sin lesiones de las vias aéreas digestivas superiores (VADS).

ORL (día 26/10/93) se observó punción de lesión activa de las fosas nasales de tipo infiltrada, úlcero-costrosa y úlcero-vegetante.

ORL (día 07/04/94) quejas de epistaxis apenas después de vomitar, caída de la pirámide nasal lado izquierdo y menos formación de costras.

ORL (día 12/12/94) con quejas de las costras de las cavidades nasales.

ORL (día 18/07/97) sinusitis crónica, dolor interna en la cara, fiebre por encefalometria de la cara.

ORL (día 03/03/98) quejas por hipoacusia, rinoscopia con presencia de sinequia en las fosas nasales.

ORL (día 19/03/99) quejas de cefalitis, uso de protesis auditiva izquierda, lesión cicatricial con secuelas en ambas fosas nasales y perfuración del septum. Orofaringe con lesión cicatricial en la mucosa gingival derecha.

2.1.3. *Radiografia do Tórax*: Disturbios da área cardíaca, posible bronquitis bacteriana.

2.1.4. *Tomografia craneal*: Seno maxilar izquierdo con destrucción parcial y vascultis. Septo cartilaginoso destruído, cornetes nasales medio e inferior bilateralmente con secreciones de hipertrofia y adenitis. Placa C. Imagen 32. Norma basal (16/08/1998). Cavidad nasal de forma oval, oscura y silla turca. No aparecen las fosas mastoideas. Imagen 33. Aparecen los alveolos dentários de los molares, cavidad nasal anterior formada, distanciamiento de la cavidad turca. Aparece ligeramente la fosa mastoidea derecha. Imagen 34. Reducción de la cavidad nasal anterior en medio de la arcada dentária. Fosas mastoideas normales. Imagen 35. Fosa nasal anterior adelgazada y distanciamiento de la fosa pituitária. Aparecen las fosas mastoideas de forma irregular. Desde la Imagen 36 hasta 42 comienza la destrucción parcial y longitudinal de los cornetes inferior y medio. Imagenes 36-37. Tiene la espina nasal posterior intacta. Aparecen las fosas maxilares. Corneto inferior y posterior con destrucción total. Imagenes 39-40. Fosas maxilares normales y fosas nasales posteriores del corneto inferior profundo con destrucción. Perforación total. Fosas mastoideas notables y de forma irregular. Imagenes 41-46. Cornetos medios y superior. Aparecen los senos maxilares y el seno esfenoidal con ligera destrucción.

Norma anterior. Imagen 2. Senos etmoidales con proceso crónico infeccioso y ulcerado. Imagen 3. Aparecen 2 pequeños senos profundos: etmoidal y nasal. Imagenes 4-8.

Nitidez de las 3 fosas etmoidal, maxilar y corneto nasal inferior. Imagenes 9-13. Senos maxilares izquierdo-derecho y fosas nasales medias con destrucción parcial.

Caso 04.- LTA de forma mucosa.

1. *Identificación*: Nombre: <u>J.D.</u> Naturalidad: <u>Minas Gerais</u> Residencia actual: <u>Heden, Bairro Engenho Novo</u> Estado: <u>RJ</u> Pais: <u>Brasil</u>

2. *Datos Clínicos*:

2.1.1. *Evolución de la lesión cutánea*: Vivió en la roza hasta los 20 años de edad, trabajó en la agricultura de caña de azúcar y vivió en casa de campo. Tenía agua de pozo y desagüe de fosa colectiva. Area de picada en los miembros superior derecha e izquierda y miembros inferior derecha e izquierda. Tiene una lesión ulcerosa en el primer tercio inferior de la pierna derecha de 90 x 65 mm de contorno irregular y fondo seco no granuloso que luego en 1999 empezó a cerrar, formando lesión activa de 10 x 5 mm en esta pierna. Tuvo 3 períodos de brote de las úlceras. La última con mayor compromiso de la pirámide nasal. Tipo úlcero-vegetante.

2.1.2. *Evolución de la lesión mucosa*: Hace 8 años empezó eliminando pus por la nariz. Mucosa parcialmente infiltrada, húmeda y con vasculitis. En la pared posterior de la faringe observamos secreciones vasculares, mucosa infiltrada y granulosa. Presenta destrucción total del septo cartilaginoso y parcial del septo óseo com descubrimiento de la pirámide nasal y destrucción total de los cornetes inferiores. Hay destrucción del septo nasal con excepción de 1/3 óseo posteriormente. Siente anorexia y prosteco. Pared posterior de la faringe color amarillo-verdeada, tornandose expectoral.

2.1.3. *Radiografía de los pies*: Osteoporosis. Apilamiento de la extremidad distal del quinto metatarso izquierdo con posible reabsorción ósea. Angulaciones de las articulaciones metatarso-falangeana del primer pododíctilo.

2.1.4. *Tomografia de los senos de la cara*: Examen efectuado con cortes axiales con 5 mm de espesura. Observamos espesamiento polipóide del seno frontal izquierdo (escrotamiento). Seno frontal izquierdo no desarrollado. Velamiento de las células etmoidales anteriores bilateralmente. Espesamiento mucoso polipóide del antro maxilar izquierdo. Senos esfenoidales con transparencia normal. Lesión de los cartuchos septo nasales y pared anterior de la fosa nasal izquierda.

Placa C. Imagen 32. Norma basal (10/12/1998). Cavidad nasal de forma oval, oscura y silla turca. No aparecen las fosas mastoideas. Imagen 33. Aparecen los alveolos dentários de los molares, cavidad nasal anterior formada, distanciamiento de la cavidad turca. Aparece ligeramente la fosa mastoidea derecha. Imagen 34. Reducción de la cavidad nasal anterior en medio de la arcada dentária. Fosas mastoideas normales. Imagen 35. Fosa nasal anterior adelgazada y distanciamiento de la fosa pituitária. Aparecen las fosas mastoideas de forma irregular. Desde la Imagen 36 hasta 42 empieza la destrucción parcial y longitudinal de los cornetes inferior y medio. Imagenes 36-37. Tiene la espina nasal posterior intacta. Aparecen las fosas maxilares. Cornete inferior y posterior con destrucción total. Imagenes 39-40. Fosas maxilares normales y fosas nasales posteriores del cornete inferior profundas con destrucción. Perforación total.

Fosas mastoideas notables y de forma irregular. Imagenes 41-46. Cornetes medios y superior. Aparecen los senos maxilares e el seno esfenoidal con ligera destrucción.

Norma anterior. Imagen 2. Senos etmoidales, con proceso crónico infeccioso ulcerado. Imagen 3. Aparecen 2 pequeños senos profundos: etmoidal y nasal. Imagenes 4-8. Nitidez de las 3 fosas etmoidal, maxilar y cornete nasal inferior. Imagenes 9-13. Senos maxilares izquierdo-derecho y fosas nasales medias con destrucción parcial.

Las alteraciones descritas en los datos clínicos son claramente visualizados en la TC y comprueba la falta de 25 mm de pared nasal bien como de los cornetes. Observamos velamiento de las células etmoidales y seno frontal izquierda. El cavum es normal.

Caso 05.- LTA de forma mucosa.

1. *Identificación*: Nombre: <u>R.M.S.</u> Naturalidad: <u>Bahia</u> Residencia: <u>Barrio Senador Camara</u> Estado: <u>RJ</u> Pais: <u>Brasil</u>

2. *Datos Clínicos*:

2.1.1. *Evolución de la lesión cutánea*: Tiene cicatriz atrófica múltiple de forma oval en la cara lateral de la pierna izquierda de 53 x 30, 23 x 23 y 20 x 20 mm, lesiones adquiridas en la infancia cuando moraba en Itabuna, Bahia. Infección nula que abrió y cerró sola algún tiempo después. Trabajó en la agricultura de cacao. Se mudó a Rio de Janeiro en 1989. Bebía agua de pozo y criaba perros. Tuvo fiebres, resfriado, sarampión y varicela (catapora).

2.1.2. *Evolución de la lesión mucosa*: Empezó con sinusitis y escorrimiento de pus de la nariz hace unos 12 ó 13 años. Tuvo secreciones de epistaxis y dolor torácico. Infección de manera subcutánea a modo de bonette. Siente anorexia y prostrenco. Pared posterior de faringe color amarillo-verdeada, tornandose expectoral. Presenta costras y epistaxis. Aumento del volumen del seno maxilar izquierdo con eritemia, desvio del asa de la narina izquierda para abajo y cerramiento de la palpebra inferior izquierda con edema. Ausencia de ganglios cervicales. Tipo úlcero-vegetante.

2.1.3. *Radiografía de los senos paransales*: Lesión externa con destrucción ósea, destrucción parcial del seno maxilar izquierdo y comprometiendo la cavidad ocular izquierda.

2.1.4. *Tomografia craneal*: ORL (07/05/97) laringoscopia directa y oroscopia normales. Cavoscopia: descarnación de la mucosa, secreciones verdosas en la parte posterior de la faringe. Rinoscopia anterior: ausencia de cornetes, edema, hipermia e costras en la mucosa, y destrucción del septo cartilaginoso total. Orofaringe com lesión fibrosa del paladar blando derecho y empezando a afectar tejido óseo.

Placa C. Imagen 32. Norma basal (09/3/1998). Cavidad nasal de forma oval, oscura y silla turca. No aparecen las fosas mastoideas. Imagen 33. Aparecen los alveolos dentários de los molares, cavidad nasal anterior formado, distanciamiento de la cavidad turca. Aparece ligeramente la fosa mastoidea derecha. Imagen 34. Reducción de la cavidad nasal anterior en medio de la arcada dentária. Fosas mastoideas normales. Imagen 35. Fosa nasal anterior adelgazada y distanciamiento de la fosa pituitária.

Aparecen las fosas mastoideas de forma irregular. Desde la Imagen 36 hasta 42 empieza la destrucción parcial y longitudinal de los cornetes inferior y medio. Imagenes 36-37. Tiene la espina nasal posterior intacta. Aparecen las fosas maxilares. Cornete inferior y posterior con destrucción total. Imagenes 39-40. Fosas maxilares normales y fosas nasales posteriores del cornete inferior profundas con destrucción. Perforación total. Fosas mastoideas notables y de forma irregular. Imagenes 41-46. Cornetes medios y superior. Aparecen los senos maxilares e el seno esfenoidal con ligera destrucción.

Caso 06.- LTA de forma mucosa.

1. *Identificación*: Nombre: <u>A.T.</u> Naturalidad: <u>Rio de Janeiro</u> Residencia: <u>Barrio Senador Camara</u> Estado: <u>RJ</u> Pais: <u>Brasil.</u>

2. *Datos Clínicos*:

2.1.1. *Evolución de la lesión cutánea*: Moró próximo al bosque durante 11 años y casa de alvenaria, água de caño y desagüe de fosa colectiva. Trabajó en la agricultura. Las lesiones cutáneas aparecen en los miembros inferior derecha y superior derecha e izquierda. Prurito, lesiones y cefalea. Cicatriz atrófica de forma oval en la pierna derecha de 10 x 18 mm. Los forúnculos comezaron a los 18 años de edad aproximadamente. El cuello evidencia dolor y tumoraciones.

2.1.2. *Evolución de la lesión mucosa*: Empezó con tos, expectoración, dolor torácica y dismenorrea. En la ocasión de sentía alta ardencia ocular. En 1997, la sinusitis evolucionó para la mucosa nasal. Lesión ulcerosa en el vestibulo de ambas narinas. Retraso y caída de la narina derecha y la cavidad nasal del mismo lado. Epistaxis, dolor y obstrucción nasal, Evolucionó a la destrucción nasal por la epistaxis. Problemas dentarios, gingivitis, ronquidón y mal aliento. Pared posterior de la faringe color amarillo-verdeada, tornandose expectoral.

2.1.3. *Tomografia de los senos paranasales*: Revela espesamiento de los senos maxilar derecho y etmoidal. No se visualizan los cornetes medio e inferior derecho, posible destrucción. Rinoscopía: presencia de lesiones infiltrativas y neurovegetantes del septo y cornetes inferiores con caída del asa nasal derecha. Retraída y destrucción del septo cartilaginoso, parcialmente del septo óseo y cornetes inferiores. Caída de la pirámide nasal y retraso cicatricial de la narina izquierda.

2.1.4. *Tomografia de los senos de la cara*: Espesamiento de la mucosa de los senos maxilares, más significativo el del lado derecho. Destrucción del palatino óseo izquierdo y derecho com vasculitis. Velamiento parcial de las células etmoidales anteriores, notoriamente de la derecha. Espesamiento laminar de la mucosa del seno frontal en la parte derecha. Ausencia del cornete anterior derecho. Desvío del septo nasal para la izquierda, en pequeño esporón. Deformidad de las partes blandas de la nariz y paredes óseas integras.

Caso 07.- LTA de forma mucosa.

1. *Identificación*: Nombre: <u>F.F.M.</u> Naturalidad: <u>Minas Gerais</u> Residencia: <u>Rua Costa Pereira, Imbariê</u> Estado: <u>RJ</u> Pais: <u>Brasil.</u>

2. Datos Clínicos:

2.1.1. Evolución de la lesión cutánea: Hace unos 10 años atrás vivía en Mato Grosso, trabajando en derrumbada del bosque para el cultivo de maíz, frijol y arroz. Las primeras picadas aparecen en el cuello lado derecho, pierna derecha, y brazos izquierdo y derecho. Los forúnculos comenzaron a los 20 años de edad. Hoy estas lesiones están cicatrizadas y atróficas. La cicatriz de la pierna derecha mide 18 x 10 mm y la del brazo derecho 15 x 8 mm. Las cicatrizaciones son hipocrómicas, lisas e hipertróficas de forma circular en el brazo derecho.

2.1.2. Evolución de la lesión mucosa: Empezó com escarro, ronquido, tos y dolor torácico. Presenta rajadura, coriza y pus. La lesión nasal surgió en 1993 que evolucionó en forma subclínica después de la cicatrización del cuello, brazo y pierna. Pared posterior de faringe color amarillo-verdeada, tornandose expectoral. Sin lesiones cutáneas. Presenta costras y epistaxis. Tiene quejas en la nariz. Sente a veces dolor de cabeza sin llegar a ser cefalea.

En cavidad oral de este paciente observamos fuerte abrasión del canino inferior izquierdo. Ausencia de todos los incisivos, primer molar superior derecha, 1M y 2M superior ausentes, primer premolar superior izquierdo, algunos premolares y el canino derecho. Se encuentran 2do. M izquierdo in situ, 1er. PM derecho in situ, y el 3M inferior izquierdo y el 3M inferior derecha. Ambos con caries profundo y observándose sólo el raigón. La ginigiva alveolar está cerrada.

2.1.3. Tomografia craneal: Norma anterior. Imagen 2. Observamos los senos etmoidales con proceso crónico infeccioso ulcerado. Imagen 3. Aparecen 2 pequeños senos profundos: etmoidal y nasal. Imagenes 4-8. Nitidez de las 3 fosas etmoidal, maxilar y cornete nasal inferior. Imagens 9-13. Senos maxilares izquierdo-derecho y fosas nasales medias con destrucción parcial. Cavidad oral com destrucción del paladar duro con vasculitis.

---

54 - Centro de Cadastro de estudo da Leishmaniose Tegumentar Americana (LTA) forma mucosa e cutáneo-mucosa.

ANEXO 2- FICHAS DE INVESTIGACION PALEOPATOLOGICA

Proyecto Estudio	*Paleopatológico de la Leishmaniasis en el antiguo Perú*
Ficha No. **Caso 1** (Reg. 01), AF-077, MAP/1537 (42).	REGISTRO DE CRANEOS PALEOPATOLOGICOS Laboratorio de Ciencias Biológicas, ENSP Proyecto ENSP/FIOCRUZ, bolsa CNPq 1996-99.
PROCEDENCIA	Sitio: cementerio de Makat-Tampu. Quebrada/valle: Complejo Maranga, valle del Rímac, Lima. Altitud: 137 m.s.n.m. Cultura: Inca. Cronologia: entre 1465 y 1532 D.C.
IDENTIFICACION	EDAD: Unos 35-40 años de edad. Infante ( ), subadulto ( ), adulto joven ( ), adulto (X), anciano( ) CRITERIOS: La edad fue estimada por la sinostosis craneana en grado cero a uno, y el fuerte desgaste de los molares y caída de dientes premolares. El grado de sinostosis es mínimo (1). SEXO: Masculino. Masculino (X), Femenino ( ), Indeterminado ( ) CRITERIOS: Presencia de robustez de la apófisis mastoidea, prognatismo del hueso malar, los arcos zigomáticos son robustos y glabela sobresaliente, y protuberancia iniana.
ANALISIS PATOLOGICO	EROSION: Sin reacción ósea: ( ) con reacción ósea: ( ) FRACTURA: Con reacción ósea ( ) Sin reacción ósea: Peri-mortem (X), Post-mortem ( ) BORDE: Engrosado ( ), "redondeado" ( ), recto (X), fino ( ), gomoso ( )
OBSERVACIONES	Cráneo bien conservado. Presenta destrucción parcial del hueso nasal izquierdo por traumatismo, ausencia de dientes incisivos centrales y alveolos de molares obliterados. El techo palatino se encuentra intacto y carece de reacción ósea periosteal. Por la caída de dientes molares y premolares es posible caracterizar de un individuo que tenía un elevado consumo de carbohidratos y poca higiene dentaria.
DD	Traumatismo nasal.

REGISTRO	Foto ( ), Diapositiva (X) FECHA: enero de 1999 AUTOR: Alfredo Altamirano Enciso

Proyecto Estudio	*Paleopatológico de la Leishmaniasis en el antiguo Perú*
Ficha No. **Caso 2** (Reg. 02), AF-139, MAP/35-B.	REGISTRO DE CRANEOS PALEOPATOLOGICOS Laboratorio de Ciencias Biológicas, ENSP PROYECTO ENSP/FIOCRUZ, BOLSA CNPq 1996-99
PROCEDENCIA	Sitio: cementerio de Makat-Tampu. Quebrada/valle: Complejo Maranga, valle del Rímac, Lima. Altitud: 137 m.s.n.m. Cultura: Inca. Horizonte Tardío. Cronologia: entre 1465 y 1532 D.C.
IDENTIFICACION	EDAD: Infante ( ), subadulto ( ), adulto-joven (X), adulto ( ) anciano ( ) Especificar: entre 18 y 25 años de edad. CRITERIOS: La edad fue estimada por presentar dientes completos y el brote del tercer molar, el cual ocurre entre los 18 y 25 años. Asimismo, las suturas craneanas indican un grado de obliteración 0 (abierto) que corresponde a edad adulto-joven. SEXO: Masculino ( ), Femenino (X), Indeterminado ( ) CRITERIOS: Los criterios para estimar el sexo femenino fue el crecimiento suave de la apófisis mastoidea, la eminencias laterales del frontal son notables, dientes pequeños, principalmente los caninos, glabela poco pronunciado y no presente notable rugosidad de la cresta nucal al nivel de la sutura Mendoza.
ANALISIS PATOLOGICO	EROSION: sin reacción ósea ( ), con reacción ósea ( ) FRACTURA: Sin reacción ósea: peri-mortem ( ), post-mortem (X); Com reacción ósea ( ) BORDE: Engrosado ( ), "redondeado" ( ), recto (X), fino (X), gomoso ( )
OBSERVACIONES	Presenta destrucción total del hueso nasal, destrucción parcial del palatino central, destrucción parcial del maxilar superior a nivel del paladar y la base del esfenoides, comprometiendo el seno maxilar derecho. Carece de reacción ósea periosteal. El borde de estas fracturas es recto y fino sin reabsorción periosteal.

DD	Fractura post-mortem. No es patológico.
REGISTRO	Foto ( ), Diapositiva (X). FECHA: Enero de 1999. AUTOR: Alfredo Altamirano Enciso.

Proyecto Estudio	*Paleopatológico de la Leishmaniasis en el antiguo Perú*
Ficha No. **Caso 3** (Reg. 03), AF-142, MAP/511. K-38	REGISTRO DE CRANEOS PALEOPATOLOGICOS Laboratorio de Ciencias Biológicas, ENSP PROYECTO ENSP/FIOCRUZ, BOLSA CNPq 1996-99.
PROCEDENCIA	Sitio: cementerio de Makat-Tampu. Quebrada/valle: Complejo Maranga, valle del Rímac, Lima. Altitud: 137 m.s.n.m. Cultura: Inca. Horizonte Tardío. Cronologia: entre 1465 y 1532 D.C.
IDENTIFICACION	EDAD: Infante ( ), subadulto ( ), adulto joven ( ), adulto (X) anciano ( ). Especificar: de 30 a 40 años de edad. CRITERIOS: La edad fue estimada por que el Tercer molar se encuentra poco desgastado, el grado de obliteración es mínimo (1), cierre de la sutura baso-esfenoidal y desgaste de los dos primeros molares. SEXO: Masculino ( ), Femenino (X), Indeterminado ( ) CRITERIOS: La estimación del sexo femenino fue dada por criterios como ausencia de malar sobresaliente (pómulos poco marcantes), dientes pequeños, glabela suave, eminencias laterales del frontal sobresalientes y cresta nucal poco pronunciada.
ANALISIS PATOLOGICO	EROSION: sin reacción ósea ( ), con reacción ósea (X) FRACTURA: Sin reacción ósea: pre-mortem ( ), peri-mortem ( ), post-mortem ( ) con reacción ósea ( ) BORDE: Engrosado ( ), "redondeado" ( ), recto ( ), fino ( ), gomoso ( ).
OBSERVACIONES	Presenta neoformación de la capa ósea y simetrica que afectó los huesos del malar y maxilar (esplacnocráneo). Esta infección facial presenta reabsorción ósea. Las porosidades son circulares de 2-4 mm de diámetro y se distribuyen homogeneamente en tales huesos. Sin embargo el palatino y

	techo del paladar están intactos. Presenta criba orbitalia.
DD	Las lesiones simétricas podría sugerir lepra lepromatosa y la criba orbitalia es una infección anémica por enteroparásitos y/o bacterias, y bartonelosis (?).
REGISTRO	Foto ( ), Diapositiva (X). FECHA: Enero de 1999. AUTOR: Alfredo Altamirano Enciso.

Proyecto Estudio	*Paleopatológico de la Leishmaniasis en el antiguo Perú*
Ficha No. **Caso 4** (Reg. 05), AF-161, MAP/483.	REGISTRO DE CRANEOS PALEOPATOLOGICOS Laboratorio de Ciencias Biológicas, ENSP PROYECTO ENSP/FIOCRUZ, BOLSA CNPq 1996-99.
PROCEDENCIA	Sitio: cementerio de Makat-Tampu. Quebrada/valle: Complejo Maranga, valle del Rímac, Lima. Altitud: 137 m.s.n.m. Cultura: Inca. Cronologia: entre 1465 y 1532 D.C.
IDENTIFICACION	EDAD: Infante ( ), subadulto ( ), adulto joven ( ), adulto (X) anciano ( ). Especificar: 30 a 40 años de edad. CRITERIOS: La edad fue estimada por el cierre de la sutura esfeno-basilar y brote total de los dientes, desgaste suave de los molares y comienza a obliterarse las suturas craneanas. Estadío de obliteración mínimo (1). SEXO: Masculino ( ), Femenino (X), Indeterminado ( ) CRITERIOS: La apófisis mastoidea es reducida, hueso malar poco pronunciado, los arcos zigomáticos son leves, espina nasal poco elevada, presencia de eminencias laterales del frontal salientes, dientes reducidos y cresta iniania o nucal poco desarrollada.
ANALISIS PATOLOGICO	EROSION: sin reacción ósea ( ), con reacción ósea ( ). FRACTURA: Sin reacción ósea: peri-mortem ( ), post-mortem (X) Con reacción ósea: pre-mortem ( ) BORDE: Engrosado ( ), "redondeado" ( ), recto (X), Fino (X), gomoso ( ).

OBSERVACIONES	Estado de preservación regular. Posee torus palatino e incisivos en forma de pala. El análisis paleopatológico reveló la presencia de criba orbitalia com reabsorción ósea y fractura postmortem de la cúspide nasal a la altura del punto rinhion, borde recto y fino. Careciendo esta de reacción ósea periosteal. El cráneo sufrió un fuerte golpe a nivel del hueso nasal postmortem.
DD	Anemia por enteroparásitos o bacterias.
REGISTRO	Foto ( ), Diapositiva (X). FECHA: Enero de 1999. AUTOR: Alfredo Altamirano Enciso.

Proyecto Estudio	*Paleopatológico de la Leishmaniasis en el antiguo Perú*
Ficha No. **Caso 5** (Reg. 06), AF-172, MT.	REGISTRO DE CRANEOS PALEOPATOLOGICOS Laboratorio de Ciencias Biológicas, ENSP PROYECTO ENSP/FIOCRUZ, BOLSA CNPq 1996-99.
PROCEDENCIA	Sitio: cementerio de Makat-Tampu. Quebrada/valle: Complejo Maranga, valle del Rímac, Lima. Altitud: 137 m.s.n.m. Cultura: Inca. Horizonte Tardío. Cronologia: entre 1465 y 1532 D.C.
IDENTIFICACION	EDAD: Infante ( ), subadulto ( ), adulto joven ( ), adulto (X), anciano ( ). Especificar: de 30 a 40 años de edad. CRITERIOS: La edad fue estimada por la obliteración de la sutura esfeno-basilar, la ausencia de sinostosis, estando en el grado de minimo (1), molares fuertemente desgastados y el brote total del tercer molar. Este individuo posee dientes incisivos en forma de pala y molares con paredes vestibulares de cálculos dentarios. SEXO: Masculino (X), Femenino ( ), Indeterminado ( ) CRITERIOS: El sexo masculino fue estimado por la robustez de la apófisis mastoidea, glabela desarrollada, dientes caninos notables, fuerte rugosidad de la cresta nucal y arcos zigomáticos macizos.
ANALISIS PATOLOGICO	EROSION: Sin reacción ósea ( ), con reacción ósea ( ) FRACTURA: Sin reacción ósea: peri-mortem ( ), post-mortem (X); Con reacción ósea: pre-mortem ( ) BORDE: Engrosado ( ), "redondeado" ( ), recto (X), fino

	(X), gomoso ( ).
OBSERVACIONES	Presencia de fracturas nasales profundas y palatino derecho post-mortem posiblemente por una cuerda que atravezaba entre la abertura piriforme y techo del paladar. Al parecer se trata de un agricultor de poca higiene dental. Carece de reacción ósea periosteal.
DD	Es un caso pseudo-patología.
REGISTRO	Foto ( ), Diapositiva (X). FECHA: Enero de 1999. AUTOR: Alfredo Altamirano Enciso.

Proyecto Estudio	*Paleopatológico de la Leishmaniasis en el antiguo Perú*
Ficha No. **Caso 6** (Reg. 010), AF-366, MAP/1529.	REGISTRO DE CRANEOS PALEOPATOLOGICOS Laboratorio de Ciencias Biológicas, ENSP PROYECTO ENSP/FIOCRUZ, BOLSA CNPq 1996-99.
PROCEDENCIA	Sitio: cementerio de Makat-Tampu. Quebrada/valle: Complejo Maranga, valle del Rímac, Lima. Altitud: 137 m.s.n.m. Cultura: Inca. Horizonte Tardío. Cronologia: entre 1465 y 1532 D.C.
IDENTIFICACION	EDAD: Infante ( ), subadulto ( ), adulto joven ( ), adulto (X), anciano ( ). Especificar: de 35 a 45 años de edad. CRITERIOS: La sutura esfeno-basilar está bien obliterada y la sinostosis craneal recien está empezando. El grado es mínimo (1). Los dientes presentan fuerte abrasión en la cara oclusal y algunos dientes premolares cayeron premortem y otros post-mortem. SEXO: Masculino (X), Femenino ( ), Indeterminado ( ) CRITERIOS: La robustez de la apófisis mastoidea, pómulos salientes, arcos zigomáticos robustos, cresta nucal desarrrollada y glabela bien pronunciada.
ANALISIS PATOLOGICO	EROSION: sin reacción ósea ( ), con reacción ósea (X) FRACTURA: Sin reacción ósea (X), con reacción ósea: pre-mortem ( ), peri-mortem ( )

	BORDE: Engrosado ( ), "redondeado" (X), recto (X), fino (X), gomoso ( ).
OBSERVACIONES	Cráneo bien preservado. Presenta una lesión litica en el hueso palatino, formando una curvatura suave, de borde redondeado u ondulante que contornea el hueso y formando vascularización. La lesión viene de adentro hacia afuera. Ausencia de cornetes nasales. Por otro lado, presenta fractura de la espina nasal anterior ncluyendo destrucción parcial del maxilar, carece de reacción periosteal.
DD	LTA y fractura post-mortem.
REGISTRO	Foto ( ), Diapositiva (X). FECHA: Enero de 1999. AUTOR: Alfredo Altamirano Enciso.

Proyecto Estudio	*Paleopatológico de la Leishmaniasis en el antiguo Perú*
Ficha No. **Caso 7** (Reg. 011), AF-398, MAP/1544.	REGISTRO DE CRANEOS PALEOPATOLOGICOS Laboratorio de Ciencias Biológicas, ENSP PROYECTO ENSP/FIOCRUZ, BOLSA CNPq 1996-99.
PROCEDENCIA	Sitio: cementerio de Makat-Tampu. Quebrada/valle: Complejo Maranga, valle del Rímac, Lima. Altitud: 137 m.s.n.m. Cultura: Inca, Horizonte Tardío. Cronologia: entre 1465 y 1532 D.C.
IDENTIFICACION	EDAD: Infante ( ), subadulto ( ), adulto joven ( ), adulto (X), anciano ( ). Especificar: Unos 50 años de edad. CRITERIOS: La sutura esfeno-basilar está bien obliterada y la sinostosis craneal cerrando en los niveles 1-2, entre mínimo y significante. Los dientes presentan fuerte abrasión en la cara oclusal y algunos molares cayeron post-mortem. Obliteración alveolar. SEXO: Masculino (X), Femenino ( ), Indeterminado ( ) CRITERIOS: robustez de la apófisis mastoidea, pómulos salientes, arcos zigomáticos robustos, cresta nucal desarrrollada y glabela bien pronunciada.
ANALISIS PATOLOGICO	EROSION: Sin reacción ósea ( ), con reacción ósea ( ). FRACTURA: Sin reacción ósea: peri-mortem ( ), post-

	mortem (X); Con reacción ósea ( ). BORDE: Engrosado ( ), "redondeado" ( ), fino (X), recto (X), gomoso ( ).
OBSERVACIONES	Cráneo conservado. Presenta fractura recta y fina post-mortem de la espina nasal derecha. Dentición parcial y fuerte abrasión de los molares. Sin reacción periosteal.
DD	Pseudopatología. Fractura por caída post-mortem.
REGISTRO	Foto ( ), Diapositiva (X). FECHA: Enero de 1999. AUTOR: Alfredo Altamirano Enciso.

Proyecto Estudio	*Paleopatológico de la Leishmaniasis en el antiguo Perú*
Ficha No. **Caso 8** (Reg. 012), AF-417, MAP/316.	REGISTRO DE CRANEOS PALEOPATOLOGICOS Laboratorio de Ciencias Biológicas, ENSP PROYECTO ENSP/FIOCRUZ, BOLSA CNPq 1996-99.
PROCEDENCIA	Sitio: cementerio de Makat-Tampu. Quebrada/valle: Complejo Maranga, valle del Rímac, Lima. Altitud: 137 m.s.n.m. Cultura: Inca. Cronologia: entre 1465 y 1532 D.C.
IDENTIFICACION	EDAD: Infante ( ), subadulto ( ), adulto joven ( ), adulto (X) anciano ( ). Especificar: Mujer de 35 a 45 años edad. CRITERIOS: Obliteración craneal en la fase 1. La abrasión de los dientes permanentes es constante, en proceso de cierre la sutura esfeno-basilar. SEXO: Masculino ( ), Femenino (X), Indeterminado ( ) CRITERIOS: eminencias lateral del frontal sobresalientes, leve robustez de la apófisis mastoidea, arcos supraorbitarios cortantes, glabela poco pronunciada, ausencia de cresta iniana, apófisis mastoides leve.
ANALISIS PATOLOGICO	EROSION: Sin reacción ósea ( ), con reacción ósea ( ) FRACTURA: Sin reacción ósea: peri-mortem ( ), post-mortem (X); Con reacción ósea: pre-mortem ( ) BORDE: Engrosado ( ), "redondeado" ( ), fino (X), recto (X), gomoso ( ).

OBSERVACIONES	Cráneo conservado. Agricultora que presenta criba orbitalia con reabsorción periosteal. Dentición premolar com caries y fuerte abrasión de los molares, alveolos obliterados. Al parecer tuvo un elevado consumo en carbohidratos. Destrucción parcial del palatino izquierdo, afectando el foramen palatino mayor, foramenes menores y la espina nasal derecha post-mortem. Sin reacción ósea periosteal.
DD	Anemia por enteroparasitos o bacterias.
REGISTRO	Foto ( ), Diapositiva (X). FECHA: Enero de 1999. AUTOR: Alfredo Altamirano Enciso.

Proyecto Estudio	*Paleopatológico de la Leishmaniasis en el antiguo Perú*
Ficha No. **Caso 9** (Reg. 013), AF-511, I/326, MT.	REGISTRO DE CRANEOS PALEOPATOLOGICOS Laboratorio de Ciencias Biológicas, ENSP PROYECTO ENSP/FIOCRUZ, BOLSA CNPq 1996-99.
PROCEDENCIA	Sitio: cementerio de Makat-Tampu. Quebrada/valle: Complejo Maranga, valle del Rímac, Lima. Altitud: 137 m.s.n.m. Cultura: Inca. Cronologia: entre 1465 y 1532 D.C.
IDENTIFICACION	EDAD: Infante ( ), subadulto ( ), adulto joven ( ), adulto (X), anciano ( ). Especificar: de unos 50 años de edad. CRITERIOS: El grado de obliteración es significante (2), mas todavia existe alguna porción residual está incopletamente fusionado. Dientes cayeron premortem (edentado). SEXO: Masculino (X), Femenino ( ), Indeterminado ( ) CRITERIOS: Cráneo robusto, arcos zigomáticos engrosados, cresta iniana notable, apófisis mastoidea sobresaliente, arcos supraorbitarios engrosados, robustez del malar y eminencias laterales del frontal bajas.
ANALISIS PATOLOGICO	EROSION: sin reacción ósea ( ), con reacción ósea: ( ) FRACTURA: Sin reacción ósea: peri-mortem (X), post-mortem ( ), Con reacción ósea ( ) BORDE: Engrosado ( ), "redondeado" ( ), recto (X), fino (X), gomoso ( ).
OBSERVACIONES	Observamos fractura parcial del palatino y nasal sin reacción ósea periosteal. Edentado y obliteración alveolar.
DD	Traumatismo.
REGISTRO	Foto ( ), Diapositiva (X). FECHA: Enero de 1999. AUTOR: Alfredo Altamirano Enciso y colectado por Dr. Ogata.

Proyecto Estudio	*Paleopatológico de la Leishmaniasis en el antiguo Perú*
Ficha No. **Caso 10** (Reg. 015), AF-538, No. 21, MAP/98.	REGISTRO DE CRANEOS PALEOPATOLOGICOS Laboratorio de Ciencias Biológicas, ENSP PROYECTO ENSP/FIOCRUZ, BOLSA CNPq
PROCEDENCIA	Sitio: cementerio de Makat-Tampu. Quebrada/valle: Complejo Maranga, valle del Rímac, Lima. Altitud: 137 m.s.n.m. Cultura: Inca. Cronologia: entre 1465 y 1532 D.C.
IDENTIFICACION	EDAD: Infante ( ), subadulto ( ), adulto joven ( ), adulto (X) anciano ( ). Especificar: ± 50 años de edad. CRITERIOS: Grado de obliteración significante (1), pero la porción sagital está incompletamente fusionado, obliteración completa de la sutura esfeno-basilar, dientes molares fuertemente desgastados. SEXO: Masculino (X), Femenino ( ), Indeterminado ( ) CRITERIOS: Presencia de apófisis mastoidea robusta, malar o pómulos salientes, glabela pronunciada, cresta nucal rugosa y arco zigomático robusto.
ANALISIS PATOLOGICO	EROSION: Sin reacción ósea ( ), con reacción ósea (X) FRACTURA: Sin reacción ósea: peri-mortem ( ), post-mortem ( ); Con reacción ósea: pre-mortem ( ) BORDE: Engrosado ( ), redondeado (X), recto (X), fino (X), gomoso ( ).
OBSERVACIONES	Cráneo bien conservado. Exhibe fuerte desgaste de los segundos premolares, los molares cayeron premortem y obliteración de sus alveolos dentarios. Presenta lesión osteolitica del palatino izquierdo con reborde redondeado, ondulante y reabsorción ósea periosteal que se extienden por el borde destruido. Esta lesión viene de adentro hacia fuerta y afectó a los cornetes nasales. Además, presenta fractura nasal y destrucción total del vómer post-mortem com reborde fino y recto.
DD	Compatibilidad a LTA.
REGISTRO	Foto ( ), Diapositiva (X). FECHA: Enero de 1999. AUTOR: Alfredo Altamirano Enciso.

Proyecto Estudio	*Paleopatológico de la Leishmaniasis en el antiguo Perú*
Ficha No. **Caso 11** (Reg. 016), AF-171, I/3500.	REGISTRO DE CRANEOS PALEOPATOLOGICOS Laboratorio de Ciencias Biológicas, ENSP PROYECTO ENSP/FIOCRUZ, BOLSA CNPq
PROCEDENCIA	Sitio: cementerio de Makat-Tampu. Quebrada/valle: Complejo Maranga, valle del Rímac, Lima. Altitud: 137 m.s.n.m. Cultura: Inca. Cronologia: entre 1465 y 1532 D.C.
IDENTIFICACION	EDAD: Infante ( ), subadulto ( ), adulto joven ( ), adulto (X) anciano ( ). Especificar: ± 50 años de edad. CRITERIOS: Grado de obliteración significante (1), pero la porción sagital y coronal están incompletamente fusionado, obliteración completa de la sutura esfeno-basilar, dientes molares fuertemente desgastados. SEXO: Masculino (X), Femenino ( ), Indeterminado ( ) CRITERIOS: Presencia de apófisis mastoidea robusta, malar o pómulos salientes, glabela pronunciada, cresta nucal rugosa y arco zigomático robusto.
ANALISIS PATOLOGICO	EROSION: Sin reacción ósea ( ), con reacción ósea ( ). FRACTURA: Sin reacción ósea: peri-mortem (X), post-mortem ( ); Con reacción ósea ( ). BORDE: Engrosado ( ), "redondeado" ( ), fino (X), gomoso ( ), recto (X).
OBSERVACIONES	Cráneo conservado. Presenta fractura parcial y dentada de la espina nasal posterior y del palatino izquierdo postmortem sin reabsorción periosteal. Esta fractura posee un reborde fino y recto. Siendo la coloración marrón-clara.
DD	Traumatismo.
REGISTRO	Foto (X), Diapositiva ( ). FECHA: Enero de 1999. AUTOR: Alfredo Altamirano Enciso.

Proyecto Estudio	*Paleopatológico de la Leishmaniasis en el antiguo Perú*
Ficha No. **Caso 12** (Reg. 017), AF-1634 (959).	REGISTRO DE CRANEOS PALEOPATOLOGICOS Laboratorio de Ciencias Biológicas, ENSP PROYECTO ENSP/FIOCRUZ, BOLSA CNPq
PROCEDENCIA	Sitio: cementerio de Makat-Tampu. Quebrada/valle: Complejo Maranga, valle del Rímac, Lima. Altitud: 137 m.s.n.m. Cultura: Inca. Cronologia: entre 1465 y 1532 D.C.
IDENTIFICACION	EDAD: Infante ( ), subadulto ( ), adulto joven ( ), adulto (X) anciano ( ). Especificar: 40-50 años de edad. CRITERIOS: Grado de obliteración entre mínimo y significante (1-2), sinostosis total de la sutura esfeno-basilar y dientes caídos post-mortem, alveolos obliterados. SEXO: Masculino ( ), Femenino (X), Indeterminado ( ) CRITERIOS: Presencia de una suave apófisis mastoidea, eminencias laterales del frontal pronunciados, pómulos poco desarrollados, arco zigomático gracil, glabela poco pronunciada y los dientes pequeños.
ANALISIS PATOLOGICO	EROSION: Sin reacción ósea ( ), con reacción ósea ( ) FRACTURA: Sin reacción ósea: peri-mortem ( ), post-mortem (X); Com reacción ósea ( ). BORDE: Engrosado ( ), "redondeado" ( ), gomoso ( ), recto (X), fino (X).
OBSERVACIONES	Cráneo bien preservado, alveólos dentarios de molares izquierdos abiertos caídos premortem y molares derechos presetan un fuerte absceso con vascularización y alveolos de incisivos cerrados. Expone dupla destrucción parcial por erosión mecánica del palatino y de la cavidad nasal, con reborde recto y fino, sin reacción periosteal. Esta fractura va de afuera hacia adentro. Asimismo, erosión post-mortem por humedad y agente biotico en la apófisis mastoidea izquierda, formando cavidades trabeculares e incluye las bulas timpánicas. la espina nasal anterior tiene fractura fina y recta post-mortem. Fractura postmortem del arco zigomático derecho.
DD	Enfermedad periodontal y fractura postmortem.
REGISTRO	Foto (X), Diapositiva (X). FECHA: Enero de 1999. AUTOR: Alfredo Altamirano Enciso.

Proyecto Estudio	*Paleopatológico de la Leishmaniasis en el antiguo Perú*
Ficha No. **Caso 13** (Reg. 029), AF-1963, MT/13301.	**REGISTRO DE CRANEOS PALEOPATOLOGICOS** Laboratorio de Ciencias Biológicas, ENSP PROYECTO ENSP/FIOCRUZ, BOLSA CNPq
PROCEDENCIA	Sitio: cementerio de Makat-Tampu. Quebrada/valle: Complejo Maranga, valle del Rímac, Lima. Altitud: 137 m.s.n.m. Cultura: Inca. Cronologia: entre 1465 y 1532 D.C.
IDENTIFICACION	EDAD: Infante ( ), subadulto ( ), adulto joven ( ), adulto ( ) anciano ( ). Especificar: de 40-50 años de edad. CRITERIOS: Grado de obliteración entre mínimo y significante (1-2), porción lambdoidea y coronal están incompletamente fusionado, obliteración completa de la sutura esfeno-basilar y alveolos de molares obliterados. SEXO: Masculino (X), Femenino ( ), Indeterminado ( ) CRITERIOS: Presencia de apófisis mastoidea robusta, malar o pómulos salientes, glabela pronunciada, cresta nucal rugosa y arco zigomático robusto.
ANALISIS PATOLOGICO	EROSION: Sin reacción ósea ( ), con reacción ósea ( ). FRACTURA: Sin reacción ósea: peri-mortem (X), post-mortem ( ); Con reacción ósea ( ). BORDE: Engrosado ( ), "redondeado" ( ), gomoso ( ), ondulante ( ), fino (X), recto (X).
OBSERVACIONES	Presenta destrucción total de la espina nasal anterior a consecuencia de golpe con material duro que produjo ligera hendidura del palatino sin reabsorción periosteal. El borde es recto y fino. Alveolos de molares obliterados com vascultis. Por la perdida de molares y formación de cálculos dentarios podemos afirmar que el individuo tuvo una inadecuada higiene dentaria y alto consumo de carbohidratos. Los incisivos cayeron post-mortem y alveolos abiertos.
DD	Traumatismo y periodontitis.
REGISTRO	Foto ( ), Diapositiva (X). FECHA: Enero de 1999. AUTOR: Alfredo Altamirano Enciso.

Proyecto Estudio	*Paleopatológico de la Leishmaniasis en el antiguo Perú*
Ficha No. **Caso 14** (Reg. 031), AF-2055, MT/13267.	REGISTRO DE CRANEOS PALEOPATOLOGICOS Laboratorio de Ciencias Biológicas, ENSP PROYECTO ENSP/FIOCRUZ, BOLSA CNPq 1996-99.
PROCEDENCIA	Sitio: cementerio de Makat-Tampu. Quebrada/valle: Complejo Maranga, valle del Rímac, Lima. Altitud: 137 m.s.n.m. Cultura: Inca. Cronologia: entre 1465 y 1532 D.C.
IDENTIFICACION	EDAD: Infante ( ), subadulto ( ), adulto joven ( ), adulto (X) anciano ( ). Especificar: 40-50 años de edad. CRITERIOS: Grado de obliteración entre mínimo y significante (1-2), porción lambdoidea y coronal están incompletamente fusionado, obliteración completa de la sutura esfeno-basilar y alveolos de molares obliterados. SEXO: Masculino (X), Femenino ( ), Indeterminado ( ). CRITERIOS: Presencia de apófisis mastoidea robusta, malar o pómulos salientes, glabela pronunciada, cresta nucal rugosa y arco zigomático robusto.
ANALISIS PATOLOGICO	EROSION: Sin reacción ósea ( ), con reacción ósea (X). FRACTURA: Sin reacción ósea ( ), con reacción ósea: pre-mortem ( ), peri-mortem ( ). BORDE: Engrosado ( ), fino (X), "redondeado" ( ), recto (X), gomoso ( ), ondulante ( ).
OBSERVACIONES	Cráneo conservado. Muestra criba orbitalia con reabsorción periosteal, destrucción parcial del palatino posterior y de la espina nasal anterior premortem con borde fino y recto. Destrucción total del arco zigomático derecho postmortem borde fino y recto, dientes con fuerte abrasión y ausencia de los terceros molares.
DD	Anémico con DD de enteroparásitos y/o bacterias y traumatismo.
REGISTRO	Foto ( ), Diapositiva (X). FECHA: Enero de 1999. AUTOR: Alfredo Altamirano Enciso.

Proyecto Estudio	*Paleopatológico de la Leishmaniasis en el antiguo Perú*
Ficha No. **Caso 15** (Reg. 032), AF-2072, MT/13810.	REGISTRO DE CRANEOS PALEOPATOLOGICOS Laboratorio de Ciencias Biológicas, ENSP PROYECTO ENSP/FIOCRUZ, BOLSA CNPq 1996-99.
PROCEDENCIA	Sitio: cementerio de Makat-Tampu. Quebrada/valle: Complejo Maranga, valle del Rímac, Lima. Altitud: 137 m.s.n.m. Cultura: Inca. Cronologia: entre 1465 y 1532 D.C.
IDENTIFICACION	EDAD: Infante ( ), subadulto ( ), adulto joven ( ), adulto (X) Anciano ( ). Especificar: 40-50 años de edad. CRITERIOS: Grado de obliteración entre mínimo y significante (1-2), porción coronal y sagital están incompletamente fusionado, obliteración completa de la sutura esfeno-basilar y alveolos dentarios totalmente obliterados. SEXO: Masculino (X), Femenino ( ), Indeterminado ( ). CRITERIOS: Presencia de apófisis mastoidea robusta, malar o pómulos salientes, glabela pronunciada, cresta nucal rugosa y arco zigomático robusto.
ANALISIS PATOLOGICO	EROSION: Sin reacción ósea ( ), con reacción ósea (X). FRACTURA: Sin reacción ósea ( ), con reacción ósea ( ). BORDE: Engrosado ( ), gomoso ( ), "redondeado" ( ), recto (X), fino (X), ondulante ( ).
OBSERVACIONES	Presenta lesión del conducto auditivo externo con reacción periosteal. Ausencia total de dientes y alveolos obliterados. Este individuo, probablemente un agricultor, habría tenido un elevado consumo de carbohidratos. Posee hueso lambdático o Inca. Destrucción total de los arcos zigomáticos postmortem y destrucción parcial de espina nasal derecha postmortem.
DD	Infección del oído derecho (otitis).
REGISTRO	Foto (X), Diapositiva ( ). FECHA: Enero de 1999. AUTOR: Alfredo Altamirano Enciso.

Proyecto Estudio	*Paleopatológico de la Leishmaniasis en el antiguo Perú*
Ficha No. **Caso 16** (Reg. 033), AF-2083, MT/13760.	REGISTRO DE CRANEOS PALEOPATOLOGICOS Laboratorio de Ciencias Biológicas, ENSP PROYECTO ENSP/FIOCRUZ, BOLSA CNPq 1996-99.
PROCEDENCIA	Sitio: cementerio de Makat-Tampu. Quebrada/valle: Complejo Maranga, valle del Rímac, Lima. Altitud: 137 m.s.n.m. Cultura: Inca. Cronologia: entre 1465 y 1532 D.C.
IDENTIFICACION	EDAD: Infante ( ), subadulto ( ), adulto joven ( ), adulto (X) anciano ( ). Especificar: >50 años de edad. CRITERIOS: Grado de obliteración entre mínimo y significante (1-2), porción coronal y sagital están incompletamente fusionado, obliteración completa de la sutura esfeno-basilar y alveolos dentarios totalmente obliterados. SEXO: Masculino (X), Femenino ( ), Indeterminado ( ). CRITERIOS: Presencia de apófisis mastoidea robusta lado derecho, malar o pómulos salientes, glabela pronunciada, cresta nucal rugosa y arco zigomático robusto.
ANALISIS PATOLOGICO	EROSION: Sin reacción ósea ( ); con reacción ósea (X). FRACTURA: Sin reacción ósea: peri-mortem ( ), post-mortem ( ); Con reacción ósea ( ). BORDE: Engrosado ( ), "redondeado" (X), fino ( ), gomoso ( ), ondulante (X), recto ( ).
OBSERVACIONES	Cráneo conservado. Lesión litica del palatino óseo y erosionó la espina nasal posterior premortem. Presenta reborde suave, ondulante y redondeado con leve reaccion ósea periosteal. Destrucción del seno maxilar derecho con reacción ósea periosteal que perforó la base de la orbita derecha y alveolos de molares y premolares obliterados. Los incisivos cayeron post-mortem. El arco zigomático izquierdo y mastoides derecha están fracturados post-mortem. Una ligera perforación de la protuberancia del mastoides izquierdo no patológica. Coloración verde en la superficie alveolar de molares derechos obliterados.
DD	Compatible con LTA forma mucosa.
REGISTRO	Foto (X), Diapositiva (X). FECHA: Enero de 1999. AUTOR: Alfredo Altamirano Enciso.

Proyecto Estudio	***Paleopatológico de la Leishmaniasis en el antiguo Perú***
Ficha No. **Caso 17** (Reg. 034), AF-2099, MT/13384.	REGISTRO DE CRANEOS PALEOPATOLOGICOS Laboratorio de Ciencias Biológicas, ENSP PROYECTO ENSP/FIOCRUZ, BOLSA CNPq 1996-99.
PROCEDENCIA	Sitio: cementerio de Makat-Tampu. Quebrada/valle: Complejo Maranga, valle del Rímac, Lima. Altitud: 137 m.s.n.m. Cultura: Inca. Cronologia: entre 1465 y 1532 D.C.
IDENTIFICACION	EDAD: Infante ( ), subadulto ( ), adulto joven ( ), adulto (X) anciano ( ). Especificar: 45-50 años de edad. CRITERIOS: Grado de obliteración entre mínimo y significante (1-2), porción coronal y sagital están incompletamente fusionado, obliteración completa de la sutura esfeno-basilar y alveolos dentarios de la hemiarcada izquierda totalmente obliterados. SEXO: Masculino (X), Femenino ( ), Indeterminado ( ). CRITERIOS: Presencia de apófisis mastoidea robusta, malar o pómulos salientes, glabela pronunciada, cresta nucal rugosa y arco zigomático robusto.
ANALISIS PATOLOGICO	EROSION: Sin reacción ósea (X); con reacción ósea ( ). FRACTURA: Sin reacción ósea (X); con reacción ósea ( ). BORDE: Engrosado ( ), fino (X), gomoso ( ), ondulante ( ), recto (X), "redondeado" ( ).
OBSERVACIONES	Presenta erosión postmortem de la mastoides izquierda, formanado cavidades. Destrucción de los senos maxilares del palatino posterior sin reabsorción periosteal postmortem, destrucción de la espina nasal derecha postmortem, perdida dentaria y cicatrización alveolar. Alveolos abiertos de incisivos, canino y 1er. Premolar derecho. Se trata de un agricultor.
DD	Fractura postmortem. LTA?
REGISTRO	Foto (X), Diapositiva (X). FECHA: Enero de 1999. AUTOR: Alfredo Altamirano Enciso.

Proyecto Estudio	*Paleopatológico de la Leishmaniasis en el antiguo Perú*
Ficha No. **Caso 18** (Reg. 035), AF-2123, MT/13828.	REGISTRO DE CRANEOS PALEOPATOLOGICOS Laboratorio de Ciencias Biológicas, ENSP PROYECTO ENSP/FIOCRUZ, BOLSA CNPq 1996-99.
PROCEDENCIA	Sitio: cementerio de Makat-Tampu. Quebrada/valle: Complejo Maranga, valle del Rímac, Lima. Altitud: 137 m.s.n.m. Cultura: Inca. Cronologia: entre 1465 y 1532 D.C.
IDENTIFICACION	EDAD: Infante ( ), subadulto ( ), adulto joven ( ), adulto (X) anciano ( ). Especificar: 40-50 años de edad. CRITERIOS: Grado de obliteración entre mínimo y significante (1-2), porción coronal y sagital están incompletamente fusionados, obliteración completa de la sutura esfeno-basilar y alveolos dentarios obliterados. SEXO: Masculino (X), Femenino ( ), Indeterminado ( ). CRITERIOS: Presencia de apófisis mastoidea robusta, malar o pómulos salientes, glabela pronunciada, cresta nucal rugosa y arco zigomático robusto.
ANALISIS PATOLOGICO	EROSION: Sin reacción ósea ( ); con reacción ósea (X). FRACTURA: Sin reacción ósea ( ); con reacción ósea ( ). BORDE: Engrosado ( ), fino (X), gomoso ( ), ondulante ( ), recto (X), "redondeado" ( ).
OBSERVACIONES	Cráneo conservado. Lesión litica y destrucción total de los senos maxilares y destrucción parcial del palatino con reabsorción periosteal de borde ondulante y redondeado; obliteración alveolar de molares. Presenta una apófisis mastoides izquierda fracturada postmortem de borde fino y recto, espina nasal izquierdo y cóndilos fracturados postmortem y ambos cóndilos fracturados post-mortem.
DD	Periodontitis y LTA.
REGISTRO	Foto ( ), Diapositiva (X). FECHA: Enero de 1999. AUTOR: Alfredo Altamirano Enciso.

Proyecto Estudio	*Paleopatológico de la Leishmaniasis en el antiguo Perú*
Ficha No. **Caso 19** (Reg. 036), AF-2174, MT/11538.	REGISTRO DE CRANEOS PALEOPATOLOGICOS Laboratorio de Ciencias Biológicas, ENSP PROYECTO ENSP/FIOCRUZ, BOLSA CNPq 1996-99.
PROCEDENCIA	Sitio: cementerio de Makat-Tampu. Quebrada/valle: Complejo Maranga, valle del Rímac, Lima. Altitud: 137 m.s.n.m. Cultura: Inca. Cronologia: entre 1465 y 1532 D.C.
IDENTIFICACION	EDAD: Infante ( ), subadulto ( ), adulto joven ( ), adulto (X) anciano ( ). Especificar: 40-50 años de edad. CRITERIOS: Grado de obliteración entre mínimo y significante (1-2), porción coronal y sagital están incompletamente fusionados, obliteración completa de la sutura esfeno-basilar y alveolos dentarios obliterados. SEXO: Masculino (X), Femenino ( ), Indeterminado ( ). CRITERIOS: Presencia de apófisis mastoidea robusta, malar o pómulos salientes, glabela pronunciada, cresta nucal rugosa y arco zigomático robusto.
ANALISIS PATOLOGICO	EROSION: Sin reacción ósea ( ); con reacción ósea (X). FRACTURA: Sin reacción ósea ( ); con reacción ósea ( ). BORDE: Engrosado ( ), fino (X), gomoso ( ), ondulante ( ), recto (X), "redondeado" ( ).
OBSERVACIONES	Cráneo conservado. Presenta criba orbitalia y una ligera deformación tabular oblícua. Destrucción parcial de ambos senos maxilares premortem con reabsorción ósea periosteal (vasculitis), traumatismo del parietal izquierdo perimortem, destrucción de los arcos zigomáticos y del palatino postmortem, con fuerte abrasión dentaria. Por el tipo de deformación puede indicarnos de origen serrano (Canta).
DD	Anemia por bacterias y/o enteroparasitos y traumatismo.
REGISTRO	Foto ( ), Diapositiva (X). FECHA: Enero de 1999. AUTOR: Alfredo Altamirano Enciso.

Proyecto Estudio	***Paleopatológico de la Leishmaniasis en el antiguo Perú***
Ficha No. **Caso 20** (Reg. 037), AF-2201, MT/240.	REGISTRO DE CRANEOS PALEOPATOLOGICOS Laboratorio de Ciencias Biológicas, ENSP PROYECTO ENSP/FIOCRUZ, BOLSA CNPq
PROCEDENCIA	Sitio: cementerio de Makat-Tampu. Quebrada/valle: Complejo Maranga, valle del Rímac, Lima. Altitud: 137 m.s.n.m. Cultura: Inca. Cronologia: entre 1465 y 1532 D.C.
IDENTIFICACION	EDAD: Infante ( ), subadulto ( ), adulto joven ( ), adulto (X) anciano ( ). Especificar: 45-55 años de edad. CRITERIOS: CRITERIOS: Grado de obliteración entre mínimo y significante (1-2), porción coronal y sagital están incompletamente fusionados, obliteración completa de la sutura esfeno-basilar y alveolos dentarios obliterados. SEXO: Masculino (X), Femenino ( ), Indeterminado ( ). CRITERIOS: Presencia de apófisis mastoidea robusta, malar o pómulos salientes, glabela pronunciada, cresta nucal rugosa y arco zigomático robusto.
ANALISIS PATOLOGICO	EROSION: Sin reacción ósea ( ); con reacción ósea ( ). FRACTURA: Sin reacción ósea (X); con reacción ósea ( ). BORDE: Engrosado ( ), fino (X), gomoso ( ), ondulante ( ), recto (X), "redondeado" ( ).
OBSERVACIONES	Cráneo bien conservado. Observamos destrucción parcial del palatino posterior y del hueso nasal izquierdo postmortem sin reabsorción periosteal. Dentición cariada y perdida de molares. Alveolos obliterados
DD	No es patología, fractura postmortem.
REGISTRO	Foto ( ), Diapositiva (X). FECHA: Enero de 1999. AUTOR: Alfredo Altamirano Enciso.

Proyecto Estudio	*Paleopatológico de la Leishmaniasis en el antiguo Perú*
Ficha No. **Caso 21** (Reg. 038), AF-2342, MT/11918.	REGISTRO DE CRANEOS PALEOPATOLOGICOS Laboratorio de Ciencias Biológicas, ENSP PROYECTO ENSP/FIOCRUZ, BOLSA CNPq 1996-99.
PROCEDENCIA	Sitio: cementerio de Makat-Tampu. Quebrada/valle: Complejo Maranga, valle del Rímac, Lima. Altitud: 137 m.s.n.m. Cultura: Inca. Cronologia: entre 1465 y 1532 D.C.
IDENTIFICACION	EDAD: Infante ( ), subadulto ( ), adulto joven ( ), adulto (X) anciano ( ). Especificar: 40-50 años de edad. CRITERIOS: Grado de obliteración entre mínimo y significante (1-2), porción sagital están incompletamente fusionados, obliteración completa de la sutura esfeno-basilar y alveolos dentarios de molares obliterados. SEXO: Masculino (X), Femenino ( ), Indeterminado ( ). CRITERIOS: Presencia de apófisis mastoidea robusta, malar o pómulos salientes, glabela pronunciada, cresta nucal rugosa y arco zigomático robusto.
ANALISIS PATOLOGICO	EROSION: Sin reacción ósea ( ); con reacción ósea ( ). FRACTURA: Sin reacción ósea (X); con reacción ósea ( ). BORDE: Engrosado ( ), fino (X), gomoso ( ), ondulante ( ), recto (X), "redondeado" ( ).
OBSERVACIONES	El cráneo bien preservado exhibe deformación tabular erecta, con ambos procesos mastoidales y espina nasal severamente fracturados, destrucción parcial del palatino. Al parecer perimortem. Los alveolos de molares están obliterados con reabsorción periosteal. Al parecer se trata de un agricultor con elevado consumo de carbohidratos y falta de higiene bucal.
DD	Peridontitis y traumatismo.
REGISTRO	Foto ( ), Diapositiva (X). FECHA: Enero de 1999. AUTOR: Alfredo Altamirano Enciso.

Proyecto Estudio	***Paleopatológico de la Leishmaniasis en el antiguo Perú***
Ficha No. **Caso 22** (Reg. 039), AF-2414, MT/13333.	REGISTRO DE CRANEOS PALEOPATOLOGICOS Laboratorio de Ciencias Biológicas, ENSP PROYECTO ENSP/FIOCRUZ, BOLSA CNPq
PROCEDENCIA	Sitio: cementerio de Makat-Tampu. Quebrada/valle: Complejo Maranga, valle del Rímac, Lima. Altitud: 137 m.s.n.m. Cultura: Inca. Cronologia: entre 1465 y 1532 D.C.
IDENTIFICACION	EDAD: Infante ( ), subadulto ( ), adulto joven ( ), adulto ( ) anciano ( ); Especificar: 45-55 años de edad. CRITERIOS: Grado de obliteración entre mínimo y significante (1-2), sinostosis total de la sutura esfeno-basilar y dientes caídos post-mortem, alveolos obliterados. SEXO: Masculino ( ), Femenino (X), Indeterminado ( ) CRITERIOS: Presencia de una suave apófisis mastoidea, eminencias laterales del frontal pronunciados, pómulos poco desarrollados, arco zigomático gracil, glabela poco pronunciada y los dientes pequeños.
ANALISIS PATOLOGICO	EROSION: Sin reabsorción ósea ( ); con reacción ósea ( ). FRACTURA: Sin reacción ósea (X); con reacción ósea ( ). BORDE: Engrosado ( ), fino (X), gomoso ( ), ondulante ( ), recto (X), "redondeado" ( ).
OBSERVACIONES	El especimen expone los primeros molares com caries y fuerte abrasión oblícua de la cara oclusal. Destrucción total del palatino posterior hasta el hueso maxilar premortem (?), destrucción parcial de la espina nasal anterior postmortem. Se trata de un individuo con elevado consumo de carbohidratos y falta de higiene bucal.
DD	Caries dentarias y traumatismo (?).
REGISTRO	Foto ( ), Diapositiva (X). FECHA: Enero de 1999. AUTOR: Alfredo Altamirano Enciso.

Proyecto Estudio	*Paleopatológico de la Leishmaniasis en el antiguo Perú*
Ficha No. **Caso 23** (Reg. 041), AF-3242, MT/13816.	REGISTRO DE CRANEOS PALEOPATOLOGICOS Laboratorio de Ciencias Biológicas, ENSP PROYECTO ENSP/FIOCRUZ, BOLSA CNPq 1996-99.
PROCEDENCIA	Sitio: cementerio de Makat-Tampu. Quebrada/valle: Complejo Maranga, valle del Rímac, Lima. Altitud: 137 m.s.n.m. Cultura: Inca. Cronologia: entre 1465 y 1532 D.C.
IDENTIFICACION	EDAD: Infante ( ), subadulto ( ), adulto joven ( ), adulto (X) anciano ( ); especificar: Mujer de 45-55 años e edad. CRITERIOS: Grado de obliteración entre mínimo y significante (1-2), sinostosis total de la sutura esfeno-basilar y dientes caídos post-mortem, alveolos obliterados. SEXO: Masculino ( ), Femenino (X), Indeterminado ( ) CRITERIOS: Presencia de una suave apófisis mastoidea, eminencias laterales del frontal pronunciados, pómulos poco desarrollados, arco zigomático gracil, glabela poco pronunciada y los dientes pequeños.
ANALISIS PATOLOGICO	EROSION: Sin reacción ósea ( ); con reacción ósea (X). FRACTURA: Sin reacción ósea ( ); com reacción ósea ( ). BORDE: Engrosado ( ), fino ( ), gomoso ( ), ondulante (X), recto ( ), "redondeado" (X).
OBSERVACIONES	El cráneo, bien preservado, muestra una lesión litica de forma circular de 10 x 10 mm en la cara basal del occipital lado izquierdo con reabsorción periosteal al rededor de la perforación. El borde es ondulante y redondeado, procesos inflamatorios adyacentes a la lesión central. Tiene torus palatino. Además, tiene fractura de la espina nasal superior sin reabsorción ósea periosteal postmortem, ausencia de molares por abscesos periodontales y tuvo un elevado consumo de carbohidratos.
DD	PCM?, traumatismo y periodontitis.
REGISTRO	Foto ( ), Diapositiva (X). FECHA: Enero de 1999. AUTOR: Alfredo Altamirano Enciso.

Proyecto Estudio	*Paleopatológico de la Leishmaniasis en el antiguo Perú*
Ficha No. **Caso 24** (Reg. 043), AF-3278, MT/13739.	REGISTRO DE CRANEOS PALEOPATOLOGICOS Laboratorio de Ciencias Biológicas, ENSP PROYECTO ENSP/FIOCRUZ, BOLSA CNPq
PROCEDENCIA	Sitio: cementerio de Makat-Tampu. Quebrada/valle: Complejo Maranga, valle del Rímac, Lima. Altitud: 137 m.s.n.m. Cultura: Inca. Cronologia: entre 1465 y 1532 D.C.
IDENTIFICACION	EDAD: Infante ( ), subadulto ( ), adulto joven ( ), adulto (X) anciano ( ); especificar: 40-50 años de edad. CRITERIOS: Grado de obliteración entre mínimo y significante (1-2), porción sagital están incompletamente fusionados, obliteración completa de la sutura esfeno-basilar y alveolos dentarios de molares obliterados. SEXO: Masculino (X), Femenino ( ), Indeterminado ( ). CRITERIOS: Presencia de apófisis mastoidea robusta, malar o pómulos salientes, glabela pronunciada, cresta nucal rugosa y arco zigomático robusto.
ANALISIS PATOLOGICO	EROSION: Sin reacción ósea ( ); con reacción ósea (X). FRACTURA: Sin reacción ósea ( ); com reacción ósea ( ). BORDE: Engrosado ( ), fino (X), gomoso ( ), ondulante ( ), recto ( ), "redondeado" (X).
OBSERVACIONES	Observamos infección generalizada de los alveólos dentarios, abscesos de los incisivos y del canino derecho, y caries en la cara distal del segundo molar derecho con alveolos de reabsorción ósea. Se trata de un agricultor con fuertes problemas dentarios. Presenta un leve torus palatino.
DD	Enfermedad periodontal (gingivitis crónica o piorrea).
REGISTRO	Foto ( ), Diapositiva (X). FECHA: Enero de 1999. AUTOR: Alfredo Altamirano Enciso.

Proyecto Estudio	_Paleopatológico de la Leishmaniasis en el antiguo Perú_
Ficha No. **Caso 25** (Reg. 044), AF-3355, MT/1145.	REGISTRO DE CRANEOS PALEOPATOLOGICOS Laboratorio de Ciencias Biológicas, ENSP PROYECTO ENSP/FIOCRUZ, BOLSA CNPq 1996-99.
PROCEDENCIA	Sitio: cementerio de Makat-Tampu. Quebrada/valle: Complejo Maranga, valle del Rímac, Lima. Altitud: 137 m.s.n.m. Cultura: Inca. Cronologia: entre 1465 y 1532 D.C.
IDENTIFICACION	EDAD: Infante ( ), subadulto ( ), adulto joven ( ), adulto (X) anciano ( ); especificar: 40-50 años de edad. CRITERIOS: Grado de obliteración entre mínimo y significante (1-2), porción sagital están incompletamente fusionados, obliteración completa de la sutura esfeno-basilar y alveolos dentarios de molares obliterados. SEXO: Masculino (X), Femenino ( ), Indeterminado ( ). CRITERIOS: Presencia de apófisis mastoidea robusta, malar o pómulos salientes, glabela pronunciada, cresta nucal rugosa y arco zigomático robusto.
ANALISIS PATOLOGICO	EROSION: Sin reacción ósea ( ); con reacción ósea ( ). FRACTURA: Sin reacción ósea (X); con reacción ósea ( ). BORDE: Engrosado (X), fino (X), gomoso ( ), ondulante (), recto (X), "redondeado" ( ).
OBSERVACIONES	Cráneo preservado. Presenta ligera deformación bilobular, formación de poqueños nódulos óseos de 5mm de diamtero distribuídos en el frontal, parietal y occipital. Destrucción parcial del palatino y del seno maxilar izquierdo por fractura postmortem sin reabsorción ósea periosteal, alveólos de molares totalmente oblterados.
DD	Osteoma o cáncer benigno.
REGISTRO	Foto ( ), Diapositiva (X). FECHA: Enero de 1999. AUTOR: Alfredo Altamirano Enciso.

Proyecto Estudio	*Paleopatológico de la Leishmaniasis en el antiguo Perú*
Ficha No. **Caso 26** (Reg. 045), AF-3403, MT/3696.	REGISTRO DE CRANEOS PALEOPATOLOGICOS Laboratorio de Ciencias Biológicas, ENSP PROYECTO ENSP/FIOCRUZ, BOLSA CNPq
PROCEDENCIA	Sitio: cementerio de Makat-Tampu. Quebrada/valle: Complejo Maranga, valle del Rímac, Lima. Altitud: 137 m.s.n.m. Cultura: Inca. Cronologia: entre 1465 y 1532 D.C.
IDENTIFICACION	EDAD: Infante ( ), subadulto ( ), adulto joven ( ), adulto (X) anciano ( ); especificar: Hombre de 35-45 años de edad. CRITERIOS: Grado de obliteración entre mínimo y significante (1-2), porción sagital están incompletamente fusionados, obliteración completa de la sutura esfeno-basilar y alveolos dentarios de molares obliterados. SEXO: Masculino (X), Femenino ( ), Indeterminado ( ). CRITERIOS: Presencia de apófisis mastoidea robusta, malar o pómulos salientes, glabela pronunciada, cresta nucal rugosa y arco zigomático robusto.
ANALISIS PATOLOGICO	EROSION: Sin reacción ósea ( ); con reacción ósea ( ). FRACTURA: Sin reacción ósea (X); con reacción ósea ( ). BORDE: Engrosado ( ), fino (X), gomoso ( ), ondulante ( ), recto (X), "redondeado" ( ).
OBSERVACIONES	Cráneo conservado. Exhibe destrucción parcial del palatino y hueso maxilar izquierdo premortem, comprometiendo el seno maxilar sin reabsorción ósea periosteal, destrucción total de huesos nasales postmortem, periodontitis de molares y obliteración alveolar. Se trata de un agricultor con elevado consumo de carbohidratos y falta de higiene dental.
DD	Enfermedad periodontal y traumatismo.
REGISTRO	Foto ( ), Diapositiva (X). FECHA: Enero de 1999. AUTOR: Alfredo Altamirano Enciso.

Proyecto Estudio	*Paleopatológico de la Leishmaniasis en el antiguo Perú*
Ficha No. **Caso 27** (Reg. 047), AF-3927, MAP/682.	REGISTRO DE CRANEOS PALEOPATOLOGICOS Laboratorio de Ciencias Biológicas ENSP PROYECTO ENSP/FIOCRUZ, BOLSA CNPq
PROCEDENCIA	Sitio: cementerio de Makat-Tampu. Quebrada/valle: Complejo Maranga, valle del Rímac, Lima. Altitud: 137 m.s.n.m. Cultura: Inca. Cronologia: entre 1465 y 1532 D.C.
IDENTIFICACION	EDAD: Infante ( ), subadulto ( ), adulto joven ( ), adulto (X) anciano ( ); especificar: 25-30 años de edad. CRITERIOS: Grado de obliteración minimo (0-1), carece de sinostosis de la sutura esfeno-basilar y dientes caídos post-mortem, alveolos abiertos. SEXO: Masculino ( ), Femenino (X), Indeterminado ( ) CRITERIOS: Presencia de una suave apófisis mastoidea, eminencias laterales del frontal pronunciados, pómulos poco desarrollados, arco zigomático gracil, glabela poco pronunciada y los dientes pequeños.
ANALISIS PATOLOGICO	EROSION: Sin reacción ósea (X); con reacción ósea ( ). FRACTURA: Sin reacción ósea ( ); con reacción ósea ( ). BORDE: Engrosado ( ), fino (X), gomoso ( ), ondulante ( ), recto (X), "redondeado" ( ).
OBSERVACIONES	Cráneo conservado, blanquecino y ligeramente deformado. Observamos destrucción total de la línea sagital media del techo palatino (huesos maxilar y palatino). Presenta, en la norma anterior, una notable abertura de 8 mm de ancho en la parte inferior izquierda de la cavidad piriforme que se introduce por la cavidad oral. Forma una fenda recta e inclinada que se dirige hacia el palatino izquierdo de 7 mm de ancho. Exhibe bordes rectos y finos de 5-8 mm de ancho sin reacción periosteal. Dientes completos que cayeron post-mortem. La espina nasal posterior ha formado un callo y está fusionado con el pterigoides. Exhibe una ligera depresión en la sutura lambdática. También presenta una soldadura premortem con la fosa maxilar izquierda. Exhibe un osteoma de 5mm en la base de la orbita derecha. 2° Molar sup.izq. con caries.
DD	"goela-de-lobo" o "fenda-de-lobo" (Labio leporino).
REGISTRO	Foto (X), Diapositiva (X). (*Vide* foto 18). FECHA: Enero de 1999. AUTOR: Alfredo Altamirano Enciso.

Proyecto Estudio	***Paleopatológico de la Leishmaniasis en el antiguo Perú***
Ficha No. **Caso 28** (Reg. 053), AF-3877, MT-691.	REGISTRO DE CRANEOS PALEOPATOLOGICOS Laboratorio de Ciencias Biológicas ENSP PROYECTO ENSP/FIOCRUZ, BOLSA CNPq
PROCEDENCIA	Sitio: cementerio de Makat-Tampu. Quebrada/valle: Complejo Maranga, valle del Rímac, Lima. Altitud: 137 m.s.n.m. Cultura: Inca. Cronologia: entre 1465 y 1532 D.C.
IDENTIFICACION	EDAD: Infante ( ), subadulto ( ), adulto joven ( ), adulto (X) anciano ( ); especificar: 25-30 años de edad. CRITERIOS: Alveolos dentarios completos, dientes cayeron postmortem, brote total del tercer molar, sutura esfenobasilar Completa y presencia de suturas craneales en nivel cero (0). SEXO: Masculino ( ), Femenino (X), Indeterminado ( ) CRITERIOS: Arcos supraorbitarios cortantes, apófisis mastoides poco desarrollada, arcos zigomáticos delgados, cavidad alveolar canina reducida, malar poco pronunicado y cresta iniana ausente.
ANALISIS PATOLOGICO	EROSION: Sin reacción ósea ( ); con reacción ósea (X). FRACTURA: Sin reacción ósea ( ); con reacción ósea ( ). BORDE: Engrosado ( ), fino ( ), gomoso ( ), ondulante (X), recto ( ), "redondeado" (X).
OBSERVACIONES	El cráneo, bien conservado y blanquecino, exhibe una lesión litica en forma de "U" abierta localizado en el borde posterior del palatino con reabsorción ósea, este borde es ondulante, redondeado y la lesión emerge de adentro hacia afuera, afectando los cornetes nasales. Los cornetes se han perdido postmortem. Sólo existen los raigones de los 2 primeros molares por fractura postmortem. Es necesario realizar RX.
DD	Compatibilidad a LTA.
REGISTRO	Foto (X), Diapositiva (X). FECHA: Febrero de 1999. AUTOR: Alfredo Altamirano Enciso.

Proyecto Estudio	***Paleopatológico de la Leishmaniasis en el antiguo Perú***
Ficha No. **Caso 29** (Reg. 067), AF-5083, MT-21266.	REGISTRO DE CRANEOS PALEOPATOLOGICOS Laboratorio de Ciencias Biológicas ENSP PROYECTO ENSP/FIOCRUZ, BOLSA CNPq
PROCEDENCIA	Sitio: cementerio de Makat-Tampu. Quebrada/valle: Complejo Maranga, valle del Rímac, Lima. Altitud: 137 m.s.n.m. Cultura: Inca. Cronologia: entre 1465 y 1532 D.C.
IDENTIFICACION	EDAD: Infante ( ), subadulto ( ), adulto joven ( ), adulto (X) anciano ( ); especificar: 35-40 años de edad. CRITERIOS: Grado de obliteración entre mínimo y significante (1-2), porción sagital están incompletamente fusionados, obliteración completa de la sutura esfeno-basilar y alveolos dentarios de molares obliterados. SEXO: Masculino (X), Femenino ( ), Indeterminado ( ). CRITERIOS: Presencia de apófisis mastoidea robusta, malar o pómulos salientes, glabela pronunciada, cresta nucal rugosa y arco zigomático robusto.
ANALISIS PATOLOGICO	EROSION: Sin reacción ósea ( ); con reacción ósea ( ). FRACTURA: Sin reacción ósea ( ); con reacción ósea ( ). BORDE: Engrosado ( ), fino ( ), gomoso ( ), ondulante ( ), recto ( ), "redondeado" ( ).
OBSERVACIONES	El cráneo, bien conservado, exhibe osteoma de la bula timpánica izquierda, primeros molares fuertemente cariados y sólo existen los raigones. Quiste dentario en el maxilar derecho. Alveolos com lesión abierta o curada. Presenta bioerosión hacia afuera. Destrucción parcial del palatino sin reabsorción ósea periosteal. Falto análisis de RX.
DD	Osteoma benigno y piorrea.
REGISTRO	Foto ( ), Diapositiva (X). FECHA: Enero de 1999. AUTOR: Alfredo Altamirano Enciso.

Proyecto Estudio	***Paleopatológico de la Leishmaniasis en el antiguo Perú***
Ficha No. **Caso 30** (Reg. 077), AF-4536, MT/11261.	REGISTRO DE CRANEOS PALEOPATOLOGICOS Laboratorio de Ciencias Biológicas, ENSP PROYECTO ENSP/FIOCRUZ, BOLSA CNPq
PROCEDENCIA	Sitio: cementerio de Makat-Tampu. Quebrada/valle: Complejo Maranga, valle del Rímac, Lima. Altitud: 137 m.s.n.m. Cultura: Inca. Cronologia: entre 1465 y 1532 D.C.
IDENTIFICACION	EDAD: Infante ( ), subadulto ( ), adulto joven ( ), adulto (X) anciano ( ); especificar: 30-35 años de edad. CRITERIOS: Grado de obliteración entre mínimo y significante (1-2), porción sagital están incompletamente fusionados, obliteración completa de la sutura esfeno-basilar y alveolos dentarios abiertos y los dientes estaban completos. SEXO: Masculino (X), Femenino ( ), Indeterminado ( ). CRITERIOS: Presencia de apófisis mastoidea robusta, malar o pómulos salientes, glabela pronunciada, cresta nucal o inión rugosa y arco zigomático robusto.
ANALISIS PATOLOGICO	EROSION: Sin reacción ósea ( ); con reacción ósea ( ). FRACTURA: Sin reacción ósea ( ); con reacción ósea (X). BORDE: Engrosado (X), fino (X), gomoso ( ), ondulante (X), recto ( ), "redondeado" (X).
OBSERVACIONES	El cráneo exhibe 2 trepanaciones profundas. Una en el frontal derecho a 7 mm de la sutura coronaria, tiene forma circular y mide 20 mm de diametro, presenta una lámina ósea de crecimiento en el borde izquierdo; la segunda trepanación es muy grande y localizase en el parietal derecho. Tiene forma casi rectangular de esquinas curvas con crecimiento óseo. Mide 52mm x 22mm. y alcanzó la sutura coronaria. Presenta un corte profundo curvo de 15mm. en la parte inferior de ambas trepanaciones. Técnica del raspado. Las láminas óseas próximos al borde de las operaciones indican que el individuo vivió algún tiempo post-operatorio. Parece haber tenido lesiones por fracturas en esta región craneal. Los 1° y 2° molares izquierdo y derecho presentan caries. Los molares derechos in situ.
DD	Traumatismo y trepanacón craneana.
REGISTRO	Foto (X), Diapositiva (X). (*Vide* Fig. 16) FECHA: Enero de 1999. AUTOR: Alfredo Altamirano Enciso.

Proyecto Estudio	*Paleopatológico de la Leishmaniasis en el antiguo Perú*
Ficha No. **Caso 31** (Reg. 083), AF-108, MT/141.	REGISTRO DE CRANEOS PALEOPATOLOGICOS Laboratorio de Ciencias Biológicas, ENSP PROYECTO ENSP/FIOCRUZ, BOLSA CNPq
PROCEDENCIA	Sitio: cementerio de Makat-Tampu. Quebrada/valle: Complejo Maranga, valle del Rímac, Lima. Altitud: 137 m.s.n.m. Cultura: Inca. Cronologia: entre 1465 y 1532 D.C.
IDENTIFICACION	EDAD: Infante ( ), subadulto (X), adulto joven ( ), adulto ( ) anciano ( ); especificar: 12-16 años de edad. CRITERIOS: Grado de obliteración abierto (0), incisivo superior y $2°$ premolar en proceso de brote, ausencia del 3er. Molar. SEXO: Masculino (X), Femenino ( ), Indeterminado ( ). CRITERIOS: Presencia de apófisis mastoidea robusta, malar o pómulos salientes, glabela pronunciada, cresta nucal rugosa.
ANALISIS PATOLOGICO	EROSION: Sin reacción ósea ( ); con reacción ósea (X). FRACTURA: Sin reacción ósea ( ); con reacción ósea ( ). BORDE: Engrosado (X), fino ( ), gomoso ( ), ondulante ( ), recto ( ), "redondeado" ( ).
OBSERVACIONES	Presenta criba orbitalia. El individuo, además, tiene deformación fronto-occipital o tabular erecta y dientes incisivos forma de pala con dentición completa, más sólo faltan los 2 M2 que cayeron postmortem y cuyos alveolos presentan reabsorción ósea y abierta por infección de periodontitis. El techo palatino y espina nasal intactos. La mandíbula presenta coloración verde.
DD	Anemia por enteoparásitos y/o bacterias y periodontitis.
REGISTRO	Foto ( ), Diapositiva (X). FECHA: Enero de 1999. AUTOR: Alfredo Altamirano Enciso.

Proyecto Estudio	*Paleopatológico de la Leishmaniasis en el antiguo Perú*
Ficha No. **Caso 32** (Reg. 049), AF-3935, MAP/562. Huarochiri	REGISTRO DE CRANEOS PALEOPATOLOGICOS Laboratorio de Ciencias Biológicas ENSP PROYECTO ENSP/FIOCRUZ, BOLSA CNPq
PROCEDENCIA	Sitio: Chuycoto, Huarochiri. Quebrada/valle: Huarochiri. Altitud: 2,600 m.s.n.m. Cultura: Yauyo, período Intermedio Tardío. Cronologia: entre 1200 y 1465.
IDENTIFICACION	EDAD: Infante ( ), subadulto ( ), adulto joven ( ), adulto (X) anciano ( ); especificar: 35-45 años de edad. CRITERIOS: Grado de obliteración entre mínimo y significante (1-2), porción sagital están incompletamente fusionados, obliteración completa de la sutura esfeno-basilar y alveolos dentarios abiertos y los dientes estaban completos. SEXO: Masculino (X), Femenino ( ), Indeterminado ( ). CRITERIOS: Presencia de apófisis mastoidea robusta, malar o pómulos salientes, glabela pronunciada, cresta nucal o inión rugosa y arco zigomático robusto.
ANALISIS PATOLOGICO	EROSION: Sin reacción ósea ( ); con reacción ósea (X). FRACTURA: Sin reacción ósea ( ); con reacción ósea ( ). BORDE: Engrosado ( ), fino (X), gomoso ( ), ondulante (X), recto (X), "redondeado" (X).
OBSERVACIONES	Cráneo preservado, lesión litica del palatino y lacrimales con reacción periosteal, presentando bordes ondulante y redondeado. Esta lesión emerge de adentro hacia afuera. Expone absceso en la cara vestibular del canino izquierdo. Huesos nasales fracturados postmortem causando borde fino y recto. Senos paranasales intactos. Se trata de un individuo agricultor. Falto practicar RX.
DD	Compatible a LTA.
REGISTRO	Foto ( ), Diapositiva (X). FECHA: Enero de 1999. AUTOR: Alfredo Altamirano Enciso.

Proyecto Estudio	*Paleopatológico de la Leishmaniasis en el antiguo Perú*
Ficha No. **Caso 33** (Reg. 051), AF-3869, MAP/583.	REGISTRO DE CRANEOS PALEOPATOLOGICOS Laboratorio de Ciencias Biológicas, ENSP PROYECTO ENSP/FIOCRUZ, BOLSA CNPq
PROCEDENCIA	Sitio: Chuycoto, Huarochiri. Quebrada/valle: Huarochiri. Altitud: 2,600 m.s.n.m. Cultura: Yauyo, período Intermedio Tardío. Cronologia: entre 1200 y 1465.
IDENTIFICACION	EDAD: Infante ( ), subadulto ( ), adulto joven ( ), adulto (X) anciano ( ); especificar: 30-35 años de edad. CRITERIOS: Grado de obliteración entre abierto y mínimo (0-1), sinostosis parcial de la sutura esfeno-basilar y dientes caídos post-mortem, alveolos obliterados. SEXO: Masculino ( ), Femenino (X), Indeterminado ( ) CRITERIOS: Presencia de una suave apófisis mastoidea, eminencias laterales del frontal pronunciados, pómulos poco desarrollados, arco zigomático gracil, glabela poco pronunciada y los dientes pequeños.
ANALISIS PATOLOGICO	EROSION: Sin reacción ósea ( ); con reacción ósea ( ). FRACTURA: Sin reacción ósea ( ); con reacción ósea (X). BORDE: Engrosado ( ), fino (X), gomoso ( ), ondulante ( ), recto (X), "redondeado" ( ).
OBSERVACIONES	Observamos anquilosis atloide-occipital, ambas facetas articulares están osificadas a los cóndilos con crecimiento óseo en los bordes. Destrucción parcial de los huesos nasales, ocasionando depresión a nivel de la sutura fronto-nasal y esquirlas osificadas a la fractura. Fuerte abrasión dentaria com reabsorción alveolar y ausencia de los terceros molares.
DD	Traumatismo y artrosis cervical.
REGISTRO	Foto ( ), Diapositiva (X). FECHA: Febrero de 1999. AUTOR: Alfredo Altamirano Enciso.

Proyecto Estudio	*Paleopatológico de la Leishmaniasis en el antiguo Perú*
Ficha No. **Caso 34** (Reg. 052), AF-3876, MAP/588.	REGISTRO DE CRANEOS PALEOPATOLOGICOS Laboratorio de Ciencias Biológicas ENSP PROYECTO ENSP/FIOCRUZ, BOLSA CNPq
PROCEDENCIA	Sitio: Chuycoto, Huarochiri. Quebrada/valle: Huarochiri. Altitud: 2,600 m.s.n.m. Cultura: Yauyo, período Intermedio Tardío. Cronologia: entre 1200 y 1465.
IDENTIFICACION	EDAD: Infante ( ), subadulto ( ), adulto joven ( ), adulto (X) anciano ( ); especificar: 30-35 años de edad. CRITERIOS: Grado de obliteración entre abierto y mínimo (0-1), sinostosis parcial de la sutura esfeno-basilar y dientes caídos post-mortem, alveolos obliterados. SEXO: Masculino ( ), Femenino (X), Indeterminado ( ). CRITERIOS: Presencia de una suave apófisis mastoidea, eminencias laterales del frontal pronunciados, pómulos poco desarrollados, arco zigomático gracil, glabela poco pronunciada y los dientes pequeños.
ANALISIS PATOLOGICO	EROSION: Sin reacción ósea ( ); con reacción ósea (X). BORDE: dentado (X), espiculado (X), ondulante ( ). FRACTURA: Sin reacción ósea (X); con reacción ósea ( ). BORDE: Engrosado ( ), fino (X), gomoso ( ), ondulante ( ), recto (X), "redondeado" ( ).
OBSERVACIONES	Es un microcráneo com dos lesiones liticas de forma circular en la región endocraneal del frontal y occipital. Con perforaciones parciales de 8 x 10 mm de diametro con bordes ligeramente dentados, espículados y procesos inflamatorios adyacentes a la lesión central. Además, observamos que la cúspide de huesos nasales están fracturados postmortem, fuerte abrasión dentaria, produciendo reabsorción alveolar de premolares y ausencia de los terceros molares.
DD	PCM (?)
REGISTRO	Foto ( ), Diapositiva (X). FECHA: Febrero de 1999. AUTOR: Alfredo Altamirano Enciso.

Proyecto Estudio	*Paleopatológico de la Leishmaniasis en el antiguo Perú*
Ficha No. **Caso 35** (Reg. 054), AF-3886, MAP/136.	REGISTRO DE CRANEOS PALEOPATOLOGICOS Laboratorio de Ciencias Biológicas ENSP PROYECTO ENSP/FIOCRUZ, BOLSA CNPq
PROCEDENCIA	Sitio: Chuycoto, Huarochiri. Quebrada/valle: Huarochiri. Altitud: 2,600 m.s.n.m. Cultura: Yauyo, período Intermedio Tardío. Cronologia: entre 1200 y 1465
IDENTIFICACION	EDAD: Infante ( ), subadulto ( ), adulto joven ( ), adulto (X) anciano ( ); especificar: 35-40 años. CRITERIOS: Grado de obliteración abierto (0), obliteración completa de la sutura esfeno-basilar y alveolos dentarios abiertos y los dientes estaban completos. SEXO: Masculino (X), Femenino ( ), Indeterminado ( ). CRITERIOS: Presencia de apófisis mastoidea robusta, malar o pómulos salientes, glabela pronunciada, cresta nucal o inión rugosa y arco zigomático robusto.
ANALISIS PATOLOGICO	EROSION: Sin reacción ósea ( ); con reacción ósea (X). BORDE: Engrosado ( ), fino ( ), gomoso ( ), ondulante (X), recto ( ), "redondeado" (X). FRACTURA: Sin reacción ósea (X); con reacción ósea ( ). BORDE: Engrosado ( ), fino (X), gomoso ( ), ondulante (X), recto ( ), "redondeado" ( ).
OBSERVACIONES	Presenta lesión litica en el palatino posterior que mide 22 x 10mm com reabsorción periosteal (vasculitis), comprometiendo los cornetes nasales y el hueso maxilar; este borde es ondulante y redondeado. Además, exhibe abrasión dentaria, M1 y M2 izquierdos con caries. Se trata de una persona com elevado consumo de carbohidratos y falta de higiene bucal. Tiene destrucción parcial del hueso nasal postmortem. En este caso el borde es recto y fino.
DD	Compatible a LTA y caries dentaria.
REGISTRO	Foto ( ), Diapositiva (X). FECHA: Enero de 1999. AUTOR: Alfredo Altamirano Enciso.

Proyecto Estudio	*Paleopatológico de la Leishmaniasis en el antiguo Perú*
Ficha No. **Caso 36** (Reg. 075), AF-5547, 11/4770	REGISTRO DE CRANEOS PALEOPATOLOGICOS Laboratorio de Ciencias Biológicas, ENSP PROYECTO ENSP/FIOCRUZ, BOLSA CNPq
PROCEDENCIA	Sitio: Chuycoto, Huarochiri. Quebrada/valle: Huarochiri. Altitud: 2,600 m.s.n.m. Cultura: Yauyo, período Intermedio Tardío. Cronologia: entre 1200 y 1465
IDENTIFICACION	EDAD: Infante ( ), subadulto ( ), adulto joven ( ), adulto (X) anciano ( ); especificar: 35-40 años de edad. CRITERIOS: Grado de obliteración abierto (0), obliteración completa de la sutura esfeno-basilar y alveolos dentarios abiertos y los dientes estaban completos. SEXO: Masculino (X), Femenino ( ), Indeterminado ( ). CRITERIOS: Presencia de apófisis mastoidea robusta, malar o pómulos salientes, glabela pronunciada, cresta nucal o inión rugosa y arco zigomático robusto.
ANALISIS PATOLOGICO	EROSION: Sin reacción ósea ( ); con reacción ósea (X). BORDE: Engrosado ( ), fino ( ), gomoso (X), ondulante ( ), recto ( ), "redondeado" ( ). FRACTURA: Sin reacción ósea ( ); con reacción ósea ( ). BORDE: Engrosado ( ), fino ( ), gomoso ( ), ondulante ( ), recto ( ), "redondeado" ( ).
OBSERVACIONES	Cráneo bien conservado. Presenta 2 areas de lesiones liticas escarificadas en el cráneo, sin perforación total y con reabsorción ósea, producto de focos infecciosos. Una en el arco superciliar derecho del frontal, que se extiende desde la sutura naso-frontal derecho, alrededor de orbita derecha hasta la eminencia lateral frontal derecha (45 x 33 mm.) y otra en el occipital lado izquierdo (30 x 26 mm) próximo a la sutura lambdática. El reborde de las fosas es irregular con escarificación gomosa, irregular y neoformación ósea. Posee un pedazo de algodón marrón adherido en el techo palatino.
DD	TBC o sifilis (?)
REGISTRO	Foto (X), Diapositiva (X). FECHA: Febrero de 1999. AUTOR: Alfredo Altamirano Enciso.

Ancón

Proyecto Estudio	Paleopatológico de la Leishmaniasis en el antiguo Perú
Ficha No. **Caso 37** (Reg. 074), AF-5538, MAP-252, 1276.	REGISTRO DE CRANEOS PALEOPATOLOGICOS Laboratorio de Ciencias Biológicas ENSP PROYECTO ENSP/FIOCRUZ, BOLSA CNPq
PROCEDENCIA	Sitio: cementerio de Ancón. Quebrada/valle:Ancón, Lima. Altitud: Cultura: Cronologia: período Intermedio Tardío.
IDENTIFICACION	EDAD: Infante ( ), subadulto ( ), adulto joven ( ), adulto (X) anciano ( ); especificar: 30-35 años de edad. CRITERIOS: Grado de obliteración abierto (0), obliteración completa de la sutura esfeno-basilar y alveolos dentarios de molares obliterados. SEXO: Masculino (X), Femenino ( ), Indeterminado ( ). CRITERIOS: Presencia de apófisis mastoidea robusta, malar o pómulos salientes, glabela pronunciada, cresta nucal o inión rugosa y arco zigomático robusto.
ANALISIS PATOLOGICO	EROSION: Sin reacción ósea ( ); con reacción ósea ( ). FRACTURA: Sin reacción ósea (X); con reacción ósea ( ). BORDE: Engrosado ( ), fino (X), gomoso ( ), ondulante ( ), recto (X), "redondeado" ( ).
OBSERVACIONES	Cráneo preservado. Presenta deformación anular o pseudocircular por *llautu*(55), observamos caries de premolares y molares totalmente obliterados con reabsorción ósea. Existe una fractura postmortem que perforó el palatino de bordes fino y recto. Estre contorno es diferente de casos patológicos.
DD	Enfermedad periodontal.
REGISTRO	Foto ( ), Diapositiva (X). FECHA: Enero de 1999. AUTOR: Alfredo Altamirano Enciso.

Proyecto Estudio	*Paleopatológico de la Leishmaniasis en el antiguo Perú*
Ficha No. **Caso 38** (Reg. 076), AF-5550, MAP/160.	REGISTRO DE CRANEOS PALEOPATOLOGICOS Laboratorio de Ciencias Biológicas, ENSP PROYECTO ENSP/FIOCRUZ, BOLSA CNPq
PROCEDENCIA	Sitio: cementerio Ancón (Sin contexto biocultural) Quebrada/valle: Ancón, Lima. Altitud: Cultura: Cronología: período Intermedio Tardío (1200-1465 D.C.).
IDENTIFICACION	EDAD: Infante ( ), subadulto ( ), adulto joven ( ), adulto (X) anciano ( ); especificar: 45-50 años de edad. CRITERIOS: Grado de obliteración entre minimo y significante (1-2), obliteración completa de la sutura esfeno-basilar y alveolos dentarios de molares están cerrados. SEXO: Masculino (X), Femenino ( ), Indeterminado ( ). CRITERIOS: Presencia de apófisis mastoidea robusta, malar o pómulos salientes, glabela pronunciada, cresta nucal o inión rugosa y arco zigomático robusto.
ANALISIS PATOLOGICO	EROSION: Sin reacción ósea ( ); con reacción ósea (X). FRACTURA: Sin reacción ósea ( ); con reacción ósea ( ). BORDE: Engrosado ( ), fino (X), gomoso ( ), ondulante ( ), recto ( ), "redondeado" (X), laminar (X).
OBSERVACIONES	Cráneo conservado. Presenta una lesión litica circular en el techo palatino de 4 mm de diametro. Proxima a ella existe otra cavidad mayor por fractura postmortem que no es patológico. Observamos abscesos y perdida total de molares por caries. Alveolos dentarios con reabsorción ósea. Dientes incisivos, caninos y premolares estaban separados por diastema debido a la caída de molares a temprana edad. Se trata de un agricultor que habría muerto por causa de infección de las VADS.
DD	TBC o sifilis?
REGISTRO	Foto ( ), Diapositiva (X). FECHA: Enero de 1999. AUTOR: Alfredo Altamirano Enciso.

Proyecto Estudio	***Paleopatológico de la Leishmaniasis en el antiguo Perú***
Ficha No. **Caso 39** (Reg. 078), AF-5472, MAP/1329.	REGISTRO DE CRANEOS PALEOPATOLOGICOS Laboratorio de Ciencias Biológicas ENSP PROYECTO ENSP/FIOCRUZ, BOLSA CNPq
PROCEDENCIA	Sitio: cementerio de Ancón. Quebrada/valle: Ancón, Lima. Altitud: A nivel del mar. Cultura: Chancay Cronología: período Intermedio Tardío.
IDENTIFICACION	EDAD: Infante ( ), subadulto ( ), adulto joven ( ), adulto (X) anciano ( ); especificar: 45-50 años de edad. CRITERIOS: Grado de obliteración entre mínimo y significante (1-2), sinostosis de la sutura esfeno-basilar y dientes caídos post-mortem, alveolos obliterados. SEXO: Masculino ( ), Femenino (X), Indeterminado ( ). CRITERIOS: Presencia de una suave apófisis mastoidea, espina nasal gracil, eminencias laterales del frontal pronunciados, pómulos poco desarrollados, arco zigomático gracil, glabela poco pronunciada y los dientes pequeños.
ANALISIS PATOLOGICO	EROSION: Sin reacción ósea ( ); con reacción ósea ( ). FRACTURA: Sin reacción ósea ( ); con reacción ósea (X). BORDE: Engrosado ( ), fino (X), gomoso ( ), ondulante (X), recto (X), "redondeado" ( ).
OBSERVACIONES	Observamos dilatación de canales lacrimales e infección profunda de la seno frontal derecha e izquierda con lesión litica oval de 8 x 5 mm para el drenaje de la infección, leve reabsorción ósea periosteal. Presenta un crecimiento anormal y rugoso del hueso lacrimal derecho. La sutura naso-frontal está fuertemente obliterado y en depresión o algún impacto a este nivel. Los alveolos de molares izquierdos están cerrados y también el primer premolar derecho había sido perdido premortem y obliterado. Los alveolos de incisivos y caninos están abiertos, indicando que cayeron post-mortem. Es necesario hacer RX.
DD	Traumatismo nasal, sinusitis o Meningocele (?).
REGISTRO	Foto ( ), Diapositiva (X). FECHA: Enero de 1999. AUTOR: Alfredo Altamirano Enciso.

Proyecto Estudio	*Paleopatológico de la Leishmaniasis en el antiguo Perú*
Ficha No. **Caso 40** (Reg. 079), AF-5440, MAP/833.	REGISTRO DE CRANEOS PALEOPATOLOGICOS Laboratorio de Ciencias Biológicas ENSP PROYECTO ENSP/FIOCRUZ, BOLSA CNPq
PROCEDENCIA	Sitio: cementerio de Ancón. Quebrada/valle: Ancón, Lima. Altitud: 10 m.s.n.m. Cultura: Cronologia: Período Intermedio Tardío (1200-1460 D.C.).
IDENTIFICACION	EDAD: Infante ( ), subadulto ( ), adulto joven ( ), adulto ( ) anciano ( ); especificar: 18-25 años de edad. CRITERIOS: Grado de obliteración abierto (0), sinostosis de la sutura esfeno-basilar y dientes caídos post-mortem, alveolos obliterados. Ausencia de brote de M3. SEXO: Masculino ( ), Femenino (X), Indeterminado ( ). CRITERIOS: Presencia de una suave apófisis mastoidea, espina nasal gracil, eminencias laterales del frontal pronunciados, pómulos poco desarrollados, arco zigomático gracil, glabela poco pronunciada y los dientes pequeños.
ANALISIS PATOLOGICO	EROSION: Sin reacción ósea ( ); con reacción ósea ( ). FRACTURA: Sin reacción ósea ( ); con reacción ósea ( ). BORDE: Engrosado ( ), fino ( ), gomoso ( ), ondulante ( ), recto ( ), "redondeado" ( ).
OBSERVACIONES	Observamos que el hueso palatino presenta un corte en forma de "V" postmortem y con desgaste fino de los bordes. Destrucción parcial la cúspide nasal postmortem, fractura del arco zigomático derecho postmortem. Dientes cariados del primer premolar y primer molar izquierdos, primer molar ausente derecho, obliterado que cayó a temprana edad. Alveolos abiertos.
DD	No es patológico.
REGISTRO	Foto ( ), Diapositiva (X). FECHA: Febrero de 1999. AUTOR: Alfredo Altamirano Enciso.

Proyecto Estudio	*Paleopatológico de la Leishmaniasis en el antiguo Perú*
Ficha No. **Caso 41** (Reg. 080), AF-5475, MAP/842.	REGISTRO DE CRANEOS PALEOPATOLOGICOS Laboratorio de Ciencias Biológicas ENSP PROYECTO ENSP/FIOCRUZ, BOLSA CNPq
PROCEDENCIA	Sitio: Ancón Quebrada/valle: Ancón, Lima. Altitud: a nivel del mar. Cultura: Chancay Cronologia: Período Intermedio Tardío (1200-1460 D.C.).
IDENTIFICACION	EDAD: Infante ( ), subadulto ( ), adulto joven ( ), adulto (X) anciano ( ); especificar: 35-40 años de edad CRITERIOS: Grado de obliteración minimo (1), obliteración completa de la sutura esfeno-basilar y alveolos dentarios de molares están cerrados. SEXO: Masculino (X), Femenino ( ), Indeterminado ( ). CRITERIOS: Presencia de apófisis mastoidea robusta, malar o pómulos salientes, glabela pronunciada, cresta nucal o inión rugosa y arco zigomático robusto.
ANALISIS PATOLOGICO	EROSION: Sin reacción ósea ( ); con reacción ósea ( ). FRACTURA: Sin reacción ósea (X); con reacción ósea ( ). BORDE: Engrosado ( ), fino (X), gomoso ( ), ondulante ( ), recto (X), "redondeado" ( ).
OBSERVACIONES	Presenta dentición con caries en molares y premolares, destruyendo el alveolo de molares derechos. Observamos destrucción parcial del palatino postmortem y las porosidades de la base del occipital es normal, destrucción parcial del hueso nasal postmortem. La fractura postmortem puede confundirse com patología.
DD	Caries dentaria.
REGISTRO	Foto ( ), Diapositiva (X). FECHA: Enero de 1999. AUTOR: Alfredo Altamirano Enciso.

Chilca

Proyecto Estudio	*Paleopatológico de la Leishmaniasis en el antiguo Perú*
Ficha No. **Caso 42** (Reg. 04), AF-153, MAP/646 (344)	REGISTRO DE CRANEOS PALEOPATOLOGICOS Laboratorio de Ciencias Biológicas ENSP PROYECTO ENSP/FIOCRUZ, BOLSA CNPq
PROCEDENCIA	Sitio: Chilca (Sin contexto biocultural) Quebrada/valle: Chilca, Lima. Altitud: Cultura: Cronologia: período Intermedio Tardío (1200-1460 D.C.).
IDENTIFICACION	EDAD: Infante ( ), subadulto ( ), adulto joven ( ), adulto (X) anciano ( ); especificar: 25 a 30 años de edad CRITERIOS: Grado de obliteración abierto (0), obliteración parcial de la sutura esfeno-basilar y alveolos dentarios de molares están cerrados, premolares desgastados. SEXO: Masculino (X), Femenino ( ), Indeterminado ( ). CRITERIOS: Presencia de apófisis mastoidea robusta, malar o pómulos salientes, glabela pronunciada, cresta nucal o inión rugosa y arco zigomático robusto.
ANALISIS PATOLOGICO	EROSION: Sin reacción ósea ( ); con reacción ósea ( ). FRACTURA: Sin reacción ósea ( ); con reacción ósea (X). BORDE: Engrosado ( ), fino (X), gomoso ( ), ondulante ( ), recto (X), "redondeado" ( ).
OBSERVACIONES	Cráneo regularmente conservado, blanquecino y resquebrajado. Exhibe huesos nasales fragmentados y esquirlas osificadas por posible lesión violenta comprometiendo ambas orbitas. Con leve reacción ósea periosteal. Presenta una gran perforación medial. Posee torus palatino. La destrucción parcial del palatino centro-izquierdo y del maxilar derecho es postmortem y abertura de la sutura intermaxilar anterior.
DD	Traumatismo nasal.
REGISTRO	Foto ( ), Diapositiva (X). FECHA: Febrero de 1999. AUTOR: Alfredo Altamirano Enciso.

Zapán

Proyecto Estudio	***Paleopatológico de la Leishmaniasis en el antiguo Perú***
Ficha No. **Caso 43** (Reg. 070), AF-4881.	REGISTRO DE CRANEOS PALEOPATOLOGICOS Laboratorio de Ciencias Biológicas ENSP PROYECTO ENSP/FIOCRUZ, BOLSA CNPq
PROCEDENCIA	Sitio: Zapán (Sin contexto biocultural) Quebrada/valle: valle del Chillón, Lima. Altitud: Cultura: Ichimay Cronologia: Período Intermedio Tardío (1200-1460 D.C.)
IDENTIFICACION	EDAD: Infante ( ), subadulto ( ), adulto joven ( ), adulto (X) anciano ( ); especificar: 50-60 años de edad. CRITERIOS: Grado de obliteración significante (2), sinostosis de la sutura esfeno-basilar y dientes caídos post-mortem y alveolos de dientes anteriores obliterados. SEXO: Masculino ( ), Femenino (X), Indeterminado ( ). CRITERIOS: Presencia de una suave apófisis mastoidea, espina nasal gracil, eminencias laterales del frontal pronunciados, pómulos poco desarrollados, arco zigomático gracil, glabela poco pronunciada y los dientes pequeños.
ANALISIS PATOLOGICO	EROSION: Sin reacción ósea ( ); con reacción ósea ( ). FRACTURA: Sin reacción ósea (X); con reacción ósea ( ). BORDE: Engrosado ( ), fino (X), gomoso ( ), ondulante ( ), recto (X), "redondeado" ( ), dentado (X).
OBSERVACIONES	Cráneo com ligera deformación tabular oblícua. Observamos perdida total de dientes incisivos y caninos anteriores, produciendo obliteración de sus alveolos con reabsorción ósea. Perdida de los segundos molares premortem. Por otro lado, presenta destrucción parcial bilateral del hueso palatino que afectó al seno maxilar derecho sin reacción ósea periosteal. Fractura de la cúspide nasal y estas son postmortem que avanzan de afuera hacia adentro probablemente por alambre o cuerda de metal. No es patología. Se trata de un individuo agricultor con elevado consumo de carbohidratos.
DD	Enfermedad periodontal.
REGISTRO	Foto ( ), Diapositiva (X). FECHA: Enero de 1999. AUTOR: Alfredo Altamirano Enciso.

Proyecto Estudio	*Paleopatológico de la Leishmaniasis en el antiguo Perú*
Ficha No. **Caso 44** (Reg. 048), MAP-695. AF-3928	REGISTRO DE CRANEOS PALEOPATOLOGICOS Laboratorio de Ciencias Biológicas, ENSP PROYECTO ENSP/FIOCRUZ, BOLSA CNPq
PROCEDENCIA	Sitio: Zapán Quebrada/valle: valle del Chillón. Altitud: Cultura: Ichimay Cronologia: período Intermedio Tardío (1200-1460).
IDENTIFICACION	EDAD: Infante ( ), subadulto ( ), adulto joven ( ), adulto (X) anciano ( ); especificar: 40-50 años de edad. CRITERIOS: Obliteración del grado mínimo y significante (etapa 1-2), sutura coronaria en proceso obliteración. Cierre total de la sutura esfeno-basilar y dientes molares y premolares caídos premortem y sus alveolos respectivos obliterados. SEXO: Masculino (X), Femenino ( ), Indeterminado ( ) CRITERIOS: arcos zigomáticos desarrollados, eminencias laterales del frontal ausentes, hueso malar pronunciado y rugoso, alveolo de diente canino profundo y glabela pronunciada y proceso mastoideo engrosado.
ANALISIS PATOLOGICO	EROSION: Sin reacción ósea ( ); con reacción ósea ( ). FRACTURA: Sin reacción ósea ( ); con reacción ósea (X). BORDE: Engrosado ( ), fino (X), gomoso ( ), ondulante ( ), recto (X), "redondeado" ( ).
OBSERVACIONES	Observamos la fractura de la espina nasal premortem que comprometió el saco lacrimal derecho con reacción ósea periosteal. Destrucción parcial del hueso palatino, lado izquierdo postmortem. Posee otras fracturas postmortem en la base de la mandíbula, arco zigomático derecho y cóndilo mandibular izquierdo. La mandíbula fue atada con un alambre desde los cóndilos de la mandíbula hasta la base del arco zigomático. Los molares y premolares cayeron premortem y sus alveolos están obliterados con vasculitis. Se trata de un individuo con elevado consumo de carbohidratos.
DD	Traumatismo nasal y enfermedad periodontal.
REGISTRO	Foto ( ), Diapositiva (X). FECHA: Enero de 1999. AUTOR: Alfredo Altamirano Enciso.

54 - Es una técnica de modelación cefálica propuesta por WEISS en 1957 que concierne a grupos humanos procedente de la sierra central, región de Huancayo y Huancavelica. Consiste en colocar una faja de tela de algodón de 3-4 cm aplicado en neonatos hasta el primer año de edad.

ANEXO 3- DOCUMENTOS DEL SIGLO XVI SOBRE LTA

Según cuatro fuentes etnohistóricas del siglo XVI (PIZARRO 1533; SANTILLAN 1537; LOAYZA 1586 y AVILA 1598), durante el imperio de los Incas o Tawantinsuyo (1,460-1,532 D.C.) había centenares de grupos humanos llamados *mitmaq* o "mitimaes" que se organizaban através de *ayllus* o familias consanguíneas. Un tipo de estos fueron los *piña-mitmakuna* que era la denominación despectiva para comunidades renegadas y subversivas confinadas para los cocales de la ceja de selva[54](**55**). Es decir, eran prisioneros condenados a trabajos forzados en un medio subtropical hostil.

ESPINOZA (1990), menciona que aquellos renegados eran los esclavos de los cocales estatales y del "sapan-Inca", sin embargo, su número no ascendía a muchos millares en el imperio. Indica que las clases sociales, de acuerdo con las concepciones andinas, tenían un origen divino y estaban insoslayablemente jerarquizados. La elite gobernante, compuesta por las *panacas* cusqueñas y cuyo representante máximo era el Inca, se contraponía en el otro extremo social con los *huaccha* que constituían la totalidad de la población campesina y comprendían de los *mitayos, yanacona, acllas*, artesanos y reclutas para el ejército, unos tenían mayor nivel que otros de acuerdo a su capacidad laboral y fidelidad. Los *piña-mitmakuna* eran prisioneros de guerra, cuya designación se extendía hacia los hijos y mujeres, y estaban considerados en el status social más bajo[55].

---

[54] Se llama así a un piso ecológico tropical entre 2,500 y 500 m.s.n.m. que mira a la cuenca del Amazonas. Los indios llamaban de Rupa-rupa. Allí, el clima era húmedo con exuberante vegetación que permite la proliferación de insectos vectores y la presencia da uta que desgarraba las caras de los piña-mitmakuna y los transformaba psiquicamente en sumizos.

[55] Estos enfermos son individuos de clase social baja, pobres, humildes, hediondos, desaseados, desconfiados, ariscos y consideranse repudiados por la sociedad por poseer rostros desfigurados. Psiquicamente se sienten incurables y horribles, tratan de ocultarse y a veces tienen deseos de suicidio. Son solitários, exhiben depresión, frustración y un complejo de inferioridad. Si tiene familia, la mujer será quien se ocupa de trabajar para conseguir alimentos y ropa para los niños y el marido utoso. Mientras

Así, bajo esta presión política muchos *ayllus* se rebelaron principalmente de las naciones Cañar, Carangue, Cayambe, Chacha, Pasto y Quito (hoy Ecuador). Hubo fuerte conflicto social. Luego, estos grupos fueron destinados para la esclavitud y trasladados con sus famílias y jefes o "caciques" a las quebradas cálidas y profundas de la selva alta y a la *chaupiyunga* de la vertiente oriental para vivir del cultivo de la coca. Estos cocales eran tierras pertenecientes al Estado. Los *piñas* moraban en chozas circulares, formando aldeas o *marcas* localizadas en alturas escarpadas y próximo a las terrazas de cultivo o *andenes*. Ellos, además, producían sus propios alimentos, criaban llamas y según ESPINOZA (1990), tenían una vida ruin.

En 1533, el español Pedro PIZARRO relata la frecuencia de indios migrantes que adquieren el "mal de las narices" al internarse en los pisos ecológicos yunga y quechua, anotando la siguiente descripción:

> *"... los que entran en los Andes les da un mal en las narices a manera de Sancto Antón, que no tiene cura, aunque hay algunos remedios para entretenelle, al fin les vuelve y los mata. Esto da a todos los indios que entran, como no sean naturales nascidos y criados en estos Andes, y aún a los que nascen en ellos, les toca a algunos este mal y por esta causa hay tan pocos"* (PIZARRO 1571 [1917]: tomo VII).

En 1537, el cronista Fernando de SANTILLAN expresa la frecuencia de mortalidad de indios que van a beneficiar la coca tanto en las vertientes del Pacífico como en la yunga oriental, rescatando la siguiente transcripción textual:

> *"Sabrás por cosa muy cierta que los ingas, señores de estas tierras, cuando conquistaban una provincia de gente brava y feroz y hacían daño al ejército de los ingas, o que algunas tierras conquistadas y pacíficas se les rebelaban, después de muertos, muchos millares de los delincuentes y hartos de sangre y matar, los que dejaban vivos, a estos enviaban a beneficiar y criar esta coca como castigo y destierro grandísimo, y de estos es la mayor parte de los que hallaste en el beneficio de la coca cuando entraste en esta tierra, y asi hallarás indios cañares, cayampis, quitos, pastos y de otras naciones muy remotas y que los ingas, señores de estas tierras los transplantaron, como esta dicho, por destierro y castigo de los delitos que cometieron, y no digas ni creas que indios de otras partes entrasen a coger, ni sacar, o beneficiar coca"* (SANTILLAN 1572 [1879]: 117).

---

tanto, los hijos en la escuela de la comunidad, donde mora el leishmaniásico, son víctimas de burlas de sus compañeros, repercutiendo psiquicamente en ellos (TEJADA, 1973: 149).

Em 1586, cuando el misionero Rodrigo de LOAYZA se internó en las estribaciones andinas registró la siguiente observación:

> *"... los indios cobran una enfermedad que llaman andeongo, que es como la del monte amazónico, que les da en las narices, se las comen y crían en ellas gusanos"* (LOAYZA, 1586 [1889]: 592 y 601).

En 1598, el cura Francisco de AVILA conocido como el "extirpador de idolatrías", menciona que uno de los dioses de Huarochiri, llamado *Ñamsapa*, tenía "fenda-de-lobo" y confundida como uta. Esta divinidad, hijo de Pariacaca y del Rayo, fue el héroe fundador de los Yauyo y Huarochiri que vivía en Mama, Chosica, y dominaba las regiones Chaupiyunga y Quechua, área endémica de LTA que afectaba dramaticamente a los pobladores huarochiranos desde tiempos inmemoriables (ARCE 1916, HERRER 1957). Asimismo, estos habitantes praticaban ritos de pasaje de adolescente a adulto mediante cortes y mutilaciones faciales en honor a *Ñamsapa* (AVILA 1598; WEISS 1984). Inferimos, según este dato, que los hombres de Huarochiri se mutilaban la cara no como un castigo, sino era una característica cultural en honor al dios de las montañas, Pariacaca, Pachamama o Ñamsapa através de traumatismos agudos que en casos severos habrían afectado la estructura ósea naso-palatina.

Finalmente, durante el Tawantinsuyu había una fiesta ceremonial llamada Capac Situa (LASTRES 1951). Esta ocurría en el mes de octubre y simbolizaba la época de culto a los ancestros, la purificación del espíritu y la limpieza de las enfermedades. Sobre este profundo sentimiento de religiosidad andina, TELLO (1931) decía que los alfareros intercambiaban sus piezas periodicamente al ritmo del calendario oficial agrícola, aludiendo diseños, temas, escenas y símbolos según el recuerdo del mito ceremonial. Y gracias a las representaciones de la cerámica estos mitos se mantuvieron latentes.